高等学校医学规划教材

（供临床、全科、基础、预防、护理、口腔、检验、药学等专业用）

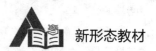 新形态教材

医学微生物学

Yixue Weishengwuxue

（第2版）

主　编　李文姝

副主编　陈薪安　蒋朋飞

编　者（以姓氏拼音为序）

陈　俊（温州医科大学）　　　　陈薪安（温州医科大学）

付玉荣（潍坊医学院）　　　　　何玉林（桂林医学院）

冀　磊（杭州医学院）　　　　　蒋朋飞（温州医科大学）

李文姝（温州医科大学）　　　　李忠玉（南华大学）

孙晓雷（南通大学）　　　　　　王　洪（温州医科大学）

杨志伟（宁夏医科大学）　　　　银国利（杭州医学院）

岳启安（潍坊医学院）

高等教育出版社·北京

内容提要

为了适应高等医学教学改革的不断深入和发展，根据医学类相关专业学生的培养目标、教学内容和教学时数，编写了本教材。全书由绪论、细菌学篇、病毒学篇、真菌学篇内容组成，共计二十八章。在借鉴了国内外同类教材优点的同时，以实用性为原则，在内容取舍和文字上力求删繁就简、突出重点、简明易读，使全书结构更加紧凑。本教材配数字课程，适应教育数字化、信息化的发展要求。适用于高等医学院校临床、全科、基础、预防、护理、口腔、检验、药学等专业学生使用。

图书在版编目（CIP）数据

医学微生物学 / 李文姝主编 . -- 2 版 . -- 北京：
高等教育出版社，2021.1（2023.12 重印）

供临床、全科、基础、预防、护理、口腔、检验、药学
等专业用

ISBN 978-7-04-055074-0

Ⅰ. ①医… Ⅱ. ①李… Ⅲ. ①医学微生物学 – 医学院校 –
教材 Ⅳ. ① R37

中国版本图书馆 CIP 数据核字（2020）第 182609 号

总 策 划 吴雪梅 杨 兵
策划编辑 董 梁 责任编辑 董 梁 封面设计 李卫青 责任印制 朱 琦

出版发行	高等教育出版社	网 址	http://www.hep.edu.cn
社 址	北京市西城区德外大街4号		http://www.hep.com.cn
邮政编码	100120	网上订购	http://www.hepmall.com.cn
印 刷	北京七色印务有限公司		http://www.hepmall.com
开 本	787mm×1092mm 1/16		http://www.hepmall.cn
印 张	17.25	版 次	2013 年 1 月第 1 版
字 数	400千字		2021 年 1 月第 2 版
购书热线	010-58581118	印 次	2023 年 12 月第 5 次印刷
咨询电话	400-810-0598	定 价	36.80元

数字课程（基础版）

医学微生物学

（第2版）

主编　李文姝

医学微生物学（第2版）

医学微生物学

（第2版）

● 主编　李文姝

医学微生物学（第2版）数字课程与纸质教材一体化设计，紧密配合。数字课程涵盖了PPT、视频、自测题等资源。充分运用多种形式媒体资源，极大地丰富了知识的呈现形式，拓展了教材内容。在提升课程教学效果同时，为学生学习提供思维与探索的空间。

用户名：　　　　密码：　　　　验证码：　　　　5360　忘记密码？　登录　注册

http://abook.hep.com.cn/55074

扫描二维码，下载 Abook 应用

前　言

　　高校高质量的人才培养需要一流课程与教材支撑，新时代对课程与教材建设提出了新要求。目前，高等医学教育正处于深刻变革和快速发展中，根据新时期对人才培养的总体目标，结合医学类专业人才培养的新要求，我们开启了本次《医学微生物学》教材的修订与再版工作，体现了本教材的与时俱进。

　　本教材的修订是在第 1 版的基础上，增加了近年来出现的新发突发传染病病原的介绍，更新和修订了部分概念和知识点，删除了个别尚有争议的内容。第 1 版教材重点突出，简洁明了，注重实用性，本次再版保持了第 1 版的简明风格，在内容编排上做了简单的调整，突出了微生物学的基本框架，即：细菌学篇、病毒学篇、真菌学篇，以便学生从整体上把握本学科知识体系，内容编排顺序依次为绪论、细菌篇、病毒篇、真菌篇、专业词汇英中文对照以及参考文献，形式和内容有利于教学，每章后保留了小结和复习思考题。此外，还配有数字课程，包括微视频、教学 PPT、自测题、拓展阅读等内容，学生可通过数字资源，更好地复习和巩固教学内容，拓展知识领域。

　　《医学微生物学（第 2 版）》教材修订的顺利完成是各位编者共同努力、交流与合作的结果，得到了高等教育出版社的指导和支持，同时也得到了温州医科大学张丽芳教授、夏克栋教授等前辈们的热心指导和帮助，在此一并致以衷心感谢。限于我们的水平和编写能力，以及医学微生物学的快速发展，本教材不足之处，恳请广大师生与读者批评指正。

李文姝

2020 年 12 月

目　录

第一篇　细　菌　学

第二篇　病　毒　学

第三篇　真　菌　学

绪　论

第一节　微生物与病原微生物

一、微生物的概念与分类

微生物（microorganism）是广泛存在于自然界中的一群肉眼不能观察到而必须借助光学显微镜或电子显微镜放大数百倍、数千倍甚至数万倍才能观察到的微小生物。微生物具有个体微小、结构简单、种类繁多、分布广泛、繁殖迅速、容易变异等主要特征。微生物种类有数十万种，按其形态结构和组成等差异可分成三大类。

1. 真核细胞型微生物　细胞核的分化程度较高，有核膜、核仁；胞质内有完整的细胞器（如内质网、核糖体及线粒体等）。真菌属于此类微生物。

2. 原核细胞型微生物　细胞核分化程度低，仅有原始核质，没有核膜与核仁；细胞器很不完善，只有核糖体。DNA 和 RNA 同时存在。这类微生物主要以细菌为代表，此外还包括螺旋体、支原体、立克次体、衣原体和放线菌。这些微生物的结构和组成与细菌接近，从分类学观点来说，可将它们列入广义的细菌范畴。

3. 非细胞型微生物　是最小的一类微生物。没有细胞结构，仅由衣壳蛋白和单一的核酸（RNA 或 DNA）组成，亦无产生能量的酶系统，只能在活细胞内生长繁殖。病毒属于此类微生物。

二、微生物与人类的关系

微生物在自然界中的分布极为广泛，空气、土壤、江河、湖泊、海洋等都有微生物的存在。在人类、动物和植物的体表及其与外界相通的腔道中也有多种微生物存在。绝大多数微生物对人类和动、植物的生存是有益的，而且有些是必需的。只有少数微生物引起人类和动、植物的病害。

自然界中氮、碳循环靠微生物的代谢活动来进行。例如，空气中的大量氮气只有依靠固氮菌的作用才能被植物吸收，土壤中的微生物能将死亡动、植物的有机物转化为无机物，以供植物生长的需要，而植物又为人类和动物所利用。因此，没有微生物，植物就不能新陈代谢，而人类和动物也将无法生存。

人们已广泛利用一些微生物的特性为人类谋利益，在农业方面，开辟了以菌造肥、以菌催长、以菌防病治病等农业增产新途径。在工业方面，微生物在食品、制革、纺织、石油、化工和污水处理等领域的应用越来越广泛。尤其是在医药工业方面，可利用微生物来制造抗生素、维生素、辅酶等药物。在生命科学领域中，微生物被作为研究对象或模式生物广为应用，随着分子生物学的发展，其在基因工程技术中的作用也显得越来越重要。

存在于人和动物体腔中的微生物数量很大，这些微生物在宿主中形成了一种微生态关系，在正常情况下对机体不仅无害而且是有益的，它们可以拮抗外来菌的侵袭和定居，促进宿主免疫系统发育，并为宿主提供维生素 B 和维生素 K、氨基酸等多种营养物质。这些在正常情况下不致病而有益的微生物可称为正常菌群，但在特定条件下，如寄居部位改变、机体免疫力下降或长期使用抗生素等药物导致正常菌群失调，部分微生物也会引起感染，这类在一定条件下致病的微生物可称为机会致病微生物。

在自然界中也有一小部分微生物能引起人类或动、植物的病害，这些具有致病性的微生物称为病原微生物。如引起人类传染病的伤寒沙门菌、霍乱弧菌、结核分枝杆菌、炭疽杆菌、肝炎病毒、麻疹病毒、脊髓灰质炎病毒、艾滋病毒、梅毒螺旋体等，这些微生物具有致病性和传染性的特点，对人类或动、植物可造成较大危害。

三、微生物学与医学微生物学

微生物学（microbiology）是生命科学的一个重要组成部分，根据研究的侧重面和层次不同已形成了许多分支。基础微生物学主要研究微生物的分类及其生物学特征，如微生物分类学、微生物生态学、微生物遗传学、微生物分子生物学等。根据应用领域不同，又可分为农业微生物学、工业微生物学、医学微生物学、兽医微生物学等。医学微生物学（medical microbiology）是基础医学中的一门重要学科，主要研究与人类疾病有关的病原微生物的形态、结构、代谢活动、遗传和变异、致病机制、机体的抗感染免疫、实验室诊断及特异性预防等，以控制和消灭感染性疾病，保障和提高人类生命和健康。本教材分为细菌学、病毒学和真菌学三篇，每篇内容包括总论和各论两部分，分别叙述病原微生物的生物学特性、感染性和免疫性，以及感染性疾病的实验室诊断方法及预防原则。掌握医学微生物学的基础理论，可为学习临床各学科的感染性疾病、传染病、超敏反应性疾病和肿瘤等奠定重要的理论基础。

第二节　医学微生物学发展简史

医学微生物学是人类在长期对传染性疾病病原性质的认识和疾病防治过程中总结出来的一门科学，其发展过程大致分为以下 3 个时期。

一、微生物学经验时期

古代人类虽未观察到微生物，但早已用实际经验去防治疾病。关于传染病的发生与流行，在 11 世纪初期，我国北宋末年刘真人就提出肺痨由虫引起。意大利 Fracastoro（1483—

1553）认为传染病的传播有直接、间接和通过空气等几种途径。奥地利 Plenciz（1705—1786）认为传染病的病因是活的物体感染，每种传染病由独特的活物体所引起。在预防医学方面，我国自古就有将水煮沸后饮用的习惯。明朝李时珍在《本草纲目》中指出，将患者的衣服蒸过后再穿就不会传染上疾病，说明已有消毒的记载。我国在明朝隆庆年间（1567—1572）就已广泛应用人痘来预防天花，并先后传至俄罗斯、朝鲜、日本、土耳其、英国等国家，这是我国对预防医学的一大贡献。

二、实验微生物学时期

荷兰人列文虎克（Antory Van Leeuwenhoek，1632—1723）于 1676 年首先观察到微生物，他用自磨镜片制造了世界上第一架显微镜，发现污水、齿垢中有许多肉眼不能观察到的微小生物，并描述了微生物的形态特征，为微生物的存在提供了科学依据。1857 年，法国科学家巴斯德（Louis Pasteur，1822—1895）首先实验证明有机物质的发酵与腐败是由微生物所引起，并采用加热处理来预防酒类变质，巴氏消毒法至今仍沿用于酒类和乳类的消毒。巴斯德的研究开创了微生物的生理学时代。人们认识到不同微生物间不仅有形态学上的差异，在生理学特性上亦有所不同，自此，微生物开始成为一门独立学科。微生物学的另一奠基人是德国学者郭霍（Robert Koch，1843—1910）。他创用了固体培养基，可将细菌从标本中分离成单一菌落，便于对各种细菌分别研究。同时又创用了染色方法和实验动物感染，为发现各种传染病的病原体提供了有利条件。在 19 世纪 80 年代至 90 年代，大多数细菌性传染病的病原体由郭霍和在他带动下的一大批学者发现并分离培养成功。俄国学者伊凡诺夫斯基于 1892 年发现了第一种病毒即烟草花叶病病毒，为病毒学研究开创了先河，以后相继分离出许多对人类和动、植物致病的病毒。

18 世纪末，英国医生琴纳（Edward Jenner，1749—1823）创用牛痘预防天花；随后巴斯德研制鸡霍乱、炭疽和狂犬病疫苗成功，为传染病的预防开辟了新途径。德国学者贝林（Behring）在 1891 年用白喉患者恢复期血清成功地治愈一例白喉患儿，引起科学家们的注意，并开始从血清中寻找杀菌物质，推动血清学的发展，并逐步形成了抗原和抗体的概念。免疫学的兴起促进了医学微生物学的发展，为微生物学的研究开辟了新的领域。

1910 年，保罗欧立希（Paul Ehrlich）首先合成治疗梅毒的砷凡纳明，开创了微生物感染性疾病的化学治疗时代。1929 年，弗来明（Fleming）首先发现青霉菌产生的青霉素能抑制金黄色葡萄球菌的生长，1940 年，弗洛里（Florey）等将青霉菌培养液加以提纯，获得青霉素纯品，并用于治疗感染性疾病，取得了惊人的效果。青霉素的发现和应用为感染性疾病的治疗带来了一次革命，为人类健康做出了巨大贡献。化学治疗剂和抗生素的发明应用为治疗微生物引起的疾病开辟了广阔的途径。

三、现代微生物学时期

进入 20 世纪中后期，随着分子生物学的进展、各种新技术的建立和改进，医学微生物学得到了迅速的发展。相继发现了一些新的病原微生物，如军团菌，幽门螺杆菌，轮状病毒，人类免疫缺陷病毒，汉坦病毒，新型冠状病毒，丙、丁、戊、庚型肝炎病毒等。此外，类病毒（viroid）、朊粒（prion）等一些新的致病因子亦逐渐被认识。近十几年来，从分子水平探讨病原微生物的基因结构与功能、致病的物质基础，已完成了许多微生物全基因组 DNA 测序工作，使人们对病原微生物的生物学性状和致病性有了更深刻的认识，并促进了对微生物感染的诊断方法及防治措施的研究。

在传染病的诊断方面，单克隆抗体的应用，进一步提高了检测的特异性和敏感性。目前已制备出许多诊断试剂盒，其中病毒快速诊断试剂盒的广泛应用，使过去长期难以实现的病毒病的快速实验室诊断成为现实。基因型方法分析细菌的遗传学特征应用更为普遍，如基因探针、DNA 杂交、基因测序、氨基酸测序、聚合酶链反应（PCR）等，这些分子生物学技术在病原微生物的分类、新种鉴定、辅助临床诊断和流行病调查等研究中尤为重要。

在传染病的预防方面，目前大多数严重危害人类健康的病原微生物均已研制出相应的疫苗。1980 年，世界卫生组织宣布在全球消灭了天花，其最根本的措施是牛痘疫苗的普遍接种。基因工程疫苗的问世对预防传染病具有重要意义。各种疫苗的广泛接种已成为当今人类对付许多传染病的最有效和最经济的手段。

在传染病的治疗方面，新的抗生素不断被制造出来，有效地控制了细菌性传染病的流行。近年来应用细胞因子（如白细胞介素Ⅱ、干扰素等）治疗某些病毒性疾病，已取得一定疗效。另外，单克隆抗体及基因治疗等手段在病毒性疾病治疗中的应用研究也日益广泛和深入。

虽然人类在医学微生物学领域已取得巨大成就，但至今仍对一些传染病的病原体尚未完全认识，对某些疾病还缺乏有效的防治方法。目前，由病原微生物引起的多种传染病仍严重威胁人类的健康。据世界卫生组织报道，目前传染病的发病率和死亡率在所有疾病中位居第一，新现和再现病原微生物的感染不断发生，如某些出血热、严重急性呼吸综合征（SARS）、中东呼吸综合征（MERS）、2019 新型冠状病毒病（COVID-19）等，或由动物传染给人而发生的高致病性禽流感、2 型猪链球菌病等。而由于病原体变异或多重耐药及环境改变等导致的再现传染病，如结核病、霍乱、登革热、鼠疫、寨卡病毒感染等。

人类与微生物的斗争永远不会结束。医学微生物学今后还要继续加强病原微生物病原学研究、诊断方法的改进、疫苗的研制、新型药物研发等。另外，人体微生物群（microbita）及人体微生态平衡的重要性越来越引起关注，尤其肠道微生物群对人类健康的影响已开启了生命科学研究的一个新领域。

复习思考题

一、名词解释
1. 原核细胞型微生物
2. 正常菌群
3. 机会致病菌

二、简答题
1. 什么是微生物？微生物具有哪些特征？
2. 微生物根据形态结构差异可分为哪三类？举例说明各包括哪些种？
3. 微生物对人类有哪些益处和害处？

4. 列举列文虎克、巴斯德、郭霍、琴纳、弗来明等科学家对微生物学发展的主要贡献。

（李文姝）

数字课程学习

▶ 微视频　　⬇ 教学 PPT　　✎ 自测题　　◆ 拓展阅读

第一篇

细菌学

第一章
细菌的形态和结构

细菌（bacterium）是一种个体微小，结构简单，有细胞壁和原始核质，无核仁和核膜，除核糖体外无其他细胞器，二分裂法繁殖的原核细胞型微生物。它们无核膜和核仁，除核糖体外无其他细胞器。学习细菌的形态和结构对于研究细菌的生理特性、致病性和免疫性，以及细菌的鉴定、细菌性疾病的诊治等均具有重要的理论和实际意义。

第一节　细菌的大小与形态

一、细菌的大小

细菌非常微小，通常用微米（μm，1/1 000 mm）作为测量单位。不同种类的细菌大小不一，同一种细菌的大小也会随培养时间和环境因素的变化而改变。大部分球菌的直径为 0.8 ~ 1.2 μm，中等大小的杆菌长为 2.0 ~ 3.0 μm，宽为 0.3 ~ 0.5 μm。

二、细菌的形态

按照细菌的基本形态，可将细菌分为球菌、杆菌、螺形菌（图 1-1）。

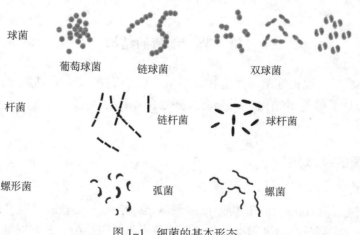

图 1-1　细菌的基本形态

（一）球菌

外观呈球形或近似球形的细菌称为球菌（coccus），其直径为 0.8 ~ 1.2 μm。根据球菌分裂后各子细胞排列方式不同，可将球菌分为单球菌、双球菌、链球菌、葡萄球菌等。

1. 单球菌（monococcus）　分裂后的子细胞单独存在的球菌，如尿素小球菌。

2. 双球菌（diplococus）　在同一个平面上分裂，分裂后两个球菌成对排列，如脑膜炎奈瑟菌、淋病奈瑟球菌、肺炎链球菌（肺炎双球菌）。

3. 链球菌（streptococcus）　在同一个平面上分裂，分裂后的多个球菌呈链状排列，如甲、乙型溶血性链球菌等。

4. 葡萄球菌（staphylococcus）　在多个平面上分裂，分裂后多个球菌无规则地堆积在一起呈葡萄串状，如葡萄球菌属细菌。

5. 四联球菌（tetrads）　细菌在两个互相垂直的平面上分裂，分裂后每四个球菌呈"田"字形，如四联加夫基菌、四联小球菌。

6. 八叠球菌（sarcina）　细菌在三个互相垂直的平面上分裂，分裂后每八个球菌呈立方体排列，如藤黄八叠球菌、乳酪八叠球菌。

（二）杆菌

杆状的细菌称为杆菌（bacillus），菌种不同的杆菌其长短、粗细等各不一致。中等大小杆菌长为 2 ~ 3 μm。有的杆菌短小，近似球形，称球杆菌；有的杆菌呈分枝状生长，称为分枝杆菌；有的杆菌呈链状排列，称链杆菌；大部分杆菌两端呈钝圆形，少数两端平齐（如炭疽芽胞杆菌）或两端尖细（如梭杆菌）；有的杆菌末端膨大呈棒状，称为棒状杆菌。

（三）螺形菌

菌体呈弯曲状的细菌称为螺形菌（spiral bacterium）。根据菌体弯曲情况，可分为弧菌、螺菌和螺杆菌。

1. 弧菌（vibrio）　菌体长 2.0 ~ 3.0 μm，只有一个弯曲，呈弧形或逗号形，如霍乱弧菌。

2. 螺菌（spirillum）　菌体长 3.0 ~ 6.0 μm，有数个弯曲，呈螺旋状，如鼠咬热螺菌。

3. 螺杆菌（helicobacterium）　菌体细长弯曲呈弧形或螺旋形，如幽门螺杆菌。

细菌的形态常受环境因素的影响，如培养温度、培养时间、培养基等的改变可引起细菌形态的改变。细菌在适宜的生长环境中培养时形态比较典型，因此，研究细菌的大小与形态时，应选择在适宜生长条件下培养的典型细菌。

第二节　细菌的结构

细菌属于典型的原核细胞型微生物（图 1-2）。各种细菌均有细胞壁、细胞膜、细胞质和核质（拟核）等基本结构，而只有某些细菌才具有荚膜、鞭毛、菌毛和芽胞等特殊结构。

一、细菌的基本结构

（一）细胞壁

细菌的细胞壁（cell wall）是位于细菌细胞最外层的一层坚韧而富有弹性的结构。根据革兰染色法，大部分细菌可归类为革兰阳性菌或革兰阴性菌。细菌的细胞壁成分决定了细菌革兰染色的结果，革兰阳性和阴性菌细胞壁的共同组分为组成相似的肽聚糖，但各自又有其特殊组分。

1. 细胞壁的化学组成

（1）肽聚糖（peptidoglycan）：又称黏肽（mucopeptide），是由聚糖骨架及短肽组成的网状聚合物。肽聚糖为原核细胞所特有的结构，是细菌细胞壁的主要化学组分。革兰阳性菌（如金黄色葡萄球菌等）的肽聚糖由聚糖骨架、四肽侧链和五肽交联桥三部分组成；革兰阴性菌（如大肠埃希菌等）缺乏五肽交联桥，其肽聚糖仅由聚糖骨架和四肽侧链两部分组成（图 1-3）。

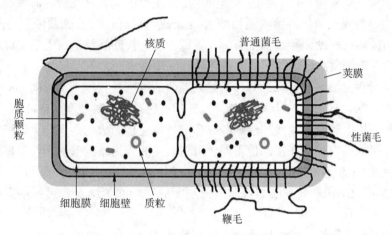

图 1-2　细菌细胞结构模式图

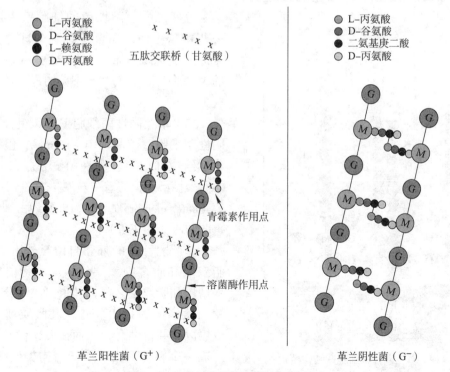

图 1-3　细菌细胞壁肽聚糖结构模式图

所有细菌细胞壁的聚糖骨架都相同，均由 N-乙酰胞壁酸（M）和 N-乙酰葡糖胺（G）交替重复经 β-1,4 糖苷键连接而成；四肽侧链一端连接在胞壁酸上，但其组成及四肽侧链间连接方式随细菌而异。如葡萄球菌（革兰阳性菌）的四肽侧链的氨基酸序列依次为 L-丙氨酸、D-谷氨酸、L-赖氨酸和 D-丙氨酸；四肽侧链上第三位的 L-赖氨酸由 5个甘氨酸组成的五肽交联桥连接到相邻聚糖骨架上四肽侧链末端的 D-丙氨酸上，从而形成十分坚韧的三维空间立体结构。大肠埃希菌（革兰阴性菌）的四肽侧链中第三位氨基酸为二氨基庚二酸（diaminopimelic acid，DAP），其他氨基酸与葡萄球菌一致。四肽侧链上DAP 与相邻四肽侧链末端的 D-丙氨酸直接相连，没有经过五肽交联桥，因而只形成疏松的二维平面结构。肽聚糖是影响细胞壁坚韧程度的主要因素，凡能破坏肽聚糖的物质均能引起细菌细胞裂解死亡。如溶菌酶能切断 N-乙酰胞壁酸和 N-乙酰葡糖胺之间的 β-1，4糖苷键，从而破坏肽聚糖，导致细菌裂解；青霉素能干扰四肽侧链与五肽交联桥之间连接的形成，从而影响细菌肽聚糖的形成，最终导致细菌裂解死亡。

（2）革兰阳性菌细胞壁特殊组分：革兰阳性菌的细胞壁较厚（20～80 nm），约占细胞壁干重的 50%，除含有 15～50 层肽聚糖外，还拥有特殊成分磷壁酸（teichoic acid）。

磷壁酸是由核糖醇或甘油残基经磷酸二酯键重复连接而成的多聚物。磷壁酸分子组成长链穿插于肽聚糖层中。按连接部位不同，可将磷壁酸分为壁磷壁酸和膜磷壁酸。前者的一端与肽聚糖上的胞壁酸共价结合，另一端穿过并游离于肽聚糖外。后者又称脂磷壁酸（lipoteichoic acid，LTA），其一端与细胞膜外层上的磷脂共价结合，另一端穿越肽聚糖呈游离状态（图 1-4）。

磷壁酸使得革兰阳性菌的细胞壁具有良好的坚韧性、通透性及静电性能。磷壁酸也具有抗原性及黏附素活性，与细菌的致病力有关。

另外，革兰阳性菌的细胞壁中还含有一些特殊蛋白，如金黄色葡萄球菌蛋白 A（staphylococcal protein A，SPA），A 族链球菌的 M 蛋白等，它们都与细菌的毒力及抗原性有关。

（3）革兰阴性菌细胞壁特殊组分：革兰阴性菌细胞壁较薄（10～15 nm），但结构与化学组成却比革兰阳性菌复杂。在 1～2 层的肽聚糖层外覆盖着一较厚（7～9 nm）的外膜（outer membrane）层，外膜约占细胞壁干重的 80%（图 1-5）。

革兰阴性菌的外膜自内至外由脂蛋白、脂双层和脂多糖三层组成。脂蛋白位于肽聚糖层和脂双层之间，其蛋白质部分与肽聚糖四肽侧链的 DAP 相连，其脂质部分与脂双层以非共价结合，从而使肽聚糖和脂蛋白形成一个整体。脂双层的结构类似细胞膜，其内镶嵌着多种外膜蛋白（outer membrane

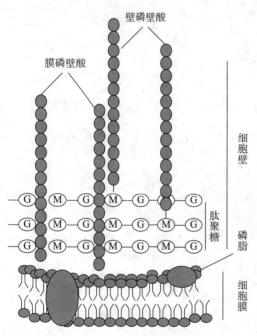

图 1-4　革兰阳性菌细胞壁结构模式图
G：N-乙酰葡糖胺；M：N-乙酰胞壁酸

protein，OMP），其中有的为孔蛋白（porin），如大肠埃希菌的 OmpF、OmpC，允许相对分子质量 <600 的水溶性分子通过；有的为诱导性或去阻遏蛋白，参与特殊物质的扩散过程；有的为噬菌体、性菌毛、细菌素的受体。脂双层对于革兰阴性菌抵抗理化因素（抗生素、溶菌酶及去污剂）的破坏至关重要。位于脂双层外的为脂多糖（lipopolysaccharide，LPS）层，而 LPS 从内向外又由脂质 A、核心多糖和特异性多糖三部分组成。LPS 为革兰阴性菌内毒素发挥作用的物质基础。

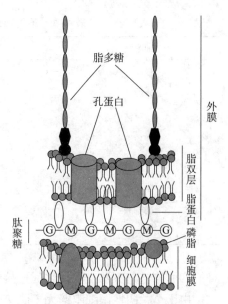

图 1-5　革兰阴性菌细胞壁结构模式图
G：*N*- 乙酰葡糖胺；M：*N*- 乙酰胞壁酸

1）脂质 A（lipid A）：为一种糖磷脂，由 D- 氨基葡糖双糖通过 β-1,6 糖苷键组成基本骨架，基本骨架的游离羟基和氨基可携带多种长链脂肪酸和磷酸基团。脂质 A 是内毒素发挥毒性和生物学活性的主要成分。由于脂质 A 无种属特异性，不同种属细菌的脂质 A 骨架基本一致，因此不同细菌的内毒素的毒性作用基本相似。

2）核心多糖：位于脂质 A 层外，由己糖（葡萄糖、半乳糖等）、庚糖、2- 磷酸乙醇胺等组成，经 2- 酮基 -3- 脱氧辛酸与脂质 A 共价相连。核心多糖有细菌属特异性，同一属细菌的核心多糖相同。

3）特异性多糖：位于脂多糖的最外层，由数个至数十个低聚糖重复单位构成多糖链，又称革兰阴性菌的菌体抗原（O 抗原）。由于不同种革兰阴性菌特异性多糖中单糖的种类、位置、排列和空间构型各不相同，因此特异性多糖具有种特异性，因而 O 抗原成为细菌种或型的血清学检测的物质基础。特异性多糖的缺失导致细菌菌落从光滑（smooth，S）型转变成粗糙（rough，R）型。

此外，在革兰阴性菌的细胞膜和外膜脂双层之间有一空腔，占细胞体积的 20%～40%，称为周质间隙。该间隙含有多种蛋白酶、核酸酶、解毒酶和特殊蛋白，在细菌获得营养、解除有毒物质毒性等方面具有重要作用。

外膜的主要生物学功能：①黏附作用：介导菌体与宿主细胞的黏附，是细菌的致病因素之一。②屏障作用：外膜可阻止环境中的大分子生化物质进入菌体，使细菌免遭破坏。③摄取作用：外膜蛋白充当载体，可先将某些营养物质固定浓缩于外膜而后将其摄入。④酶：外膜中有些蛋白具有酶的特性，如各种青霉素结合蛋白，具有使细胞壁延伸，以及具有转糖基酶或转肽酶活性。⑤抗原性：革兰阴性菌的特异性多糖具有极强免疫原性，称为菌体抗原（O 抗原）。

革兰阳性菌与革兰阴性菌细胞壁结构组成不同，导致这两类细菌在染色性、抵抗性、抗原性、致病性及对药物的敏感性等方面存在很大差异（表 1-1）。

溶菌酶能裂解肽聚糖中 *N*- 乙酰葡糖胺和 *N*- 乙酰胞壁酸之间的 β-1,4 糖苷键，进而破坏聚糖骨架，引起细菌裂解。但由于革兰阴性菌的外膜可阻止溶菌酶的通透，因而革兰阴性菌对溶菌酶不敏感。青霉素能结合并抑制细菌合成肽聚糖过程中所需的转肽酶，从而

表 1-1 革兰阳性菌与革兰阴性菌细胞壁结构比较

细胞壁	革兰阳性菌	革兰阴性菌
强度	坚韧	疏松
厚度	20 ~ 80 nm	10 ~ 15 nm
肽聚糖层数	15 ~ 50 层	1 ~ 2 层
肽聚糖含量	占细胞壁干重 50% ~ 80%	占细胞壁干重 5% ~ 20%
糖类含量	约45%	15% ~ 20%
脂质含量	1% ~ 4%	11% ~ 22%
磷壁酸	有	无
外膜	无	有

抑制四肽侧链与五肽交联桥之间连接的形成，使细菌不能合成完整的肽聚糖，细菌最终死亡。由于革兰阴性菌细胞壁无五肽交联桥，故其对青霉素不敏感。

2. 细胞壁的功能

（1）维持菌体形态：细菌细胞壁坚韧而富有弹性，其主要功能是维持细菌形态。

（2）保护细菌抵抗低渗环境：细菌细胞质内有高浓度的无机盐和大分子营养物质，其渗透压高达 506 ~ 2 533 kPa（5 ~ 25 个大气压）。在细胞壁的保护下，细菌能承受内部巨大的渗透压而不会破裂，并能在相对低渗的环境中生长。

（3）参与菌体内外的物质交换：细胞壁上有许多小孔，允许水和小分子物质自由通过。

（4）细胞壁中带有多种抗原：可以诱发机体产生免疫应答。

（5）细胞壁中某些成分与细菌的致病性有关：如乙型溶血性链球菌细胞壁中的 M 蛋白、膜磷壁酸，革兰阴性菌的内毒素等参与细菌的致病；而革兰阴性菌外膜形成的屏障结构，使细菌不易受到机体体液中的杀菌物质、肠道中的胆盐及消化酶等的作用，还可阻止某些抗生素的进入，成为细菌耐药的机制之一。

3. 细菌细胞壁缺陷型（L 型细菌） 肽聚糖是细菌细胞壁的重要成分，凡能破坏肽聚糖结构或抑制其合成的物质都能使细菌细胞壁缺损。大多数细菌细胞壁缺损后，因不能耐受菌体内部的高渗透压而裂解死亡，但在高渗培养基中，部分细菌仍能存活而变成细胞壁缺损型细菌。细胞壁缺损型细菌又称 L 型细菌（L-form bacteria），因 1935 年 Klineberger 首先在 Lister 研究院发现而得名。以往曾将革兰阳性菌所形成的无细胞壁的细菌细胞称为原生质体（protoplast），而将革兰阴性菌所形成的保留部分细胞壁的细菌细胞称为原生质球（spheroplast）。目前，将有不同程度细胞壁缺失的革兰阳性菌和革兰阴性菌统称为 L 型细菌（细菌 L 型）或细胞壁缺陷型细菌。L 型细菌因丢失其表面抗原，给临床细菌诊断带来困难；由于细菌细胞壁缺失导致细菌对作用于细胞壁的抗生素不敏感，从而也给临床细菌治疗带来困难。

L 型细菌缺乏完整的细胞壁，无法维持细菌的固有形态，而呈现高度多样性。L 型细菌呈球状、杆状和丝状等，大小不一，着色不均一，革兰染色均呈阴性。L 型细菌需在高渗低琼脂含血清的培养基中才能被培养，但生长速度较慢，一般培养 2 ~ 7 天后才能在培养基表面形成中间较厚、四周较薄的需在低倍显微镜下才能看见的"荷包蛋"样细小菌落，也有的长成颗粒状或丝状菌落（图1-6）。L型细菌在液体培养基中长成疏松的絮状颗粒，沉于试管底。需要注意的是，L型细菌的子代仍保留亲代的遗传特性。

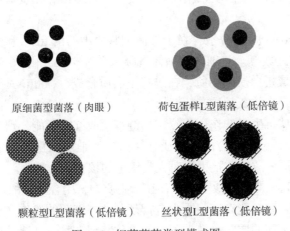

原细菌型菌落（肉眼）　　　　　　荷包蛋样L型菌落（低倍镜）

颗粒型L型菌落（低倍镜）　　　　丝状型L型菌落（低倍镜）

图1-6　细菌菌落类型模式图

L型细菌在体内外、人工诱导或自然情况下均可产生，诱发因素有溶菌酶、青霉素、胆汁、抗体、补体等。某些L型细菌仍有一定的致病力，在临床上常引起尿路感染、骨髓炎、心内膜炎等疾病。在长期使用作用于细胞壁的抗菌药物时，此现象常易发生。因此，凡临床上遇有明显细菌感染症状，但标本的常规细菌培养又呈阴性时，首先应考虑到L型细菌感染。应进一步采用高渗培养基专门培养L型细菌，以尽快确诊，并及时更换抗菌药物。

（二）细胞膜

细胞膜（cell membrane）是一层紧贴在细胞壁内侧柔软而又富有弹性的半通透性生物膜，其厚度约7.5 nm，占细胞干重的10%～30%。细菌细胞膜与真核细胞的细胞膜构造基本相同，由脂双层及镶嵌于其中的多种蛋白质组成，但不含胆固醇。由于细胞膜有高度选择性的半透性及含有丰富的生物酶，因而其在物质转运、生物合成、分泌和呼吸等中发挥重要作用。

细菌细胞膜可形成一种特有的结构，称为间体（mesosome）。间体是细菌部分细胞膜内陷、折叠、卷曲而形成的层状、管状或囊状物，常见于革兰阳性菌（图1-7）。

间体常存在于细菌菌体一侧（称为侧间体）或中部（称为横隔间体），单个细菌可含有一个或多个间体。间体一端连在细胞膜上，而另一端与核质相连。在细胞分裂时可一分为二，各携一套遗传物质进入子代细胞，其作用类似于真核细胞的纺锤丝。另外，间体的形成，增加了细菌细胞膜的总面积，相应地增加了细胞膜中与能量产生相关的生物酶的含量，因而增加了能量的产生，其功能又类似于真核细胞的线粒体，故间体又称为拟线粒体（chondroid）。因而，细菌间体在细菌分裂、细菌呼吸等方面发挥重要作用。

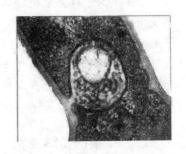

图1-7　白喉棒状杆菌间体
（透射电镜，×130 000）

（三）细胞质

细胞膜内包裹着的无色、透明、黏稠的一团溶胶状物质称为细胞质（cytoplasm）或原生质（protoplasm），由水、蛋白质、脂质、核酸及少量多糖和无机盐组成。另外，它还含有一些重要结构。

1. 核糖体（ribosome）　是分散存在于细菌细胞质中的由 RNA 和蛋白质组成的微小颗粒，一个细菌内可多达数万个。细菌核糖体沉降系数为 70 S，由 50 S 和 30 S 两个亚基组成。核糖体是细菌合成蛋白质的场所，在进行蛋白质合成时，mRNA 可将多个核糖体串联形成多核糖体，翻译产生的氨基酸在核糖体上聚合成肽链，最终产生蛋白质。

细菌核糖体是某些抗生素的作用靶位，如链霉素或红霉素能分别与细菌核糖体的 30 S 亚基或 50 S 亚基结合，干扰其合成蛋白质，从而导致细菌死亡。由于真核生物的核糖体与细菌核糖体结构不同，故这些抗生素对人类细胞的核糖体无作用。

2. 质粒（plasmid）　是一种微小的，存在于胞质中，闭合环状的双链 DNA，为细菌染色体之外的遗传物质。质粒能在细胞质中自行复制，与细菌的遗传变异有关。不同细菌的质粒大小差异很大，不同的质粒可携带不同的遗传基因，赋予细菌某种遗传性状。如细菌耐药性质粒，编码大肠菌素的 Col 质粒，编码性菌毛的 F 质粒等。质粒不是细菌生命活动所必需的遗传物质，许多细菌在丢失质粒后仍可正常存活。质粒可通过性菌毛接合或噬菌体转导，从一个细菌传递给另一个细菌，从而使受体细菌也获得此质粒所赋予的遗传性状。

3. 胞质颗粒　细菌的细胞质中可含有多种颗粒，如贮藏营养物质的多糖颗粒（储存糖原、淀粉等多糖）及脂肪颗粒（储存脂质等）。另外，还有一种主要成分由 RNA 和多偏磷酸盐组成的异染颗粒（metachromatic granule）或称迂回体（volutin）。异染颗粒为嗜碱性的酸性小颗粒，采用亚甲蓝染色时着色较深呈紫色。异染颗粒常见于白喉棒状杆菌，其有助于细菌的鉴定。但是，胞质颗粒不是细菌的恒定结构，不同细菌可有不同的胞质颗粒。营养充足时，细菌胞质颗粒较多，当养料和能源短缺时，胞质颗粒减少甚至消失。

（四）核质

细菌细胞内有一个无核膜和核仁的核质（nucleoplasm），因为不是一个结构完整的细胞核，所以又称为拟核（nucleoid）。核质一般位于细菌菌体中央部分，呈球状、卵圆形或带状。因其功能与真核细胞的染色体相似，故习惯上亦称为细菌的染色体（chromosome）。细菌染色体是细菌遗传的物质基础，并且与细菌的遗传变异有密切的关系。

细菌的染色体为双链环状闭合的 DNA 分子，由两股方向相反的 DNA 链呈右手双螺旋结构组成。其化学组成除 DNA 外，还包括少量的 RNA 和组蛋白样的蛋白质。如大肠埃希菌的染色体相对分子质量约为 3×10^9，全长 4.7×10^6 bp，伸展后长度可达 1.1 mm，携带有 3 000～5 000 个基因。细菌染色体 DNA 的超螺旋依赖于一类拓扑异构酶，另外所有细菌均含有一种旋转酶，其可使染色体 DNA 解螺旋，从而启动 DNA 转录和蛋白质合成。诺氟沙星、环丙沙星等喹诺酮类抗菌药可通过与旋转酶结合而抑制细菌的繁殖。

二、细菌的特殊结构

（一）荚膜

荚膜（capsule）是一层紧密包裹在菌体周围的排列有序且不易被洗脱的黏液样物质。

光镜下可见到荚膜的边界，如用墨汁负染有荚膜细菌，则菌体周围的荚膜因无法着色而呈透明状。常规染色法无法对荚膜进行染色，需用特殊染色法才能将荚膜染成与菌体不同的颜色。

1. 荚膜的化学组成　荚膜中含有大量的水分，大部分细菌的荚膜是由多糖组成的聚合物，仅少数细菌如炭疽杆菌的荚膜是由多肽聚合而成。

荚膜的形成与外界环境条件密切相关。从机体新分离的有荚膜细菌，在营养丰富的培养基中才能继续保留荚膜。含糖量高的培养基可促进细菌多糖荚膜的产生。但是，低氮、低硫、低温和高热则限制细菌多糖荚膜的形成。在细菌生长繁殖的稳定期，随着营养物质的过度消耗或有毒代谢产物的不断累积，细菌荚膜可缩小直至消失。产生荚膜的细菌，在琼脂培养基表面形成边缘光滑、表面湿润，呈透明状的光滑型（S~型）菌落。无荚膜产生的细菌，所形成的菌落表面粗糙，称为粗糙型（R~型）菌落。

2. 荚膜的功能

（1）抗吞噬作用：荚膜富含水分而免于干燥，因表面光滑而免于吞噬细胞的识别和吞噬。荚膜能使细菌既不易被吞噬细胞所吞噬，也不易被吞噬细胞杀死，而且未被杀伤的细菌还可以在吞噬细胞内继续生长繁殖。细菌荚膜与细菌致病性密切相关，当细菌失去荚膜后其致病力下降或几乎消失。如将有荚膜的肺炎链球菌注入小鼠腹腔，仅需数个细菌就可引起小鼠发病，甚至死亡，而无荚膜的肺炎链球菌则需数亿个才能达到同样的效果。

（2）黏附作用：荚膜富含糖类，可使细菌彼此之间黏连，也可使细菌黏附于组织细胞或无生命物体的表面（通过结合细胞外基质），参与形成生物膜（biofilm），后者是引起感染的重要因素。如变异链球菌的荚膜可将其黏附于牙齿表面，通过分解口腔中的糖类产生大量乳酸，后者积聚在牙齿部位，破坏牙釉质，最终导致龋齿。

（3）抗有害物质的损伤作用：化学物质很难穿透荚膜，因而荚膜能保护细菌免受各种消化酶、补体、抗体和抗菌药物等有害物质的破坏。

此外，荚膜可用于细菌的形态学鉴别，也可作为某些细菌抗原分型的依据。不同细菌荚膜多糖成分不同，据此可将细菌分成不同的血清型，如基于荚膜，采用血清学方法可将肺炎链球菌分为80多个血清型。

（二）鞭毛

鞭毛（flagellum）是指某些细菌表面一种纤长并呈波浪形弯曲的丝状物。鞭毛的化学组分主要是鞭毛蛋白，只含有少量的糖和脂肪。鞭毛具有极强的免疫原性，称为鞭毛（H）抗原。鞭毛直径只有 12~30 nm，而其长度（5~20 μm）可超过菌体长度数倍至几十倍。需用电子显微镜、暗视野显微镜或经特殊染色法使鞭毛增粗后才可看到鞭毛的存在。大多数球菌不产生鞭毛，大部分杆菌和所有弧菌、螺菌都有鞭毛，但不同细菌其鞭毛数目、位置和排列方式不一。

1. 鞭毛的分类　根据鞭毛的数量和着生方式，可将有鞭毛细菌分为四类：①单毛菌：只有一根位于菌体一端的鞭毛，如霍乱弧菌。②双毛菌：菌体两端各有一根鞭毛，如空肠弯曲菌。③丛毛菌：菌体一端或两端有一丛鞭毛，如铜绿假单胞菌。④周毛菌：菌体周身遍布大量鞭毛，如大肠埃希菌、伤寒沙门菌等（图 1-8）。

2. 鞭毛的功能　鞭毛是细菌的运动器官，其旋转驱动了菌体运动。单毛菌和丛毛菌多做直线运动，运动速率快；周毛菌的运动速率缓慢，多做翻滚运动。在液体中，鞭毛菌

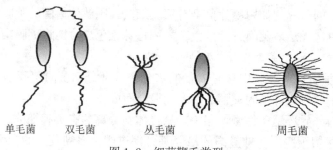

单毛菌　　双毛菌　　丛毛菌　　　　周毛菌

图 1-8　细菌鞭毛类型

自由游动的速度很快，如有单鞭毛的霍乱弧菌，运动速度可达 55 μm/s，并往往有化学趋向性，常朝着有营养物质的方向运动。霍乱弧菌、空肠弯曲菌等通过鞭毛摆动，穿过小肠黏膜表面的黏液层，黏附于肠黏膜上皮细胞，导致病变。基于鞭毛菌的动力和鞭毛的抗原性，可进行细菌鉴定和细菌分类。最近研究表明，鞭毛还起着分泌器的作用，与某些细菌毒素的分泌有关。此外，鞭毛还具有黏附作用。上述构成了细菌的致病因素。

（三）菌毛

菌毛（pilus）是许多革兰阴性菌和少数革兰阳性菌表面存在的一种比鞭毛更细、更短、更直，类似毛发，且数量较多的丝状物。一个细菌细胞表面可覆盖多达 1 000 根菌毛。菌毛呈细管状，化学成分为蛋白质，具有免疫原性。菌毛在普通光镜下不可见，必须采用电子显微镜观察（图 1-9）。

根据功能不同，菌毛可分为普通菌毛和性菌毛。

1. 普通菌毛（ordinary pilus）　短而直（长 0.2 ~ 2 μm，直径 3 ~ 8 nm），数量多达 150 ~ 1 500 根，分散在菌体表面。普通菌毛是细菌的黏附结构，可帮助细菌黏附于人和动物的红细胞及消化道、呼吸道、泌尿道黏膜上皮细胞等的受体上。黏附的细菌可在该处定植（colonization），进而侵入黏膜。菌毛的黏附是某些细菌入侵人体引起感染的第一步。无菌毛的细菌则易随黏膜上皮细胞纤毛摆动和肠蠕动或尿液的冲洗而被排出体外。因此，普通菌毛与细菌的致病性有关。

2. 性菌毛　比普通菌毛粗且长，略带弯曲，中空呈管状。每个细菌有 1 ~ 10 根。带有性菌毛的细菌有致育性（fertility），称为 F⁺ 菌或雄性菌，菌体内有 F 质粒，其编码性菌毛。无性菌毛的细菌称 F⁻ 菌或雌性菌，菌体内无 F 质粒。F⁻ 菌获得 F 质粒后则变成 F⁺ 菌，并长出性菌毛。性菌毛通过接合的方式在细菌间传递耐药质粒或 F 质粒，使受体菌获得对某种药物的耐受性，成为耐药菌株或获得致育性。因此，性菌毛与细菌的遗传变异有关。

（四）芽胞

芽胞（spore）是某些细菌在特定条件下，胞质脱水，在菌体内形成一个圆形或椭圆形的、对不良环境具有极强抵抗力的休眠小体，为细菌的休眠形式。能产生芽胞的细菌主要是

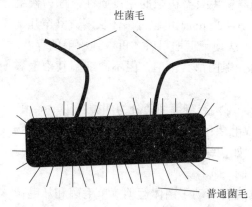

性菌毛

普通菌毛

图 1-9　细菌的普通菌毛和性菌毛电镜模式图

革兰阳性菌，如需氧芽胞杆菌，厌氧芽胞梭菌和少数革兰阳性球菌等。细菌芽胞折光性强，壁厚，常规染色法无法着色，必须采用特殊的芽胞染色法。

芽胞通常在碳、氮、磷等元素不足，鸟苷酸减少，嘌呤代谢物积聚时诱发产生。有些细菌芽胞的形成则与外界环境的温度和氧气含量密切相关，如需氧芽胞杆菌形成芽胞时必须有游离氧的存在，而厌氧芽胞杆菌必须在充分厌氧环境中才能形成芽胞。芽胞形成始于对数生长期末，此时细菌细胞膜内陷生长，逐渐形成双层膜囊状结构，包裹核质形成芽胞的核心。另外，细胞膜再合成特殊物质，在内膜和外膜间形成芽胞壁和皮质。在外膜周围再形成芽胞壳和芽胞外衣，全过程共需 7~10 h。

芽胞的核心带有完整的核质和酶系统，并保留了细菌生命所必需的全部物质。芽胞壳是一种类似角蛋白的疏水蛋白质，致密而无通透性，对化学药物和紫外线有着极强的抵抗力。芽胞含水量少，因此芽胞中蛋白质不易变性。另外，芽胞内还含有抗热性的酶。正是在这些因素影响下，细菌芽胞对热、干燥、化学药品和辐射均具有强大的抵抗力。一般细菌繁殖体在 80℃水中迅速死亡，而细菌芽胞需在 100℃水中煮沸数小时才能被杀死。被炭疽芽胞杆菌污染的草原，传染性可保持 20~30 年。由于芽胞对理化因素具有极强的抵抗力，因此医学上以杀死细菌芽胞作为判断灭菌效果的最佳指标。

在适宜的条件下，芽胞吸收水分，酶活性增强，芽胞壁破裂，芽胞又萌芽成为新的菌体。但是，一个细菌只能形成一个芽胞，而一个芽胞也只能发育成一个菌体，细菌的数量并未增加，因而芽胞只是细菌抵抗不良环境的休眠体而不是细菌的繁殖方式。

不同芽胞菌所形成的芽胞在形状、大小和位置上各有特点，故芽胞这些特征常作为某些细菌分类鉴定的依据之一。大部分厌氧芽胞杆菌的芽胞位于细胞中央，且直径大于菌体的宽度，故菌体呈梭形；有些细菌芽胞位于细胞中央，但直径小于菌体宽度；某些细菌芽胞位于菌体一端，且直径大于细菌宽度，细菌呈鼓槌状（图 1-10）。

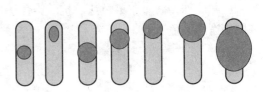

图 1-10 细菌芽胞形态、大小和位置示意图

第三节 细菌的形态和结构检查法

一、显微镜放大法

（一）光学显微镜

光学显微镜（light microscope）以可见光为光源，波长 0.4~0.7 μm，平均 0.5 μm。其分辨率为光波波长的 1/2，即 0.25 μm。0.25 μm 的微粒经油镜放大 1 000 倍后成 0.25 mm，人的眼睛便可识别。由于绝大部分细菌直径都 > 0.25 μm，故可用光学显微镜观察。

（二）电子显微镜

电子显微镜（electron microscope）利用电子流代替可见光波，以电磁圈代替放大透镜。电子波长极短，约为 0.005 nm，其放大倍数可达数十万倍，能分辨 1 nm 的微粒。借助于电子显微镜，不仅能看清细菌的外形，内部超微结构也可一览无余。当前使用的电子显微镜有两类：透射电子显微镜和扫描电子显微镜。扫描电子显微镜的分辨率一般较透射电子显微镜低，但可清楚地显示物体的三维立体图像。电镜标本须在真空干燥的状态下检查，故不能观察活的微生物。

此外，尚有暗视野显微镜、相差显微镜、荧光显微镜和共聚焦显微镜等，适用于观察不同情况下的细菌形态与结构。

二、染色法

细菌体小而半透明，需经染色后才能较清楚地观察细菌的形态和排列方式。染色法有多种，最常用、最重要的分类鉴别染色法是革兰染色法（Gram stain）。该法于1884年由丹麦细菌学家革兰（Hans Christian Gram）创建，至今仍在广泛应用。具体步骤为：标本固定后，先用碱性染料结晶紫初染，再加碘液媒染，使之生成结晶紫－碘复合物，然后用95%乙醇脱色处理，最后用稀释复红或沙黄复染。此法可将大部分细菌分为两大类：①不被乙醇脱色仍保留紫色者为革兰阳性菌。②被乙醇脱色后复染成红色者为革兰阴性菌。革兰染色法的原理尚未完全阐明，可能与细菌细胞壁自身结构密切相关。革兰阳性菌细胞壁的脂质含量低，肽聚糖层厚而且呈三维空间立体结构，不易被乙醇脱色，而革兰阴性菌细胞壁的脂质含量高，肽聚糖层薄，故易被乙醇脱色后复染成红色。

革兰染色法的实际意义：①鉴别细菌：借此可将大部分细菌分为革兰阳性菌和革兰阴性菌两大类。②指导临床用药：大多数革兰阳性菌对青霉素、头孢菌素等敏感，而革兰阴性菌则对链霉素、卡那霉素等敏感。③研究细菌致病性：革兰阳性菌以分泌外毒素为主，革兰阴性菌则主要通过内毒素致病。

除此外，尚有单染色法、抗酸染色法，以及荚膜、芽胞、鞭毛等特殊染色法，可作不同用途的染色。

小 结

根据细菌外形可将其分为球菌、杆菌、螺形菌三大类。细菌大小的测量单位是微米。细菌的基本结构包括细胞壁、细胞膜、细胞质和核质，其特殊结构包括荚膜、鞭毛、菌毛和芽胞。常用的细菌染色法即革兰染色法，可将大部分细菌分为革兰阳性菌和革兰阴性菌。革兰阳性菌的细胞壁较厚，含有15~50层肽聚糖结构，其肽聚糖由聚糖骨架、四肽侧链和五肽交联桥三部分组成，并含有其特殊成分磷壁酸。革兰阴性菌细胞壁较薄，含有1~2层的肽聚糖结构，其肽聚糖仅由聚糖骨架和四肽侧链两部分组成，其表面覆盖着结构复杂的外膜。外膜由脂蛋白、脂双层和脂多糖三部分组成，其脂多糖即革兰阴性菌的内毒素，脂质A是内毒素的毒性和生物学活性的主要组分。荚膜具有抗吞噬、黏附及抗有害物质损伤等作用。鞭毛是细菌的运动器官，根据鞭毛菌的动力和鞭毛的抗原性，可对细菌进行鉴定和分类。菌毛有普通菌毛和性菌毛之分，前者是细菌的黏附结构，与细菌的致病性密切相关，后者可传递细菌的遗传物质，与细菌的遗传变异有关。芽胞是细菌的休眠形式，它对热力、干燥、辐射和化学消毒剂等均有强大的抵抗力。细菌形体微小，需借助显微镜放大后方能观察。

复习思考题

一、名词解释

1. L 型细菌（L-form bacteria）

2. 脂多糖（lipopolysaccharide，LPS）

3. 异染颗粒（metachromatic granule）

4. 质粒（plasmid）

二、问答题

1. 细菌基本形态可分为哪几类?

2. 简述细菌细胞壁的化学组成及功能。

3. 试比较革兰阳性菌和革兰阴性菌菌细胞壁的异同点及其医学意义。

4. 请描述细菌的特殊结构及其功能。

5. 简述革兰染色法的实验步骤、结果判读及医学意义。

（李文姝）

数字课程学习

▶▶ 微视频　　⤓ 教学 PPT　　✐ 自测题　　◈ 拓展阅读

第二章
细菌的生理

新陈代谢是生命活动最基本的特征。细菌通过摄取营养物质和合成自身成分，进行新陈代谢和生长繁殖。由于细菌与医学、环境卫生、工农业生产等都有密切关系，所以研究细菌的生理活动有着重要的理论和现实意义。

第一节 细菌的理化性状

一、细菌的化学组成

与其他生物细胞相似，细菌含有多种化学成分，包括水、糖类、蛋白质、脂类、核酸、维生素和无机盐等。此外，细菌尚含有一些原核细胞型微生物所特有的化学成分，如肽聚糖、磷壁酸、二氨基庚二酸、吡啶二羧酸等。

水是细菌细胞主要的组成成分，占细菌总重量的 75% ~ 90%。其他为由 C、H、O、N、P 和 S 等元素组成的有机物。少数无机盐离子，如 K^+、Na^+、Fe^{2+}、Ca^{2+}、Cl^- 等，用于构成细菌细胞的各种成分以及维持酶的活性和跨膜化学梯度。

二、细菌的理化性状

1. 光学性质 细菌为半透明体，当光线照射至细菌，部分被吸收，部分被折射，故细菌悬液呈混浊状态。细菌液体散射的光量与细菌浓度成正比，细菌越多其浊度越大，因而采用光电比色计法或分光光度计法可以粗略地测定细菌的数量。

2. 表面积 细菌体积微小，但相对表面积大，有利于同外界进行物质交换。如葡萄球菌直径约 1 μm，其 1 cm³ 体积的表面积可达 60 000 cm²；而直径为 1 cm 的生物体，1 cm³ 体积的表面积仅为 6 cm²，两者相差 1 万倍。因此细菌利用营养物质效率高，代谢旺盛，繁殖迅速。

3. 带电现象 细菌固有成分的 50% ~ 80% 为由兼性离子氨基酸组成的蛋白质。革兰阳性菌等电点（pI）为 2 ~ 3，革兰阴性菌等电点为 4 ~ 5，故在近中性或弱碱性环境中，细菌均带负电荷。细菌的带电现象与细菌的染色反应、凝集反应、抑菌和杀菌作用等有密切联系。

4. 通透性 细菌的细胞壁和细胞膜都有半透性，允许水和部分小分子物质通过，此有利于细菌吸收营养物质和排出代谢产物。

5. 渗透压 细菌菌体内含有高浓度的营养物质，一般革兰阳性菌的渗透压高达 20 ~ 25 个大气压，革兰阴性菌为 5 ~ 6 个大气压。细菌所处环境一般相对低渗，坚硬的细胞壁保护其不致崩裂。但细菌若处于比细菌内渗透压更高的环境中，则菌体内水分逸出，胞质浓缩，细菌无法进行繁殖。

第二节 细菌的营养与生长繁殖

一、细菌的营养类型

根据对营养物质需求不同，可将细菌分为自养菌和异养菌两种类型。

1. 自养菌（autotrophic bacteria） 以简单的无机物为养料，如以 CO_2、CO_3^{2-} 作为碳源、以 N_2、NH_3、NO_2^-、NO_3^- 等作为氮源，合成有机大分子的细菌，称为自养菌。自养菌又分为化能自养菌和光能自养菌。若所需能量来自于无机物的氧化，称为化能自养菌；若通过光合作用获得能量，则称为光能自养菌。

2. 异养菌（heterotrophic bacteria） 该类菌不能利用无机物，必须以有机大分子作为物质和能量来源。如细菌从蛋白质、糖类中获得氮源、碳源，甚至需要额外供给维生素，才能合成细菌自身成分并获得能量。所有的病原菌都属于异养菌。

二、细菌的生长繁殖

（一）细菌生长繁殖的条件

营养物质、能量和适宜的环境是细菌生长繁殖的必要条件。

1. 充足的营养物质 可为细菌生长繁殖提供必要的原料和能量。营养物质包括：①水：是细菌的主要组成成分，细菌所需营养物质只有溶解于水后，才能被细菌很好地吸收，代谢活动才能进行。水又有利于细胞温度的调节而保持环境温度的恒定。②碳源：细菌利用无机碳化合物或有机碳化合物合成菌体组分和作为获得能量的主要来源，病原菌主要从糖类中获得碳源。③氮源：多数细菌可以利用有机氮化物获得氮，作为合成细胞物质和代谢产物中的氮素来源。病原菌主要从牛肉膏、蛋白胨、酵母浸出汁等有机氮化物获得氮。④无机盐：细菌需要各种无机盐以提供生长繁殖所需的各种元素，如磷、硫、镁、铁、钾、钠、钙等，大部分以无机盐形式存在或结合于有机物质中。其作用是构成细菌细胞组成成分、作为酶的组成成分或酶的激活剂，调节细胞渗透压，参与能量的储存与转运。⑤生长因子：许多细菌的生长还需在培养基中添加一些细菌本身不能合成的、生命活动不可或缺的生长因子，如维生素、某些氨基酸、嘌呤、嘧啶等。少数细菌还需特殊的生长因子，如流感嗜血杆菌需要 X、V 两种因子，X 因子是高铁血红素，V 因子是辅酶 I 或辅酶 II，两者为细菌呼吸所必需。

2. 适宜的酸碱度（pH） 培养基 pH 在 7.2 ~ 7.6 条件下，多数病原菌菌体内酶的活性最强，新陈代谢最为旺盛。但是，少数细菌必须在偏酸或偏碱的条件下生长，如霍乱弧菌在 pH 8.4 ~ 9.2 生长状态最好，培养结核分枝杆菌的最佳 pH 为 6.5 ~ 6.8。

3. 合适的温度　病原菌在长期进化过程中逐步适应了人体环境，其最适生长温度与人的体温一致，即 37℃。但个别病原菌对温度有特殊要求。

4. 必要的气体环境　与细菌生长繁殖有关的气体主要涉及 CO_2 和 O_2。根据对氧需求的不同，可将细菌分成四类。

（1）专性需氧菌（obligate aerobe）：此类细菌具有完善的呼吸酶系统，需要分子氧作为受氢体完成有氧呼吸，在无游离氧的环境中不能生长繁殖。如结核分枝杆菌、霍乱弧菌等。

（2）微需氧菌（microaerophilic bacterium）：此类细菌在低氧浓度下（5%～6%）生长最好，在氧气浓度超过 10% 时反而受到抑制。如空肠弯曲菌、幽门螺杆菌等。

（3）兼性厌氧菌（facultative anaerobe）：此菌具有有氧呼吸和无氧酵解两种功能，不论在有氧或无氧环境都能生长，但以有氧时生长较好。大多数病原菌属此类。

（4）专性厌氧菌（obligate anaerobe）：此类细菌缺乏完善的呼吸酶系统，包括细胞色素和细胞色素氧化酶，只能在无氧环境中进行酵解。此外还缺乏分解有毒氧基团的酶，如过氧化氢酶和过氧化物歧化酶。细菌在有氧环境代谢时，常产生超氧阴离子（O_2^-）和过氧化氢（H_2O_2），具有强烈的杀菌作用。需氧菌有超氧化物歧化酶，能将超氧阴离子还原成 H_2O_2，而 H_2O_2 在过氧化氢酶（又称触酶）的作用下分解成水和分子氧，从而解除对细菌的毒害作用。专性厌氧菌缺乏这些酶，故在有氧时受到有毒氧基团的影响，不能生长繁殖。

（二）细菌生长繁殖的方式与速度

细菌以简单的二分裂方式进行无性繁殖以增加细菌数目。在适宜条件下，多数细菌繁殖迅速，如大肠埃希菌仅需 20～30 min 就繁殖一代。个别细菌繁殖速度较慢，如结核分枝杆菌繁殖一代需 18～20 h。

细菌生长繁殖速度很快，若按 20 min 分裂一次，一个细菌经 10 h 繁殖后可达 10 亿个以上。但事实上由于细菌在繁殖过程中营养物质的不断消耗，有害代谢产物的逐渐积累，它们不可能始终保持高速度的繁殖，因而呈现出一定的生长规律。将一定数量的细菌接种在适宜的液体培养基中，连续定时取样测定活菌数，以培养时间为横坐标，培养物中活菌数的对数为纵坐标，可绘制出一条生长曲线（图 2-1）。

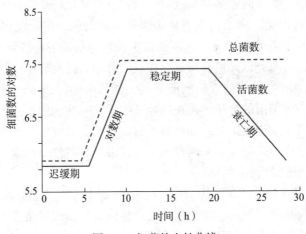

图 2-1　细菌的生长曲线

根据细菌的生长曲线，可将细菌体外繁殖过程分为 4 期。

1. 迟缓期（lag phase） 此期细菌体积增大，代谢活跃，但尚未进行分裂。细菌数目几乎不增加，甚至还会稍有减少。但该期细菌合成和积累大量的酶及中间代谢产物，以供细菌快速分裂繁殖所需。迟缓期的长短跟菌种及培养条件有关，一般历时 1~4 h。

2. 对数期（log phase） 又称指数期。迟缓期后细菌生长速率达到最高的时期，菌数以几何级数增加，活菌数与总菌数一致，在生长曲线图上呈直线上升。处于对数期的细菌，其形态、染色性、生理特性都较典型，代谢活跃，对外界环境的刺激和抗菌药物的作用比较敏感。因此，研究细菌的生物学特性应选用对数期细菌。

3. 稳定期（stationary phase） 对数期后，由于培养基中营养物质过度消耗，毒性产物（如酸和 H_2O_2 等）不断积聚，以及需氧菌因菌数过密导致通风不良等因素影响，细菌不能继续高速度繁殖，并导致部分细菌死亡，此时新繁殖的细菌数目与死亡的细菌数目大致平衡。细菌的生长速率等于零，总活菌数处于最高水平。该期细菌形态和生理性状常有改变，如革兰染色转阴，多数细菌的芽胞、外毒素和抗生素等代谢产物在此期大量产生。

4. 衰亡期（death phase） 稳定期后，细菌繁殖速度逐步减缓，生理代谢活动也趋于停滞，死亡菌数越来越多，超过了新生的菌数，活菌数急剧减少。该期细菌普遍衰老，内含物增加。有部分细菌出现畸形或衰退型等多形态，菌体变长、膨胀或扭曲。有的菌体自溶，难以辨认。另外，细菌会积累或释放一些代谢产物。衰亡期细菌难以鉴定。

（三）细菌的人工培养

根据细菌生长繁殖的条件与规律，用人工方法培养细菌，对细菌感染性疾病的诊断、治疗、预防等均具有重要的意义。

1. 培养基（culture medium） 是由人工配制的，专供微生物生长繁殖使用的混合营养物质制品。如基础培养基是由牛肉浸出液中加入适量蛋白胨、氯化钠配制而成。根据不同用途，还可加入其他营养或化学物质。培养基 pH 一般为 7.2~7.6，少数细菌按生长要求调整 pH。许多细菌在代谢过程中分解糖类产酸，故需在培养基中加入缓冲液，以维持培养基稳定的 pH。另外，培养基配成后必须经灭菌处理。

根据培养基的性质和用途，可分为基础培养基、增菌培养基、选择培养基、鉴别培养基和厌氧培养基。根据物理性状不同可分为液体、固体和半固体三种培养基。液体培养基中加入 1.5%~2.0% 的琼脂粉，即凝固成固体培养基；加入的琼脂粉含量在 0.3%~0.5% 时，则为半固体培养基。液体培养基可用于增菌培养，固体培养基常用于细菌的分离和纯化，半固体培养基则用于观察细菌的动力和短期保存细菌。

2. 细菌在培养基中的生长现象

（1）在液体培养基中生长现象：大多数细菌在液体培养基中呈浑浊生长，少数细菌呈沉淀生长，专性需氧菌常呈表面生长，形成菌膜（图 2-2）。

（2）在固体培养基中生长现象：将细菌划线接种在固体培养基的表面，因划线的分散作用，使许多原混杂的细菌在固体培养基表面分散开。经过培养后，单个细菌分裂繁殖形成一堆肉眼可见的细菌集团，称为菌落（colony）（图 2-3）。各种细菌在固体培养基

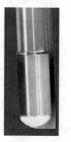 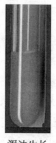 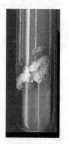

沉淀生长　　浑浊生长　　表面生长

图 2-2 细菌液体培养基中的生长现象

上形成的菌落，在大小、形状、颜色、气味、透明度、表面光滑度、湿度、边缘，以及在血琼脂培养基上的溶血情况等特征均有不同，借此有助于细菌的初步鉴别。

（3）在半固体培养基中生长现象：在半固体培养基中细菌出现两种生长现象，即：有鞭毛的细菌可向穿刺线外扩散性生长呈均匀混浊状；无鞭毛的细菌只能沿穿刺线呈线状生长，周围培养基透明澄清（图2-4）。因此，半固体培养基常用于检查细菌有无鞭毛。

3. 人工培养细菌在医学上的意义

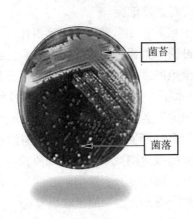

图2-3 细菌在固体培养基上的
生长现象

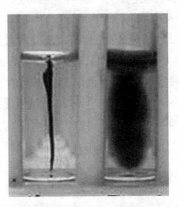

无鞭毛细菌　　　鞭毛细菌

图2-4 细菌在半固体培养基
中的生长现象

（1）在临床医学中的应用：细菌感染性疾病的病原学诊断有赖于从患者病灶部位分离培养出致病菌；治疗上也需要通过对所分离的致病菌培养，进行抗生素敏感试验，为选择用药提供依据。

（2）在基础医学中的应用：研究各种致病菌、机会致病菌的生物学特性、致病性等也有赖于对所研究的细菌进行培养。

（3）在预防医学中的应用：通过细菌培养，可以制备菌苗、类毒素，或进一步制备抗毒素，用于传染病的预防、紧急预防或治疗。

（4）在基因工程中的应用：随着分子生物学的发展，细菌已成为基因工程中常用的工程菌。由于细菌繁殖快、易培养，常被用作基因工程的表达系统，如将目的基因通过一定的载体重组到大肠埃希菌染色体，就可以从大肠埃希菌培养液中分离获得大量的基因产物。目前，利用基因工程技术已成功地表达了胰岛素、干扰素、乙型肝炎疫苗等。

第三节 细菌的代谢与代谢产物

细菌的新陈代谢指细菌细胞内物质代谢和能量代谢，而每一种代谢都包括分解代谢和合成代谢两大类，其显著特点是代谢旺盛和代谢类型的多样化。

细菌的代谢过程以胞外酶水解外环境中的大分子营养物质开始，产生亚单位分子（单糖、短肽、脂肪酸），经主动或被动转运机制进入细胞内。这些亚单位分子在一系列酶的作用下，经过一种或多种途径转变为共同通用的中间产物丙酮酸；再从丙酮酸进一步分解产生能量或合成新的碳水化合物、氨基酸、脂类和核酸。在上述过程中，底物的分解和能量释放的过程称为分解代谢，所产生的能量用于细胞组分的合成称为合成代谢，将两者联系在一起的代谢过程称为中间代谢。伴随代谢过程细菌产生许多在医学上有重要意义的代谢产物。

一、分解代谢产物与细菌的生化反应

不同细菌所具有的酶不完全相同，对营养物质的分解能力亦不一致，因而代谢产物有别。利用生物化学反应来鉴别细菌称为细菌的生化反应试验。常见的生化反应如下。

1. 糖发酵试验 不同的细菌分解糖类的能力和代谢产物不同。如大肠埃希菌能发酵葡萄糖和乳糖；而伤寒沙门菌可发酵葡萄糖，但不能发酵乳糖。即使两种细菌均可发酵同一糖类，其结果也不尽相同。如大肠埃希菌因有甲酸脱氢酶，能将葡萄糖发酵生成的甲酸进一步分解成 CO_2 和 H_2，故产酸并产气；而伤寒沙门菌缺乏该酶，发酵葡萄糖仅产酸不产气。

2. VP（Voges-Proskauer）试验 丙酮酸是细菌糖酵解过程中的重要中间代谢产物，某些细菌可产生丙酮酸脱羧酶使丙酮酸脱羧，生成中性的乙酰甲基甲醇；乙酰甲基甲醇在碱性溶液中被氧化，生成二乙酰；二乙酰再与培养基中含胍基化合物反应，生成红色化合物，此即 VP 试验阳性。大肠埃希菌和产气肠杆菌均能发酵葡萄糖产酸产气，但通过 VP 试验可将两者区分开。产气肠杆菌因能产生丙酮酸脱羧酶，生成红色化合物，表现为 VP 试验阳性；而大肠埃希菌缺乏该酶，不能生成红色化合物，为 VP 试验阴性。

3. 甲基红（methyl red）试验 细菌分解葡萄糖产生的酸性丙酮酸进一步转变为中性的乙酰甲基甲醇，则因酸类的减少，培养液 pH > 5.4，以甲基红为指示剂时呈橘黄色（甲基红试验阴性）；但如果丙酮酸不能转变成乙酰甲基甲醇，则溶液的 pH < 4.5，甲基红指示剂呈红色（甲基红试验阳性）。此为甲基红试验。大肠埃希菌甲基红试验阳性，而产气肠杆菌则表现为阴性。

4. 枸橼酸盐利用（citrate utilization）试验 在枸橼酸盐培养基中枸橼酸盐为唯一碳源，磷酸二氢铵为唯一氮源。某些细菌（如产气肠杆菌）能利用枸橼酸盐作为碳源、利用磷酸二氢铵作为氮源，分解枸橼酸盐生成碳酸盐，并分解培养基中的铵盐生成氨，使培养基的 pH 由酸性变为碱性，从而使培养基中的溴麝香草酚蓝指示剂由淡绿转变为深蓝色，此为枸橼酸盐利用试验阳性。由于大肠埃希菌不能利用枸橼酸盐作为唯一碳源，故在该培养基上不能生长，表现为枸橼酸盐利用试验阴性。

5. 吲哚（indol）试验 某些细菌（如大肠埃希菌和变形杆菌等）能分解色氨酸生成吲哚，与加入的吲哚试剂（对二甲基氨基苯甲醛）反应，则两者结合在吲哚试剂与培养液面间形成红色的玫瑰吲哚，此为吲哚试验阳性。

6. 硫化氢试验 某些细菌（如乙型副伤寒沙门菌和变形杆菌等）能分解培养基中含硫氨基酸（胱氨酸、半胱氨酸、甲硫氨酸）生成硫化氢，后者与培养基中铅离子或二价铁离子生成黑色的硫化铅或硫化亚铁，此为硫化氢试验阳性。

7. 脲酶（又称尿素酶）试验 某些细菌（如变形杆菌）能产生脲酶，分解培养基中的尿素生成氨，使培养基碱性增加，再以酚红作指示剂时，培养基的颜色变成红色，此为脲酶试验阳性。

细菌的生化反应对于细菌的鉴别，尤其对形态、革兰染色反应和培养特性相同或相似

细菌的鉴别更为重要。VP、甲基红、吲哚、枸橼酸盐利用试验是鉴别肠道杆菌的重要手段，常联合应用，被称为 I（吲哚）、M（甲基红）、Vi（VP）、C（枸橼酸盐利用）试验，即 IMViC 试验。例如，大肠埃希菌 4 种试验的结果为"++--"，产气肠杆菌则为"--++"。

二、合成代谢产物及其与医学的意义

细菌利用分解代谢中的产物和能量不断合成菌体成分，如细胞壁、细胞膜及多糖、脂类、蛋白质、核酸等物质，同时还合成一些在医学上具有重要意义的代谢产物。

1. 致热原（pyrogen）　是细菌合成的注入人体或动物体内能引起发热反应的物质，又称热原质。主要由革兰阴性菌产生，为其细胞壁的脂多糖。致热原十分耐高温，高压蒸汽灭菌（121.3℃、20 min）亦不能使其灭活，250℃高温干烤方能破坏之。采用活性炭吸附剂和特殊石棉滤板可除去液体中大部分致热原，而蒸馏法效果最好。因此，在制备和使用注射药品过程中应严格遵守无菌操作，防止细菌致热原污染。

2. 毒素　细菌产生的毒素有内毒素和外毒素两类，其在细菌致病作用中甚为重要。内毒素（endotoxin）为革兰阴性菌细胞壁的脂多糖，在菌体死亡裂解后释放出来，耐高温，可引起机体发热（即致热原）、微循环障碍、休克等症状。外毒素（exotoxin）是由多数革兰阳性菌和少数革兰阴性菌在生长繁殖过程中释放至菌体外的蛋白质，不耐热，免疫原性强，对机体组织器官有选择性的致病作用。外毒素经甲醛处理后可制备成类毒素。

3. 侵袭性酶　某些细菌可产生具有侵袭性的酶，能损伤机体组织，促进细菌的侵袭和扩散，如 A 族链球菌的链激酶、透明质酸酶，产气荚膜梭菌的卵磷脂酶。一些细菌产生无毒性的酶，其可协助病原菌抗吞噬，有利于病原菌在体内扩散，如金黄色葡萄球菌的血浆凝固酶。

4. 色素　某些细菌产生不同颜色的色素，有助于细菌的鉴别。细菌的色素可分为两种：水溶性色素和脂溶性色素。前者如铜绿假单胞菌产生的色素，其弥散到培养基或周围组织中，使培养基或感染的脓汁呈绿色。后者如葡萄球菌产生的色素，只存在于菌体，未扩散至含水的培养基中，故培养基无颜色变化，而菌落呈现不同颜色。

5. 细菌素（bactericin）　是某些菌株产生的可对近缘菌产生杀伤作用的蛋白质。由于细菌素对靶菌株具有较高的特异性，因此细菌素可用于对某些细菌的分型鉴定。

6. 抗生素（antibiotic）　是某些微生物代谢过程中产生的一类能抑制或杀死某些其他微生物或肿瘤细胞的物质。抗生素大多由放线菌和真菌产生，由细菌产生的较少，仅有多黏菌素、杆菌肽等。

7. 维生素（vitamin）　细菌在繁殖时可合成某些维生素，除供自身需要外，还可分泌至菌体外。如大肠埃希菌合成的 B 族维生素和维生素 K，对人体有益；若大肠埃希菌因滥用药物而被杀灭，则可引起人体维生素 B 或维生素 K 缺乏症。

小　结

细菌以二分裂方式进行繁殖，繁殖速度快。细菌的生长繁殖需要充足的营养物质、适宜的酸碱度、合适的温度和必要的气体等条件。根据细菌在液体培养基中生长时，细菌数量随时间变化而绘制的生长曲线，可分为迟缓期、对数期、稳定期和衰亡期 4 期，细菌在对数期呈现最典型的生物学特性。根据细菌的生长繁殖条件，可用人工方法配制培养基以供细菌生长繁殖。根据培养基的性质和用途，可分为基础培养基、增菌培养基、选择培养基、鉴别培养基和厌氧培养基。细菌在液体培养基中可呈现混浊、沉淀和表面生长三种现象，在固体培养基表面可形成菌落。细菌的生化反应可用于鉴别细菌，常见的生化反应试验有糖发酵试验、VP 试验、甲基红试验、枸橼酸盐利用试验、吲哚试验等。细菌的合成代谢产物较多，其中在医学上有重要意义的代谢产物有致热原、毒素、侵袭性酶、色素、抗生素、细菌素和维生素等。

复习思考题

一、名词解释
1. 异养菌（heterotrophic bacteria）
2. 菌落（colony）
3. 致热原（pyrogen）
4. 细菌生长曲线（bacterial growth curve）

二、问答题
1. 为什么专性厌氧菌不能在有氧的环境下生长？
2. 请简述人工培养细菌的医学意义。
3. 试述 IMViC 试验各符号所指的意义及大肠埃希菌和产气肠杆菌 IMViC 试验结果。
4. 请描述细菌具有重要医学意义的合成代谢产物及其作用。

（李文姝）

数字课程学习

微视频　教学 PPT　自测题　拓展阅读

第三章
消毒与灭菌

микроорганизмы在自然界广泛分布，土壤、空气、水及人类和动物的体表和与外界相通的腔道中都存在多种微生物。它们可通过不同途径与媒介侵入机体，导致人类或动物疾病的发生。因此采用消毒灭菌方法对防止感染和控制传染病的播散与流行具有重要意义。以下术语常用来表示物理或化学方法对微生物的杀灭程度。

消毒（disinfection）：杀死物体上一般病原微生物的方法，并不一定杀死含芽胞的细菌或非病原微生物。用于消毒的药品称为消毒剂（disinfectant）。

灭菌（sterilization）：杀死物体上所有微生物的方法，包括杀死细菌芽胞在内的所有病原微生物和非病原微生物。灭菌要求更高，可以代替消毒，灭菌之后达到无菌状态。

抑菌（bacteriostasis）：抑制体内或体外细菌生长繁殖的方法，一些抗生素常用作抑菌剂，可在体内抑制细菌的繁殖，或在体外用于抑菌试验以检测细菌对抗生素的敏感性。

防腐（antisepsis）：防止或抑制体外细菌生长繁殖的方法，细菌一般不死亡。同一种化学药品在高浓度时可为消毒剂，低浓度时则为防腐剂。

无菌（asepsis）：不含任何活的微生物的状态。防止细菌等微生物进入人体或其他物品的操作技术称为无菌操作。实施外科手术或微生物实验时必须严格进行无菌操作，以防微生物的侵入或污染。

第一节 物理消毒灭菌法

用于消毒灭菌的物理因素有热力灭菌、辐射杀菌和滤过除菌等。

一、热力灭菌法

高温使微生物的蛋白质和酶发生变性或凝固，使微生物的新陈代谢受到阻碍而死亡，对细菌具有明显的致死作用，最常用于消毒和灭菌。多数无芽胞菌在 $55 \sim 60\,℃$ 作用 $30 \sim 60\ min$ 死亡；湿热 $80\,℃$ 经 $5 \sim 10\ min$ 死亡；$100\,℃$ 则迅速死亡。而芽胞则对高热有很强的抵抗力。如炭疽芽胞杆菌的芽胞，$100\,℃$、$5 \sim 10\ min$ 不被杀灭；破伤风芽胞梭菌和肉毒梭菌的芽胞抵抗力更强。

热力消毒灭菌分干热法和湿热法两种方式。

（一）干热灭菌法

干热的杀菌作用是通过脱水干燥和大分子变性，一般细菌繁殖体在干燥状态下，80～100℃经1 h可被杀死；芽胞则需160～170℃经2 h才死亡。

1. 焚烧 直接点燃或在焚烧炉内焚烧，是一种彻底的灭菌方法，但由于对物品的破坏性大，仅适用于废弃物品和动物尸体。

2. 烧灼 直接用火焰灭菌，适用于微生物学实验室的接种环和试管口等灭菌。

3. 干烤 利用干烤箱灭菌，一般加热至171℃经1 h或160℃经2 h或121℃经12 h。适用于高温下不变质、不损坏、不蒸发的物品，如玻璃器皿、瓷器、玻璃质注射器等物品的灭菌。

（二）湿热消毒灭菌法

湿热消毒灭菌法最常用，种类较多。

1. 煮沸消毒法 是在101.325 kPa（1个大气压）下，沸水的温度为100℃，一般细菌繁殖体5 min后被杀死。杀灭细菌芽胞需煮沸1～2 h。常用于食具、刀剪和注射器的消毒。若在水中加入2%碳酸钠，既可提高沸点达105℃，促进芽胞的杀灭，又可防止金属器皿生锈。

2. 流动蒸汽消毒法 是利用一个大气压下，100℃的水蒸气进行消毒，又称常压蒸汽消毒法。细菌的繁殖体经15～30 min即被杀灭，但芽胞不被杀死。该法常用的器具是Arnold消毒器。我国的蒸笼具有相同的原理。

3. 间歇蒸汽灭菌法 是将需灭菌的物品置于Arnold消毒器中，经15～30 min，每日1次，连续3日。当第一次加热时细菌的繁殖体被杀死，但芽胞尚存在。加热后置室温过夜，使芽胞出芽发育成繁殖体，次日再加热以杀死新发育的繁殖体。如此3次后，可达到灭菌效果。此法适用于不耐高温的含糖或牛奶培养基。若将温度降至75～80℃，每次加热时间为30～60 min，次数增加至3次以上，也可达到杀死芽胞的灭菌效果。

4. 巴氏消毒法（pasteurization） 此法由巴斯德创建，主要用于酒类和牛奶的消毒，是用较低温度杀死液体中的病原菌或特定微生物，并保持物品中不耐热物质免遭破坏的一种消毒方法。方法有两种：一种是加热至61.1～62.8℃ 30 min，另一种是加热至71.7℃ 15～30 s，目前广泛采用后一种方法。

5. 高压蒸汽灭菌法 是一种最有效的灭菌方法。灭菌的温度取决于蒸汽的压力。在一个大气压下，蒸汽的温度为100℃。如果蒸汽被限制在密闭的容器里，温度随着压力的升高也相应升高。在103.4 kPa（1.05 kg/cm^2）蒸汽压力下，温度可达121.3℃，维持15～20 min，可杀死包括细菌芽胞在内的所有微生物。高压蒸汽灭菌器（autoclave）就是根据此原理制成的，常用于培养基、生理盐水、手术敷料等耐高温、耐湿物品的灭菌。

湿热消毒灭菌法和干热灭菌法各有特点，但在同一温度下，前者的效力比后者大。这是因为：①湿热时细菌细胞吸收水分，蛋白质较易凝固。②湿热穿透力比干热大。③湿热的蒸汽存在潜热。每克水100℃时，由气态变为液态时可释放539kal热量，这种潜热能迅速提高被灭菌物品的温度。

二、辐射杀菌法

（一）紫外线

波长240～300 nm的紫外线（ultraviolet ray，UV）具有杀菌作用，其中以265～

266 nm 最强，这与 DNA 的吸收光谱范围相一致。紫外线损伤 DNA 构型，使一条 DNA 链上相邻的 2 个胸腺嘧啶共价结合而形成二聚体，干扰 DNA 的复制与转录，导致细菌死亡或变异。由于紫外线释放的能量低，故对物品照射时穿透力弱，可被普通玻璃、厚纸片、水蒸气等阻挡，故通常用于手术室、烧伤病房、传染病房、无菌室的空气消毒，亦可用于对不耐热物品的表面消毒。杀菌波长的紫外线对皮肤和眼睛均有损伤，使用时应注意防护。

（二）电离辐射

电离辐射包括高速电子、X 射线和 γ 射线等，在足够剂量时，对各种细菌均有致死作用。其杀伤机制在于产生自由基，破坏细菌的 DNA。电离辐射常用于大量一次性医用塑料制品的消毒，也可用于食品的消毒，不会破坏其营养成分。

（三）微波

微波（microwave）是波长 1 ~ 1 000 mm 的电磁波，主要是通过热效应灭菌，但被辐射的物体受热常不均匀，灭菌效果也不可靠。可用于食品、非金属器械、检验室用品、无菌室和病室中食具、药杯及其他物品的消毒。

三、滤过除菌法

滤过除菌法（filtration）是用物理阻留的方法将液体或空气中的细菌除去，以达到无菌的目的。所用的器具是除菌滤器（filter）。除菌滤器含有微细小孔，只允许液体或气体通过，大于孔径的细菌等颗粒不能通过。除菌滤器主要用于一些不耐高温的血清、毒素、抗生素、药液及空气等物质的除菌，但不能除去病毒、支原体和 L 型细菌等。除菌滤器虽然种类多，但目前实验室常用的是薄膜滤菌器、素陶瓷滤菌器、石棉滤菌器（亦称 Steiz 滤菌器）和玻璃滤菌器等。

四、干燥与低温抑菌法

有些细菌的繁殖体在空气中干燥时会很快死亡，如脑膜炎奈瑟菌、淋病奈瑟球菌、霍乱弧菌、苍白密螺旋体等。但有些细菌的抗干燥能力较强，如溶血性链球菌在尘埃中可存活 25 天，结核分枝杆菌在干痰中数月不死。芽胞的抵抗力则更强，如炭疽芽胞杆菌的芽胞可耐干燥 20 余年。干燥法常用于保存食物，浓盐或糖渍食品可使细菌体内水分逸出，造成生理性干燥，使细菌的生命活动停止，从而防止食物变质。

低温可使细菌的新陈代谢减慢，故常用作保存细菌菌种。当温度回升至适宜温度时，又能恢复生长繁殖。为避免解冻对细菌的损伤，可在低温状态下真空抽去水分，此法称为冻干法（lyophilization）。该法是目前保存菌种的最好方法，可保存微生物数年至数十年。

第二节 化学消毒灭菌法

许多化学药品能影响细菌的化学组成、物理结构和生理活动，从而发挥防腐、消毒甚至灭菌的作用。消毒防腐剂一般对人体组织有害，只能外用或用于环境的消毒。

一、化学消毒剂的作用原理

1. 使菌体蛋白质变性或凝固　如高浓度的酚类、醇类、重金属盐类、酸碱类和醛类。

2. 干扰细菌的酶系统和代谢 如某些氧化剂、低浓度的重金属盐类与细菌的巯基结合，使有关酶失去活性。

3. 损伤细菌细胞膜 降低细菌细胞的表面张力，并增加其通透性，使胞外液体渗入细菌细胞内，从而使细菌破裂，如低浓度酚类、表面活性剂、脂溶剂等。

二、常用的化学消毒剂

常用的化学消毒剂种类、作用机制和用途见表 3-1。

表 3-1 常用消毒剂的种类、作用机制与用途

类别	名称	作用机制	用途
酚类	3%～5% 苯酚	损伤细胞膜，灭活酶类	地面、器具表面消毒，皮肤消毒
	2% 甲酚		
	0.01%～0.05% 氯己定		术前洗手、阴道冲洗
醇类	70%～75% 乙醇	蛋白质变性与凝固	皮肤、体温计消毒
氧化剂	0.1% 高锰酸钾	氧化作用，与酶蛋白中巯基结合，使巯基氧化，导致酶变性失活	皮肤、尿道、蔬菜和水果的消毒
	3% 过氧化氢		创口、皮肤黏膜消毒
	0.2%～0.3% 过氧乙酸		塑料、玻璃器皿消毒
	2.5% 碘酊		皮肤消毒
	200～500 mg/L 氯		饮水及游泳池消毒
	10%～20% 含氯石灰		地面、厕所及排泄物消毒
重金属盐	0.05%～0.1% 氯化汞	氧化作用，蛋白质变性沉淀，灭活酶类	非金属器皿消毒
	2% 汞溴红		皮肤、黏膜及小创口消毒
	0.1% 硫柳汞		皮肤、手术部位消毒
	1% 硝酸银		新生儿滴眼、预防淋病奈瑟球菌感染
	1%～5% 蛋白银		
表面活性剂	0.05%～0.1% 苯扎溴铵	损伤细胞膜，灭活氧化酶等酶活性，蛋白质变性沉淀	手术前洗手，皮肤黏膜消毒，浸泡手术器械
	0.05%～0.1% 度米芬		皮肤创伤冲洗，金属器械、塑料、橡胶类消毒
烷化剂	10% 甲醛	蛋白质、核酸烷基化	物体表面消毒、空气消毒
	50% 环氧乙烷		手术器械、敷料等消毒
	2% 戊二醛		精密仪器、内镜等消毒
染料	2%～4% 甲紫	抑制细菌繁殖，干扰氧化过程	浅表创伤消毒
酸碱类	5～10 mL/m³ 乙酸（加等量水蒸发）	破坏细胞壁和细胞膜，蛋白质凝固	空气消毒
	生石灰		地面、排泄物消毒

三、影响消毒剂作用的因素

（一）消毒剂的性质、浓度与作用时间

各种消毒剂的理化性质不同，对微生物作用的强弱有差异。如表面活性剂对革兰阳性

菌的杀灭效果比对革兰阴性菌好，甲紫对葡萄球菌作用较强。一般是消毒剂的浓度与消毒效果成正比，但乙醇例外，70%～75%乙醇消毒效果优于95%乙醇。消毒剂的作用时间与浓度有一定关系，一般浓度越高需消毒时间越短。

（二）细菌的种类与数量

各种细菌的化学组成和结构不同，同种细菌因培养环境和培养时间不一，使其对消毒剂的吸附、溶解、渗透的过程不同，消毒效果也不相同。如结核分枝杆菌要比其他细菌繁殖体抵抗力强；70%乙醇可杀死一般细菌繁殖体，但不能杀死细菌的芽胞；幼龄菌对消毒剂比老龄菌敏感。微生物数量越大，消毒灭菌的时间也越长。

（三）环境因素的影响

消毒剂的作用效果受环境中的温度、pH及有机物的存在等因素影响。温度越高，杀菌速度越快，效果越好。如金黄色葡萄球菌在酚类消毒剂中，20℃的杀菌时间是10℃时的1/5。不同的消毒剂在杀菌时发挥作用所需的pH也是不一样的，需要有合适的pH才能高效的发挥作用，如表面活性剂在碱性溶液中，酚类在酸性环境中，都使细菌对消毒剂的作用更敏感。环境中有机物如血清、痰液、脓汁等与细菌混在一起，对细菌有保护作用，从而影响杀菌效果。因此，须先洗净再消毒。对痰、呕吐物、粪便的消毒，宜选择受有机物影响小的含氯石灰、生石灰及酚类消毒剂为宜，亦可使用高浓度的消毒剂或延长消毒时间。

小 结

用以衡量理化方法对微生物杀灭程度的常用术语有：消毒、灭菌、抑菌、防腐和无菌等。消毒指杀死物体上无芽胞菌或有芽胞细菌繁殖体的方法。灭菌是杀死物体上所有微生物的方法。抑菌指抑制体内或体外细菌生长繁殖的方法。防腐指防止或抑制体外细菌生长繁殖的方法。无菌指不含活菌的意思。防止细菌等微生物进入人体或其他物品的操作技术称无菌操作。物理消毒灭菌法包括热力灭菌法、辐射消毒灭菌法和滤过除菌法等。热力灭菌分干热法和湿热法两种方式。焚烧、烧灼、干烤等属干热法。湿热法有煮沸消毒、巴氏消毒、高压蒸汽灭菌等方法。其中，高压蒸汽灭菌法为最有效的灭菌方法。紫外线消毒属辐射消毒灭菌法，常用于手术室、传染病房、无菌室等的空气消毒，也可用于对不耐热物品的表面消毒。滤过除菌法是用除菌滤器除菌的方法，但不能除去病毒、支原体和L型细菌。化学消毒灭菌法主要使用化学消毒剂如乙醇、高锰酸钾、汞溴红、甲醛、含氯石灰等进行消毒灭菌。

消毒灭菌方法的应用总结：废弃物品、动物尸体——焚烧；试管口、接种环——烧灼；牛奶、酒——巴氏消毒法；杀灭芽胞最理想的方法——高压蒸汽灭菌法；不耐热的物体表面，手术室、培养室的空气——紫外线；一次性医用塑料制品，食品、药品、生物制品——电离辐射；去除血清、抗生素、细菌毒素等液体中的细菌——滤过除菌；保存食物——干燥抑菌法；保存菌种——低温抑菌法（冻干法）；玻璃器皿、手术器械、金属、瓷器等——干烤、煮沸、流动蒸汽灭菌、间歇蒸汽灭菌、高压蒸汽灭菌；裂解细胞、洗涤——超声波。

复习思考题

一、名词解释

1. 消毒
2. 灭菌
3. 无菌
4. 防腐
5. 抑菌

二、问答题

1. 常用的热力灭菌法有哪几种？
2. 试述干热与湿热灭菌法的优缺点。
3. 试述紫外线杀菌的原理及用途。
4. 根据杀菌机制，化学消毒剂可分为哪几类？请举例说明。
5. 试述常用化学消毒剂的种类、作用机制与用途。
6. 影响化学消毒剂作用的因素有哪些？

（孙晓雷）

数字课程学习

⏯ 微视频　⬆ 教学 PPT　✐ 自测题　◆ 拓展阅读

第四章
细菌的遗传与变异

　　细菌具有遗传（heredity）和变异（variation）的生命特征。遗传是指亲代的生物学性状相对稳定地传给子代，使物种得以延续。遗传使细菌的形态结构、生长代谢、致病性、耐药性、抗原性等性状都能稳定地传递下来。变异是指在一定条件下，子代与亲代之间、子代与子代之间的某些生物学性状出现差异。变异可使细菌产生新变种，新变种的新性状由遗传得以巩固，并使物种有所发展与进化。

　　细菌的变异分为遗传变异（genetic variation）和表型变异（phenotypic variation）。遗传变异是指细菌的基因结构发生了改变，故又称为基因型变异，基因型变异常见的形式有基因突变、基因转移与重组等；表型变异是细菌在一定的环境条件影响下产生的变异，其基因结构未改变，又称为非遗传变异。基因型变异常发生于个别细菌，为不可逆性变异，产生的新性状能稳定地遗传给子代。表型变异容易受到环境因素的影响，在相同的环境因素作用下，所有细菌都会出现相应的变异，而当环境中的影响因素去除后，变异的性状又可复原，不能遗传给子代。

第一节　细菌的变异现象

一、形态结构的变异

　　细菌除了在不同的生长时期，大小、形态和结构可不同外，生长过程中在外界环境条件的作用下，大小、形态和结构也可发生改变。如某些细菌在青霉素、溶菌酶等物质作用下，细胞壁合成障碍，成为细胞壁缺陷型细菌，该种细菌被命名为 L 型细菌，或称细菌 L 型（bacterial L form）。而这种变异被称为细菌 L 型变异。由于缺乏细胞壁，L 型细菌的形态呈球形、长丝状或多形态性。细菌的一些特殊结构如荚膜、芽胞、鞭毛等也可发生变异。如将有鞭毛的细菌点种在含 0.1% 苯酚的培养基上，细菌则会失去鞭毛，只能在点种处形成单个菌落，称为 O 菌落。通常将失去鞭毛的变异称为 H-O 变异，此变异为可逆性变异。

二、毒力变异

　　毒力（virulence）即细菌致病性强弱的程度，毒力变异包括毒力的增强和减弱。如寄居在咽喉部的白喉棒状杆菌通常无毒力，不致病。当它感染了β棒状杆菌噬菌体后，变成溶原性细菌，则获得产生白喉毒素的能力，毒力增强。某些有毒菌株长期在人工培养基上传代培养，可使细菌的毒力减弱或消失。如 Calmette 和 Guérin 将有毒力的牛分枝杆菌在含有胆汁、甘油、马铃薯的培养基上培养，经过 13 年，连续 230 次传代后，使其成为毒力减弱但仍保持免疫原性的变异株，即能预防结核分枝杆菌感染的卡介苗（bacillus Calmette-Guérin vaccine，BCG vaccine）。

三、耐药性变异

细菌对某种抗菌药物由敏感变为耐药，称为耐药性变异（drug-resistant variation）。自抗生素广泛应用以来，细菌对抗生素的耐药不断增加。金黄色葡萄球菌耐青霉素的菌株已从 1946 年的 14% 上升至目前的 99.99%。有些细菌还表现为同时耐受多种抗菌药物，即多重耐药性（multi-drug resistance，MDR）。甚至某些细菌变异后还产生对药物的依赖性，如痢疾志贺菌从链霉素敏感株变异为链霉素依赖株，离开链霉素则不能生长。细菌的耐药性变异给临床治疗带来很大的困难，并成为当今医学上的重要问题。

四、菌落变异

细菌菌落主要有光滑型（smooth，S）和粗糙型（rough，R）两种。S 型菌落表面光滑，湿润，边缘整齐；R 型菌落表面粗糙，干燥，边缘不整齐。细菌经人工培养多次传代后，菌落可从光滑型变为粗糙型，称为 S–R 变异。S–R 变异时不仅菌落的特征发生了改变，而且细菌的理化性状、抗原性、代谢酶活性及毒力等也发生了改变。

通常 S 型菌的致病性比 R 型菌强。但少数 R 型菌的致病性也较强，如结核分枝杆菌、炭疽芽胞杆菌和鼠疫耶尔森菌等。

第二节　细菌遗传与变异的物质基础

细菌的遗传物质是染色体和染色体以外 DNA 所携带基因的总和，包括染色体 DNA，质粒 DNA，转座元件和整合在染色体中的噬菌体基因组等。

一、细菌染色体

细菌染色体（bacterial chromosome）为一条环状双螺旋 DNA 长链，反复回旋形成松散的网状结构，附着在横隔间体上或细胞膜上，没有核仁和核膜，缺乏组蛋白。细菌染色体相对较小，如大肠埃希菌染色体仅含有 3 500 个基因，结构基因中没有内含子，DNA 的复制过程和高等生物的复制很相似。在大肠埃希菌已证明，细菌染色体的复制从起始点开始，同时朝两个方向分别以两股 DNA 为模板进行半保留复制，复制到 $180°$ 时汇合，完成复制全过程约需 20 min。

二、细菌质粒

质粒（plasmid）是细菌染色体以外的遗传物质，为环状闭合或线性的超螺旋双链 DNA（ds DNA），位于细菌胞质内。质粒基因可编码很多重要的生物学性状。

（一）常见的质粒类型

1. F 质粒（fertility plasmid） 或称致育质粒，编码性菌毛。带有 F 质粒的细菌为雄性菌，能长出性菌毛；无 F 质粒的细菌为雌性菌，无性菌毛。

2. 耐药性质粒（resistance plasmid） 编码细菌对抗菌药物或重金属盐类的耐药物质。耐药性质粒分为两类，其中可以通过细菌间的接合进行传递的称接合性耐药质粒，又称 R 质粒（R factor）。另一类是不能通过接合传递的非接合性耐药质粒，又称 r 质粒，但它可通过噬菌体传递。

3. 毒力质粒 又称 Vi 质粒（virulence plasmid），编码与致病有关的毒力因子。如致病性大肠埃希菌产生的耐热性肠毒素就是由 ST 质粒编码的；产生的不耐热肠毒素由 LT 质粒编码；使细菌黏附定植在肠黏膜表面的物质是由 K 质粒编码的。某些金黄色葡萄球菌产生表皮剥脱性毒素，引起烫伤样皮肤综合征，就是该菌所携带的毒力质粒决定的。

4. 细菌素质粒 该质粒编码细菌素，如 Col 质粒编码大肠埃希菌的大肠菌素。细菌素对同品系或近缘的细菌具有抑制作用，而对产生细菌素的细菌本身起保护作用。

5. 代谢质粒 编码相关的代谢酶，如沙门菌发酵乳糖的能力通常是由质粒决定的，H_2S、脲酶及枸橼酸盐利用酶也是由若干种质粒编码的。

细菌携带有哪种质粒，则具有相应的功能，但也有某种质粒可同时决定几种功能，如 F 质粒除有致育性功能外，还具有辅助质粒转移的能力。某些耐药性质粒上还带有编码毒力的基因，故带此种质粒的细菌，不仅获得了耐药性，而且致病性也得到了增强。

（二）质粒的基本特征

1. 自我复制 质粒可独立于染色体外自主复制，一个质粒是一个复制子，在细菌内可复制。有的质粒复制数只有 1~2 个，其复制往往与染色体的复制同步，称严紧型质粒（stringent plasmid）；有的质粒复制数较多，可随时复制，与染色体的复制不相关，称松弛型质粒（relaxed plasmid）。

2. 决定细菌的某些性状 质粒所编码的基因产物具有某些特别的性状，如致育性、耐药性、致病性及某些生化特性。

3. 可自行丢失或消除 质粒并不是细菌生命活动所必需的遗传物质，可自行丢失或经紫外线等理化因素处理后消除（curing），随着质粒的丢失，质粒所赋予细菌的性状亦随之消失，但细菌仍可存活。

4. 可转移性 质粒可通过接合、转化或转导等方式在细菌间复制转移，如耐药性质粒的转移。质粒的转移可发生在革兰阳性菌之间或革兰阴性菌之间，也可发生在革兰阳性菌与革兰阴性菌之间，在实验室中甚至能发生在细菌与哺乳动物细胞之间。

5. 质粒的相容性与不相容性 几种不同的质粒同时共存于一个细菌内称相容性，有些质粒则不能相容。

三、转座元件

转座元件（transposable element）是指能在基因组上不断改变位置的一段 DNA 序列，转座作用可以发生在同一染色体上，也可以发生在染色体间或者质粒之间，甚至在染色体和质粒间。转座元件本身携带一定的基因序列，通过转位改变遗传物质的核苷酸序列，或影响插入点附近基因的表达，但是否能引起细菌的变异要根据转座元件作用后的整体状况而定。转座元件按结构和功能分为：插入序列（insertion sequence，IS）、转座子（transposon，Tn）和整合子（integron，In）等。转座子可携带耐药性、毒力等结构基因（表4-1）。例如，当携带耐药性结构基因的 Tn 插入某一基因时，一方面可引起插入处基因失活而致基因突变，另一方面可使细菌获得耐药性。转座子可能与细菌的多重耐药性有关。

表4-1 携带耐药或毒素基因的转座子

转座子	携带耐药或毒素基因
Tn1 Tn2 Tn3	AP（氨苄西林）
Tn4	AP、SM（链霉素）、Su（磺胺）
Tn5	Km（卡那霉素）
Tn6	Km（卡那霉素）
Tn7	TMP（甲氧苄啶）、SM（链霉素）
Tn9	Cm（氯霉素）
Tn10	Tc（四环素）
Tn551	Em（红霉素）
Tn971	Em（红霉素）
Tn681	大肠埃希菌（肠毒素基因）

第三节 噬 菌 体

噬菌体（bacteriophage，phage）是感染细菌、真菌、放线菌或螺旋体等微生物的病毒，具有病毒的基本特性。噬菌体体积微小，无细胞结构，仅含一种核酸 DNA 或 RNA，有严格的活细胞寄生性和宿主范围。

一、生物学性状

噬菌体的体积微小，需用电子显微镜观察。噬菌体有蝌蚪形、微球形和细杆形三种基本形态。多数噬菌体呈蝌蚪形，由头部和尾部组成（图4-1）。头部为六棱柱体的蛋白质外壳，内含一种类型的核酸，DNA 或 RNA，是噬菌体的遗传物质。尾部由尾髓、尾鞘、尾板、尾刺和尾丝等组成，化学成分是蛋白质。尾鞘具有收缩功能，可将头部所含核酸注入宿主细胞内。尾刺和尾丝是噬菌体与宿主细胞受体结合的部位。头部和尾部连接处有尾领、尾须结构，尾领与头部装配有关，某

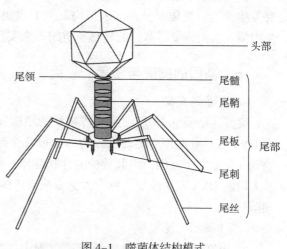

图 4-1 噬菌体结构模式

39

些噬菌体尾部很短或缺失。

二、分型

根据噬菌体与宿主菌的关系分为毒性噬菌体（virulent phage）和温和噬菌体（temperate phage）。

（一）毒性噬菌体

能在敏感细菌中增殖并使之裂解的噬菌体称为毒性噬菌体。毒性噬菌体在宿主菌内以复制方式进行增殖，增殖过程包括吸附、穿入、生物合成、成熟与释放4个阶段。噬菌体通过尾刺或尾丝与细菌表面受体特异性结合吸附，然后借助其尾部末端含有的溶菌酶类物质在细菌细胞壁溶一小孔，再通过尾鞘收缩将头部的核酸注入细菌体内完成穿入。噬菌体核酸进入细菌细胞后，开始生物合成，复制子代噬菌体的核酸并合成结构蛋白。噬菌体的核酸和外壳蛋白质在细菌细胞质中装配成完整的子代噬菌体。当子代噬菌体的增殖达到一定量时，宿主菌裂解，释放大量成熟的子代噬菌体。

（二）温和噬菌体

噬菌体感染细菌后，将其基因整合于宿主菌染色体上，随细菌基因组的复制而复制，并随细菌分裂而分配到子代细菌的基因组中，这种不引起宿主菌裂解的噬菌体称为温和噬菌体或溶原性噬菌体（lysogenicphage）。整合于细菌染色体上的噬菌体基因组称为前噬菌体（prophage）。带有前噬菌体的细菌称为溶原性细菌（lysogenic bacterium）。整合于细菌染色体中的噬菌体基因组可赋予宿主菌新的性状，如带有β棒状杆菌噬菌体基因的白喉棒状杆菌，可产生白喉毒素。整合于细菌染色体中的噬菌体基因偶尔（发生率约为 10^{-5}）可从染色体上脱离，在菌体内增殖，导致宿主菌破裂，子代噬菌体释放。所以毒性噬菌体只有溶菌性周期或称裂解周期，温和噬菌体有溶原性周期和溶菌性周期。

第四节　细菌的变异机制

细菌的表型变异通常是在环境因素作用下发生的，如大肠埃希菌在有乳糖的培养基中，乳糖操纵子通过基因表达的调节来适应营养环境的变化而产生乳糖酶，基因结构并没有发生改变；遗传变异是基因结构发生了改变，细菌基因结构的改变主要通过基因突变、基因损伤后的修复、基因的转移与重组等来实现。

一、基因的突变与修复

（一）基因突变

突变（mutation）是细菌遗传物质的结构发生改变而导致细菌性状的遗传变异。若细菌 DNA 上核苷酸序列的改变仅为一个或几个碱基的置换、插入或丢失，出现的突变只影响到一个或几个基因，引起较少的性状变异，称为小突变或点突变（point mutation）；若涉及大段的 DNA 发生改变，称为大突变或染色体畸变（chromosome aberration），则通常引起细菌死亡。

（二）基因突变规律

1. 突变率低　在细菌生长繁殖过程中，突变可以自然发生，但自然突变率（ 10^{-9} ~

10^{-6}）极低，即细菌每分裂 $10^6 \sim 10^9$ 次可发生一次突变。如用高温、紫外线、X 射线、烷化剂、亚硝酸盐等理化因素去诱导细菌突变，可使诱导突变率提高 $10 \sim 1\,000$ 倍，达到 $10^{-6} \sim 10^{-4}$。

2. 自发性和随机性　细菌突变的发生是自发的、随机的。为证实突变的自发性、随机性，1952 年 Lederberg 等就耐药性突变设计了影印平板培养（replica plating）。先将敏感菌点种在不含抗生素的琼脂平板上，待长出分散的单个菌落后，取一块包有无菌丝绒的压模，在琼脂平板表面轻轻按印，使压模丝绒表面粘有细菌菌落印迹，再将此菌落印迹按印到一个含有抗生素的琼脂平板上，经培养后敏感菌完全被抑制，但可见平板上耐药菌菌落的位置，可在原无抗生素平板上找出与耐药菌落相应的菌落，将此相应菌落移种至含抗生素的肉汤中可见细菌生长。说明耐药性突变在细菌接触药物之前就已发生，并非是细菌在药物环境中逐渐适应而成为耐药菌（图 4-2），药物在此过程中仅起筛选作用。

3. 回复突变　把从自然界获得的原始菌株称为野生型（wild type）菌株，发生突变后的菌株称突变型（mutant type）菌株。细菌由野生型变为突变型是正向突变，有时突变株经过又一次突变可恢复野生株的性状，这一过程称回复突变（reverse mutation）。回复突变菌株的性状与野生株相似，但不一定恢复原来的基因型，再一次突变可以是一个抑制基因突变代偿了第一次突变在性状上的改变。

（三）基因损伤后的修复突变

当细菌 DNA 受到损伤时，细胞会进行有效的细致的修复，修复机制对维持细胞生命极其重要。但损伤修复本身也会出现错误，如对损伤 DNA 片段进行切除修复时可能附带将正常 DNA 序列切掉；在 DNA 损伤之后或在 DNA 复制的休止期，DNA 应急修复的 SOS

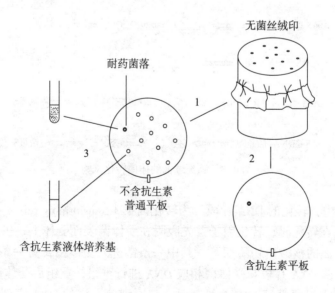

图 4-2　细菌影印平板培养

1. 将点种在不含抗生素的琼脂平板上的单个菌落，按印在包有无菌丝绒的压模上；2. 将菌落印迹按印到一个含有抗生素的琼脂平板上，培养后只见耐药菌菌落；3. 在原无抗生素平板上找出与耐药菌落相应的菌落，移种至含抗生素的液体培养基中，可见细菌生长；非耐药菌落移种含抗生素的液体培养基中，无细菌生长

反应中能产生许多（约 15 个）基因，出现错配碱基，在修复过程中增加的错误碱基对，又导致细胞的突变率增加。

二、基因的转移与重组

供体菌的遗传物质转入受体菌细胞内的过程称为基因转移（gene transfer）。转移的基因与受体菌 DNA 整合在一起称为基因重组（gene recombination）。基因的转移与重组使受体菌获得供体菌的某些特性。转移的遗传物质包括供体菌的染色体 DNA 片段、质粒 DNA 及噬菌体基因等。细菌的基因转移和重组方式有转化、接合、转导和细胞融合等。

（一）转化

转化（transformation）是指受体菌直接从周围环境中摄取供体菌裂解游离的 DNA 片段，从而获得供体菌部分遗传性状的过程。

1928 年 Griffith 用肺炎链球菌进行试验，有荚膜的肺炎链球菌为Ⅲ型，属光滑型菌落（ⅢS 型），ⅢS 型菌有毒力；无荚膜的肺炎链球菌为Ⅱ型，属粗糙型菌落（ⅡR 型），ⅡR 型菌无毒力。分别用ⅡR 型菌和ⅢS 型菌注射给小鼠，前者存活，后者死亡，而且从死鼠心血中分离到ⅢS 型菌。如将ⅢS 型菌杀死后再注射小鼠，则小鼠存活。若将杀死的ⅢS 型菌与活的ⅡR 型菌混合在一起给小鼠注射，则小鼠死亡，并从死鼠心血中分离出活的ⅢS 型菌（图 4-3）。这表明活的ⅡR 型菌从死的ⅢS 型菌中获得了产生ⅢS 型菌荚膜的遗传物质，使活的ⅡR 型菌转化为ⅢS 型菌。

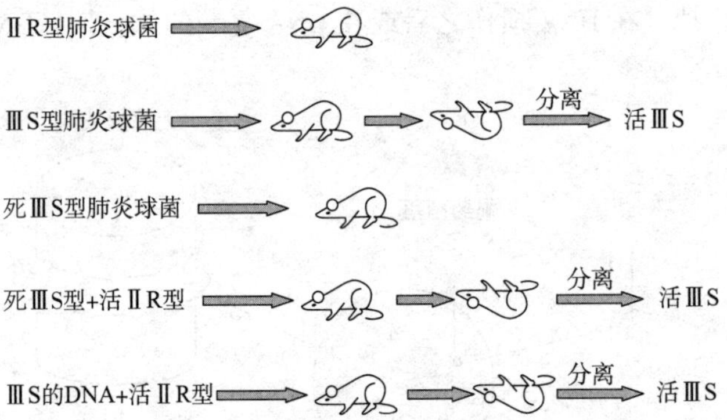

图 4-3　肺炎球菌的体内转化试验

在转化过程中，转化的 DNA 片段称为转化因子（transforming principle），最多不超过 10～20 个基因。在转化时，转化因子首先吸附在受体菌表面受体上，供体菌的双链 DNA 片段被受体菌表面的核酸内切酶切开，其中一条链进入受体菌，另一条链为进入提供能量。进入的供体菌 DNA 片段与受体菌相应 DNA 进行重组，重组后受体菌两链 DNA 序列不完全一样。当重组菌繁殖，DNA 复制时，与原型菌一样的 DNA 序列链仍保持原来的性状，而比原型菌多一段外来供体菌 DNA 序列链的则获得新的性状，称为转化菌突变株（图 4-4）。

（二）接合

接合（conjugation）是指细菌通过性菌毛的相互连接沟通，供体菌将遗传物质（主要

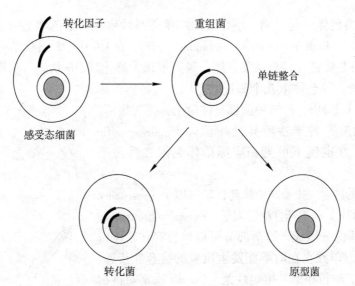

图 4-4 转化过程

一条游离 DNA 提供能量，另一条 DNA 进入处于感受态的受体菌；

单链 DNA 整合；重组菌复制后，产生子代的原型菌和转化菌

是质粒 DNA）转移给受体菌，使受体菌获得供体菌的遗传性状。能通过接合方式转移的质粒称为接合性质粒（conjugative plasmid），主要包括 F 质粒、R 质粒、Col 质粒和毒力质粒等。

1. F 质粒的接合 带有 F 质粒的细菌有性菌毛，相当于雄菌（F^+）；无 F 质粒的无性菌毛，相当于雌菌（F^-）。当 F^+ 菌与 F^- 菌接触时，F^+ 菌性菌毛末端与 F^- 菌表面受体结合，性菌毛逐渐缩短使两菌之间靠近并形成通道，F^+ 菌的质粒 DNA 中的一条链断开并通过性菌毛通道进入 F^- 菌内。两菌细胞内的单股 DNA 链以滚环式进行复制，各自形成完整的 F 质粒。因此供体菌虽然转移 F 质粒但并不失去，而受体菌获得 F 质粒后即长出性菌毛，成为 F^+ 菌（图 4-5）。通过接合转移 F 质粒的频率可达 70%。

F 质粒进入受体菌后，能单独存在和自行复制，但有小部分 F 质粒可插入受体菌的

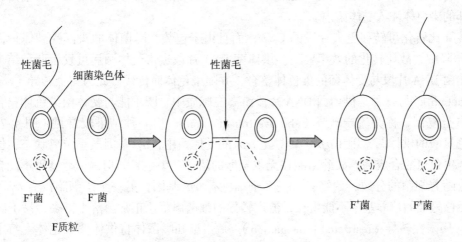

图 4-5 F 质粒接合过程

染色体中，与染色体一起复制。整合后的细菌能高效地转移染色体上的基因，故称此菌为高频重组菌株（high frequency recombinant，Hfr）。在 Hfr 中，F 质粒结合在染色体的末端。Hfr 菌中的 F 质粒有时会从染色体上脱离下来，终止其 Hfr 状态。从染色体上脱离的 F 质粒有时可带有染色体上几个邻近的基因，这种质粒称为 F' 质粒。故 F⁺、Hfr、F' 三种菌都有性菌毛，都为雄菌。在性菌毛表面有一种雄性特异性噬菌体（male specific phage）受体，在电镜下可见相应噬菌体黏附在性菌毛表面。

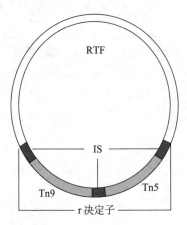

图 4-6　R 质粒结构模式图

2. R 质粒的接合　R 质粒由抗药性转移因子（resistance transfer factor，RTF）和抗药性决定因子（resistance determining factor，r-det）两部分组成，这两部分可以单独存在，也可结合在一起，但单独存在时不能发生质粒的接合性传递。RTF 的功能与 F 质粒相似，编码性菌毛；r-det 决定对抗菌药物的耐药性，可由几个转座子连接相邻排列，如 Tn9 带有氯霉素耐药基因，Tn4 带有氨苄西林、磺胺、链霉素的耐药基因，Tn5 带有卡那霉素的耐药基因。RTF 与 r-det 之间结合与分离是因为两端有 IS，每个 Tn 两端也均有 IS 可自由结合（图 4-6）。

由于 R 质粒可通过接合在不同的种、属细菌间转移，因此有些细菌即使未与药物接触过，但可自耐药的细菌获得 R 质粒而耐药。目前有学者主张，应及时了解医院内细菌的 R 质粒耐药图谱，轮流选用抗生素以达到较好的治疗效果。

（三）转导

转导（transduction）是以噬菌体为载体，将供体菌的一段 DNA 转移到受体菌内，使受体菌获得新的性状。根据转导基因片段的性质分为普遍性转导和局限性转导。

1. 普遍性转导（generalized transduction）　是指噬菌体能将供体菌染色体上任何部位的 DNA 片断转移给受体菌的转导。在子代噬菌体 DNA 与外壳蛋白组装成新的噬菌体时，在 $10^5 \sim 10^7$ 次装配中会发生一次装配错误，误将细菌的 DNA 片段装入噬菌体的头部，成为一个转导噬菌体（transducing phage）。转导噬菌体能以正常方式感染另一宿主菌，并将其头部的染色体注入受体菌内。

转导比转化可转移更大片段的 DNA，而且由于包装在噬菌体的头部受到保护，不被 DNA 酶降解，故比转化的效率要高。供体菌 DNA 片段进入受体菌后可发生两种结果：一是供体菌 DNA 片段与受体菌的染色体整合，并随染色体而传代，此为完全转导（complete transduction）；另一种是供体菌 DNA 片段游离在胞质中，既不能与受体菌染色体整合，也不能自身复制，称为流产转导（abortive transduction），后一种结果较常见（图 4-7）。如编码色氨酸的供体菌基因（*trp*⁺）转导至 *trp*⁻ 的受体菌中，*trp* 基因虽呈游离状态，但可使细菌产生色氨酸合成酶，故此菌能在无色氨酸的培养基中生长。但因 *trp*⁺ 基因不能自身复制，故随着细菌的分裂，始终只有一个子细胞有 *trp*⁺ 基因，另一个子细胞没有 *trp*⁺ 基因，则在无色氨酸的培养基中不能生长，流产转导的细菌菌落比正常菌落小得多，易于识别。

2. 局限性转导（restricted transduction）　是指温和噬菌体将供体菌染色体上特定的基因转导给受体菌，使受体菌获得供体菌的某些遗传性状。如 λ 噬菌体进入大肠埃希菌 K_{12}，

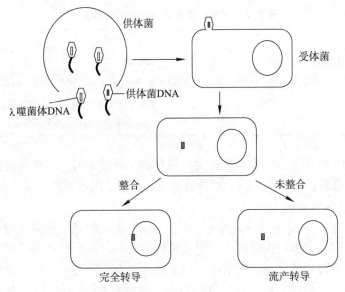

图 4-7 普遍性转导

噬菌体 DNA 整合在大肠埃希菌染色体的特定部位，即在半乳糖基因（*gal*）和生物素基因（*bio*）之间。当噬菌体 DNA 从细菌染色体上分离时，有 10^{-6} 的概率发生偏差分离，即噬菌体将其自身 DNA 上的一段留在细菌染色体上，却带走了细菌 DNA 上两侧的 *gal* 或 *bio* 基因。这样的噬菌体基因转导并整合到受体菌中，使受体菌获得供体菌的某些遗传性状。由于所转导的只限于供体菌 DNA 上个别的特定基因（如 *gal* 或 *bio*），故称局限性转导（图 4-8）。在局限性转导中的噬菌体由于缺少某些自身的基因，因而影响其相应功能，属于缺陷性噬菌体。普遍性转导与局限性转导在许多方面都不同，其差别见表 4-2。

3. 溶原性转换（lysogenic conversion）　是局限性转导的一种形式。当噬菌体感染细菌时，宿主菌染色体中整合了噬菌体的 DNA 片段，当其处于溶原状态时，细菌获得新的性状。如 β 棒状杆菌噬菌体感染白喉棒状杆菌后，由于噬菌体携带编码毒素的基因，使无毒

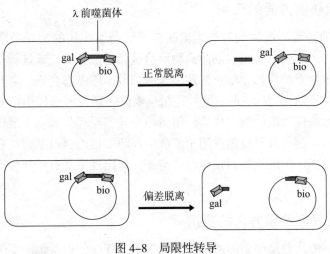

图 4-8 局限性转导

表 4-2 普遍性转导与局限性转导的区别

区别点	普遍性转导	局限性转导
转导的发生时期	裂解期	溶原期
转导的遗传物质	供体菌染色体上任何部位 DNA 或质粒	噬菌体 DNA 及供体菌 DNA 的特定部位
转导的后果	完全转导或流产转导	受体菌获得供体菌 DNA 特定部位的遗传特性
转导频率	受体菌的 10^{-7}	转导频率较普遍性转导增加 1 000 倍（转导频率 10^{-4}）

的白喉棒状杆菌获得产生白喉毒素的能力。同样，A 群链球菌、产气荚膜梭菌、肉毒梭菌等，均可因溶原性转换而产生相应的红疹毒素、α 毒素、肉毒毒素等。

（四）原生质体融合

原生质体融合（protopast fusion）是指两种不同的无细胞壁的细菌（原生质体）进行彼此融合的过程。聚乙二醇可促使两种原生质体间的融合，两个细胞间形成的胞质桥，允许融合细胞的胞质混合及遗传物质的交换。原生质体融合后，两个完整的染色体合在一起形成二倍体。融合的二倍体细胞可以短期生存，可获得具有亲代细胞许多特异性的重组体。原生质体融合本质上与基因转移无关或关系很小，然而现已证明原生质体融合是一种有价值的实验工具。

第五节 细菌遗传与变异的医学意义

一、在疾病诊断方面的应用

了解细菌在形态、结构、染色性、生化特性、抗原性及毒力等方面可发生变异，能使我们在临床细菌学检查中作出正确的诊断。如细菌失去细胞壁后的 L 型细菌，革兰染色常呈阴性，并需高渗培养才能分离到细菌；从伤寒患者排泄物分离出的伤寒沙门菌中，有10% 的菌株不产生鞭毛，检查时无动力，患者也不产生抗鞭毛（H）抗体。故进行血清学（肥达）试验时，不出现 H 凝集或 O 凝集效价很低，影响正确的判断。

二、在疾病防治方面的应用

由于细菌的遗传变异产生的对抗生素的多重耐药给疾病的治疗带来很大的困难。为此，对临床分离的致病菌，必须在细菌药物敏感试验的指导下正确选择用药，不能滥用抗生素。为了提高抗生素的疗效，防止耐药菌株的扩散，应考虑合理、联合用药原则。尤其在治疗慢性疾病需长期用药时，除联合使用抗生素外，还要考虑使用免疫调节剂。

利用人工的方法使细菌的毒力变异，用遗传变异的原理将其诱变成保留原有免疫原性的减毒株或无毒株，制备各种疫苗应用于疾病的预防。目前通过基因工程技术，生产出各种有效的重组疫苗。近年来除研制预防性疫苗外，尚出现了具有治疗作用的疫苗，扩大了疫苗的应用范围。

三、在测定致癌物质方面的应用

肿瘤的发生一般认为是细胞内遗传物质发生了改变，使正常细胞变为转化细胞，因此凡能诱导细菌发生突变的物质都有可能是致癌物质。Ames 试验就是根据能导致细菌基因突变的物质均为可疑致癌物的原理设计的。选用几株鼠伤寒沙门菌的组氨酸营养缺陷型（his⁻）作试验菌，以被检测的可疑化学物质作诱变剂。因 his⁻ 菌在组氨酸缺乏的培养基上不能生长，若发生突变成为 his⁺ 菌，则能生长。比较含有被检物的试验平板与无被检物的对照平板，计数培养基上的菌落数，凡能提高突变率、诱导菌落生长较多的被检物，则证明有致癌的可能。

四、在基因工程方面的应用

基因工程（gene engineering）是根据遗传变异中细菌可因基因转移和重组而获得新性状的原理设计的。目前，通过基因工程已能大量生产胰岛素、干扰素、各种生长激素、IL-2 等细胞因子和基于乙型肝炎病毒表面抗原（HBsAg）的乙肝疫苗等基因工程药物、基因工程疫苗，并探索用基因工程技术治疗疾病。人类还可以按照自己的意愿进行各种基因改造，生产基因产物，设计和创造新的基因、新的蛋白质和新的生物物种。今后，基因工程在医学领域和生命科学中将得到更广泛的应用。但我们也应该认识到，基因工程是一把双刃剑，外源性基因插入的利弊仍需要长期的观察。故为规范生物技术研究开发安全管理，促进和保障我国生物技术研究开发活动健康有序开展，维护国家生物安全，中华人民共和国科学技术部于 2017 年制定了《生物技术研究开发安全管理办法》，又于 2019 年起草了《生物技术研究开发安全管理条例（征求意见稿）》。

小　结

细菌与所有生物一样，具有遗传性和变异性。细菌的变异现象有形态结构的变异、毒力变异、耐药性变异、菌落变异等。细菌的遗传物质是染色体和染色体以外遗传物质所携带基因的总和，即染色体 DNA、质粒 DNA、转座元件和整合在染色体中的噬菌体基因组等。细菌的变异有遗传变异和表型变异。遗传变异是基因结构发生改变，主要有基因突变、基因的转移与重组。细菌的基因转移和重组可通过转化、接合、转导和细胞融合等方式进行。转化是指受体菌直接从周围环境中摄取供体菌裂解游离的 DNA 片段，从而获得供体菌部分遗传性状的过程。接合是细菌通过性菌毛相互连接沟通，供体菌将遗传物质（主要是质粒 DNA）转移给受体菌，使受体菌获得供体菌的遗传性状的过程。转导是以噬菌体为载体，将供体菌的一段 DNA 转移到受体菌内，使受体菌获得新的性状的过程，根据转导基因片段的性质可分为普遍性转导和局限性转导两种。了解细菌的变异特点在疾病的诊断、防治及致癌物质的测定等方面具有重要意义。根据遗传变异中细菌可因基因转移和重组而获得新性状的原理，应用重组 DNA 技术，已能大量生产胰岛素、干扰素、各种生长激素、IL-2 等细胞因子和重组乙型肝炎疫苗等基因工程制剂、基因工程疫苗，并探索应用基因工程技术来治疗疾病。

复习思考题

一、名词解释

1. 接合
2. 转化
3. 转导
4. 溶原性转换

二、问答题

1. 试述细菌的变异现象。
2. 试述质粒的基本特征。
3. 叙述细菌基因转移和重组的几种方式。

（冀　磊）

数字课程学习

▶▶ 微视频　　⬇ 教学 PPT　　🖉 自测题　　◆ 拓展阅读

第五章
细菌感染与免疫

细菌感染（bacterial infection）是指细菌侵入机体，在一定部位生长繁殖，与宿主之间发生相互作用后，引起不同程度的病理过程。能使宿主致病的细菌称为致病菌（pathogenic bacterium）或病原菌（pathogen）；不能造成宿主感染的为非致病菌（nonpathogenic bacterium）或非病原菌（nonpathogen）；正常情况下不致病，在一定条件下引起疾病的为机会致病菌（opportunistic pathogen）或条件致病菌（conditioned pathogen）。

第一节　正常菌群与机会致病菌

一、正常菌群

微生物广泛存在于自然界中。正常人的体表及与外界相通的腔道如口腔、鼻咽腔、肠道、泌尿生殖道等也寄居着不同种类和数量众多的微生物，正常情况下对宿主无害，有些对宿主还有利，这些微生物被称为正常菌群（normal flora）。寄居于人体各部位的正常菌群见表 5-1。

表 5-1　人体常见的正常菌群

部位	主要菌类
皮肤	葡萄球菌、类白喉杆菌、铜绿假单胞菌、非致病性分枝杆菌、丙酸杆菌、白念珠菌
口腔	葡萄球菌、链球菌、乳杆菌、奈瑟球菌、类白喉杆菌、螺旋体、放线菌、白念珠菌
鼻咽腔	葡萄球菌、链球菌、类杆菌、奈瑟球菌、铜绿假单胞菌、类杆菌、梭杆菌
外耳道	葡萄球菌、类白喉杆菌、铜绿假单胞菌、非致病性分枝杆菌
睑结膜	葡萄球菌、干燥杆菌
肠道	大肠埃希菌、产气杆菌、变形杆菌、铜绿假单胞菌、葡萄球菌、粪链球菌、类杆菌、产气荚膜梭菌、破伤风梭菌、双歧杆菌、乳杆菌、白念珠菌
尿道	葡萄球菌、类白喉杆菌、非致病性分枝杆菌、大肠埃希菌、支原体
阴道	乳杆菌、类白喉杆菌、大肠埃希菌、白念珠菌、支原体

正常菌群对机体有着非常重要的作用，主要包括：

1. 生物拮抗作用　寄居于机体皮肤和黏膜部位的正常菌群通过受体竞争、营养竞争、产生代谢产物等作用抑制或拮抗病原菌，防止其突破皮肤和黏膜屏障侵入机体。

2. 营养作用　正常菌群参与宿主的物质代谢、营养物质转化和合成。如大肠埃希菌等能合成维生素 B、维生素 C、维生素 K 等；双歧杆菌产酸造成的酸性环境，可促进机体对维生素 D 和钙、铁的吸收。

3. 免疫作用　正常菌群作为抗原既可促进机体免疫器官的发育和成熟，又可持续刺激宿主免疫系统发生免疫应答，产生效应产物，增强机体免疫功能。

4. 抗衰老作用　正常菌群中的某些细菌如肠道的双歧杆菌和乳杆菌等可产生过氧化物歧化酶（SOD），具有抗组织细胞的氧化损伤的作用。

5. 其他　如正常菌群还有一定的抑瘤作用，其机制可能是正常菌群可转化某些致癌物或前致癌物为非致癌物。

二、机会致病菌

正常菌群在某些条件改变的特殊机会下可引起机体疾病，正常细菌就成为机会致病菌或机会致病菌。主要条件包括：

1. 寄居部位改变　如肠道正常细菌大肠埃希菌从肠道移位进入胆道、泌尿道、腹腔或血液等，将引起感染。

2. 免疫功能低下　临床上对某些患者应用大剂量糖皮质激素、抗肿瘤药物或放射治疗后，或感染（如 HIV 感染）等可引起全身性免疫功能低下，易导致正常菌群感染。

3. 不合理使用抗菌药物　长期接受抗生素治疗的患者，体内某些正常菌群被大量杀灭，而对抗生素耐药菌株，如金黄色葡萄球菌、白念珠菌等乘机大量繁殖，引起菌群失调，严重者可产生一系列临床表现，称为菌群失调症（dysbacteriosis），并往往引起二重感染或重叠感染。引起二重感染的细菌以金黄色葡萄球菌、白念珠菌和革兰阴性杆菌多见，临床表现为肠炎、鹅口疮、肺炎、尿路感染或败血症等。

第二节　细菌的致病作用

一、细菌的致病性

细菌引起感染的能力称为致病性（pathogenicity）或病原性。不同致病菌对宿主可引起不同的病理过程和结果，例如伤寒沙门菌对人类引起伤寒，而结核分枝杆菌引起结核病。

致病菌的致病性强弱程度称为毒力（virulence），毒力的物质基础包括侵袭力（invasiveness）和毒素（toxin）。测定毒力的方法常用半数致死量（median lethal dose，LD_{50}）或半数感染量（median infective dose，ID_{50}）作为指标，即在规定时间内，通过指定的感染途径，能使一定体重或年龄的某种动物半数死亡或感染需要的最小细菌数或毒素量。

致病菌的致病性，除与其毒力有关外，还与侵入宿主机体的细菌数量及侵入部位是否合适等有着密切的关系。

（一）细菌的毒力

1. 侵袭力 致病菌突破宿主皮肤黏膜生理屏障，进入机体并在体内黏附、定植、繁殖和扩散的能力，称为侵袭力。侵袭力包括黏附素、荚膜、菌毛等细菌表面结构及细菌释放的侵袭蛋白或酶类。

（1）黏附素（adhesin）：为细菌蛋白质黏附物质，根据来源分为菌毛黏附素和非菌毛黏附素。正常情况下，肠壁蠕动、呼吸道的纤毛运动、尿液的冲洗、黏膜黏液的分泌、血液的流动等，均不利于细菌在局部的定植和繁殖。而细菌只有在黏附的基础上，才有可能定植、繁殖，进而侵入和扩散。细菌黏附后，细菌和宿主细胞都发生了生理和生化方面的变化，有利于细菌的繁殖和扩散。如黏附后的细菌会启动载铁蛋白基因，上调载铁蛋白合成，产生和分泌有利于进一步入侵的蛋白等。被黏附后的宿主细胞可发生形态改变，合成和释放细胞因子，上调细胞间黏附分子的表达等。

细菌的黏附常具有组织倾向性和种属特异性，黏附素与相应的黏附素受体结合。如淋病奈瑟球菌只能感染人，而不能感染动物。在同一宿主中，细菌大多只能黏附于某一特定组织，如脑膜炎奈瑟菌一般黏附于鼻咽部黏膜上皮细胞、血管内皮细胞。

（2）荚膜：具有抗吞噬和抗体液中杀菌物质的作用，逃逸宿主的免疫防御机制，使病原菌能在宿主体内大量繁殖和扩散。

（3）侵袭性物质：细菌黏附后，侵袭基因编码侵袭素蛋白，它能介导细菌侵入邻近的上皮细胞内并扩散到其他的细胞、组织或全身，从而引起侵袭性感染。细菌大量繁殖后，有些可产生侵袭性胞外酶，有利于细菌的抗吞噬作用和在组织中扩散。如致病性葡萄球菌产生的凝固酶、A群链球菌产生的透明质酸酶、产气荚膜梭菌产生的胶原酶和DNA酶等。

2. 毒素 是细菌在生长、繁殖过程中产生和释放的毒性物质。按其来源、性质和作用等不同，可分为外毒素（exotoxin）和内毒素（endotoxin）。

（1）外毒素：主要由革兰阳性菌产生，某些革兰阴性菌如痢疾志贺菌、鼠疫耶尔森菌、霍乱弧菌、肠产毒素型大肠埃希菌等也能产生外毒素。大多数外毒素是在菌体内合成后分泌至细胞外的，也有待细菌溶解后才释放出来的，如痢疾志贺菌和肠产毒素型大肠埃希菌的外毒素属此。外毒素的主要性质有：①毒性强，如1 mg肉毒毒素纯品能杀死2亿只小鼠，毒性比氰化钾强1万倍。②具有组织选择性，不同的外毒素选择相应的组织器官起作用，引起各种不同的特殊的病变。如肉毒毒素能阻断胆碱能神经末梢释放乙酰胆碱，使眼和咽肌等麻痹，引起上睑下垂、复视、斜视、吞咽困难等，严重者可因呼吸肌麻痹而死。又如白喉毒素对外周神经末梢、心肌等有亲和性，通过抑制靶细胞蛋白质的合成而导致外周神经麻痹和心肌炎等。③大多化学成分为蛋白质，某些外毒素的分子结构由A和B两种亚单位组成。A亚单位是外毒素活性部分，决定其毒性效应。B亚单位无毒，能与宿主靶细胞表面的特殊受体结合，介导A亚单位进入靶细胞。A或B亚单位单独对宿主无致病作用，因而外毒素分子的完整性是致病的必要条件。B亚单位免疫原性强，可提纯制成疫苗，可预防相关的外毒素性疾病。④对理化因素不稳定，不耐热，例如白喉外毒素在60℃经1~2 h，破伤风外毒素在60℃经20 min即可被破坏。但葡萄球菌肠毒素是例外，能耐100℃、30 min。⑤免疫原性强，外毒素在0.3%~0.4%甲醛液作用下，经一定时间，可以脱去毒性，但仍保有免疫原性，是为类毒素（toxoid）。类毒素注入机体后，可刺激机体产生具有中和外毒素作用的抗毒素抗体。类毒素和抗毒素在防治一些传染病中有实际意义，前者主要用于人工主动免疫，后者常用于治疗和紧急预防。

根据外毒素对宿主细胞的亲和性及作用靶点等，可分成神经毒素、细胞毒素和肠毒素三大类（表5-2）。

表5-2　外毒素的种类及其作用举例

类型	产生细菌	毒素名称	作用靶点	作用机制	临床表现
神经毒素	破伤风梭菌	痉挛毒素	神经组织	阻断上、下神经元间抑制性神经冲动的传递	骨骼肌强直性痉挛
	肉毒梭菌	肉毒毒素	神经组织	抑制胆碱能运动神经释放乙酰胆碱	肌肉松弛性麻痹
细胞毒素	白喉杆菌	白喉毒素	心肌细胞等	抑制细胞蛋白质合成	肾上腺出血、心肌损伤、外周神经麻痹
	A族链球菌	致热外毒素	巨噬细胞等	破坏毛细血管内皮细胞	猩红热皮疹
	霍乱弧菌	霍乱肠毒素	肠上皮细胞	激活肠黏膜腺苷环化酶，增高细胞内cAMP水平	水样腹泻、呕吐
肠毒素	产毒性大肠杆菌	肠毒素	肠上皮细胞	耐热肠毒素使细胞内cGMP增高；不耐热肠毒素使细胞内cAMP增高	呕吐、腹泻

（2）内毒素：是革兰阴性菌细胞壁中的脂多糖（lipopolysaccharide，LPS）组分，只有当细菌死亡裂解或用人工方法破坏菌体后才释放出来。螺旋体、衣原体、支原体、立克次体亦有类似的LPS。内毒素的性质特征：①化学成分为脂多糖，脂多糖由O特异性多糖、非特异核心多糖和脂质A三部分组成，脂质A是内毒素的主要毒性组分，②对理化性质稳定，耐热，加热100℃经1 h不被破坏，需加热至160℃、2~4 h或240℃、30 min，或用强碱、强酸，或强氧化剂加温煮沸30 min才灭活。③免疫原性弱，内毒素不能脱毒成类毒素，内毒素注射机体可产生相应抗体，但中和作用较弱。④毒性作用相似，不同革兰阴性菌产生的内毒素可引起相似的毒性作用。内毒素的生物学作用表现为：①发热反应，极微量（1~5 ng/kg）内毒素就能引起人体体温上升，维持约4 h后恢复。其机制是内毒素作用于巨噬细胞等，使之产生IL-1、IL-6和TNF-α这些内源性致热原（endogenous pyrogens），内源性致热原再作用于下丘脑体温调节中枢，促使体温升高。②白细胞反应，注射内毒素后，血循环中的中性粒细胞数骤减，因其移动并黏附至毛细血管壁，1~2 h后，LPS诱生的中性粒细胞释放因子刺激骨髓释放中性粒细胞进入血流，使数量显著增加，且有左移现象。③内毒素血症与内毒素休克，当血液中含有大量内毒素时，可导致内毒素血症（endotoxemia）。此时，内毒素作用于巨噬细胞、中性粒细胞、血管内皮细胞、血小板、补体系统、凝血系统等并诱生TNF-α、IL-1、IL-6、IL-8、组胺、5-羟色胺、前列腺素、激肽等生物活性物质，使小血管功能紊乱而造成微循环障碍，组织器官毛细血管灌注不足、缺氧、酸中毒等。严重时可导致以微循环衰竭和低血压为特征的内毒素休克。④Shwartzman现象与DIC，将革兰阴性菌培养物上清或杀死的菌体注射入家兔皮内，8~24 h后再以同样或另一种革兰阴性菌进行静脉注射。约10 h后，在第1次注射处局部皮肤可出现出血和坏死，是为局部Shwartzman现象。若2次注射均为静脉途径，则

动物两侧肾皮质坏死，最终死亡，此为全身性 Shwartzman 现象。高浓度的内毒素也可激活补体替代途径，引发高热、低血压，以及活化凝血系统，最后导致弥散性血管内凝血（disseminated intravascular coagulation，DIC）。DIC 病理变化和形成机制酷似动物的全身性 Shwartzman 现象。

外毒素与内毒素两者的区别见表 5-3。

表 5-3 外毒素与内毒素的主要区别

区别要点	外毒素	内毒素
来源	G^+ 菌与部分 G^- 菌	G^- 菌
存在部位	菌体内合成后分泌至胞外，少数细菌崩解后释放	G^- 菌细胞壁成分，细菌裂解后释放
化学成分	蛋白质	脂多糖
稳定性	不稳定，60～80℃，30 min 被破坏	稳定，160℃、2～4 h 或 240℃、30 min 才被破坏
毒性作用	强，大多对组织器官具选择性作用，引起特殊临床表现	较弱，无选择性，毒性作用大致相同
免疫原性	强，能刺激机体产生抗毒素；经甲醛液处理脱毒形成类毒素	弱，甲醛液处理不形成类毒素

（二）细菌侵入机体的数量

致病菌的感染，除必须具有一定的毒力物质外，还需有足够的数量。感染所需菌量的多少，一方面与致病菌毒力强弱有关，另一方面取决于宿主免疫力的高低。一般是细菌毒力越强，引起感染所需的菌量越小；反之则菌量越大。如毒力强大的鼠疫耶尔森菌，在无特异性免疫力的机体中，有数个细菌侵入就可发生感染；而毒力弱的如引起食物中毒的沙门菌，常需摄入数亿个细菌才引起急性胃肠炎。

（三）细菌侵入机体的部位

有一定毒力物质和足够数量的致病菌，若侵入易感机体的部位不适宜，仍不能引起感染。如伤寒沙门菌必须经口进入；脑膜炎奈瑟菌应通过呼吸道吸入；破伤风梭菌的芽胞只有进入深部创伤，在厌氧环境中才能发芽等。也有一些致病菌的合适侵入部位不止一个，例如结核分枝杆菌，在呼吸道、消化道、皮肤创伤等部位都可以造成感染。各种致病菌都有其特定的侵入部位，这与致病菌需要的特定的生长繁殖的微环境、致病菌与宿主细胞之间的配受体有关。

二、细菌感染的类型与表现

感染的发生、发展和结局是宿主和致病菌相互作用的复杂过程。根据两者力量对比，感染类型可以出现隐性感染（inapparent infection）、显性感染（apparent infection）和带菌状态（carrier state）等不同临床表现。这几种类型并非一成不变，随着两方力量的增减，可以移行、转化或交替出现。

（一）隐性感染

当宿主的抗感染免疫力较强，或侵入的病菌数量不多、毒力较弱时，感染后对机体损害较轻，不出现或出现不典型的临床症状，为隐性感染，或称亚临床感染（subclinical infection）。隐性感染后，机体可以获得特异免疫力，能抵御相同致病菌的再次感染。

（二）显性感染

当宿主的抗感染免疫力较弱，或侵入的致病菌数量较多、毒力较强时，机体的组织细胞受到不同程度的损害，生理功能也发生改变，并出现一系列的临床症状和体征，为显性感染。显性感染又有轻、重、缓、急等不同模式。

1.显性感染按病情缓急不同分类

（1）急性感染（acute infection）：发病急，病程较短，一般是数日至数周，病愈后致病菌从宿主体内消失，如脑膜炎奈瑟菌、霍乱弧菌、肠产毒素型大肠埃希菌等常引起急性感染。

（2）慢性感染（chronic infection）：病程缓慢，常持续数月至数年。胞内菌往往引起慢性感染，如结核分枝杆菌、麻风分枝杆菌。

2.显性感染按感染的部位不同分类

（1）局部感染（local infection）：致病菌侵入宿主体后，局限在一定部位生长繁殖，引起局部症状的一种感染类型。例如化脓性球菌所致的疖、痈等。

（2）全身感染（generalized infection；systemic infection）：感染发生后，致病菌或其毒性代谢产物向全身播散引起全身性症状的一种感染类型。临床上常见的有下列几种情况。

1）毒血症（toxemia）：产外毒素或内毒素的致病菌侵入宿主后，只在机体局部生长繁殖，病菌不进入血循环，但其产生的外毒素入血，由毒素引起相应症状，例如白喉、破伤风、痢疾等疾病。

2）内毒素血症（endotoxemia）：革兰阴性菌侵入血流，并在其中大量繁殖、崩解后释放出大量内毒素；也可由病灶内大量革兰阴性菌死亡、释放的内毒素入血所致。在严重革兰阴性菌感染时，常发生该症状。

3）菌血症（bacteremia）：致病菌由局部侵入血流，但未在血流中生长繁殖，只是短暂地一过性通过血循环到达体内适宜部位后再进行繁殖而致病，如伤寒早期有菌血症期。

4）败血症（septicemia）：致病菌侵入血流后，在其中大量繁殖并产生毒性产物，引起全身性中毒症状，例如高热、皮肤和黏膜瘀斑、肝脾大等，鼠疫耶尔森菌、炭疽芽胞杆菌等可引起败血症。

5）脓毒血症（pyemia）：指化脓性病菌侵入血流后，在其中大量繁殖，并通过血流扩散至宿主的其他组织或器官，产生新的化脓性病灶。例如金黄色葡萄球菌的脓毒血症，常导致多发性肝脓肿、皮下脓肿和肾脓肿等。

（三）带菌状态

有些时候致病菌在显性或隐性感染后未在体内消失掉，继续在体内存在一定时间，与机体免疫力处于相对平衡状态，称为带菌状态，该感染者称为带菌者。带菌者虽然没有临床症状，但是会间歇性地向体外排出细菌，是重要的传染源。

第三节　抗细菌感染的免疫机制

一、概述

机体免疫系统防止病原体的入侵并清除已入侵的病原体及其产生的有害物质的功能称

为免疫防御或抗感染免疫（anti-infectious immunity）。机体抗感染免疫机制包括固有免疫（innate immunity）和适应性免疫（adaptive immunity）（图 5-1）。

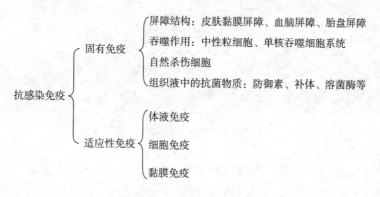

图 5-1　抗感染免疫的组成

二、固有免疫

固有免疫又称天然免疫（inherent immunity）或非特异性免疫（nonspecific immunity），乃种系在长期进化过程中逐渐形成的、可遗传的、具种属特异性而非抗原特异性的免疫，在机体早期防御机制中具有重要意义，可视为抵御致病微生物感染的第一道防线。

（一）参与固有免疫的组分及其效应机制

1. 屏障结构

（1）皮肤黏膜屏障：覆盖在体表的皮肤及与外界相通的腔道内衬着的黏膜共同构成皮肤黏膜屏障，是机体抵御微生物侵袭的第一道防线。完整的皮肤黏膜屏障具有物理屏障、化学屏障和生物学屏障作用。

（2）血脑屏障：由软脑膜、脉络丛的脑毛细血管壁和包在壁外的星状胶质细胞形成的胶质膜所组成。婴幼儿（尤其是小于 5 岁者）血脑屏障尚未发育完善，故易发生中枢神经系统感染。

（3）胎盘屏障：由母体子宫内膜的基蜕膜和胎儿的绒毛膜滋养层细胞共同构成。此屏障可防止母体内病原微生物进入胎儿，保护胎儿免遭感染。妊娠早期（<3 个月）此屏障尚不完善，此时孕妇若感染某些病毒（风疹病毒、巨细胞病毒等）可致胎儿畸形、流产或死胎等。

2. 吞噬作用　吞噬细胞（phagocyte）包括中性粒细胞和单核吞噬细胞系统（mononuclear phagocyte system，MPS）细胞，在固有免疫中发挥极为重要的作用，是清除致病微生物的重要效应细胞。吞噬细胞的作用更为持久（感染后 1~2 天），是参与固有免疫晚期应答的主要效应细胞。吞噬细胞的吞噬过程依次为：趋化、识别、吞入、杀灭与消化 4 个连续过程。

（1）趋化（chemotaxis）：吞噬细胞向炎症灶募集和迁移，此乃其发挥固有免疫功能的前提（图 5-2）。

（2）识别（recognition）：吞噬细胞表达多种表面受体（如甘露糖受体、IgG Fc 受体、补体受体、Toll 样受体等），可识别并结合微生物及其分泌物。

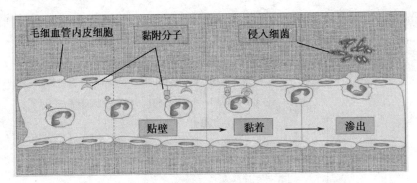

图 5-2 吞噬细胞的趋化过程

（3）吞入（ingestion）：微生物及其产物被吞噬细胞表面受体识别、结合，通过内在化被摄入细胞内，形成吞噬体（phagosome）。

（4）杀灭与消化（killing and digestion）：吞噬体与胞质中的溶酶体（lysosome）融合为吞噬溶酶体（phagolysosome）。在吞噬溶酶体内，微生物通过氧依赖或氧非依赖途径被杀伤、消化，残渣排出胞外（图 5-3）。

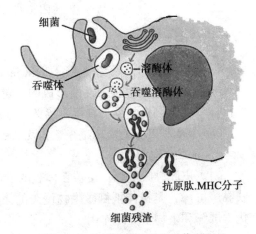

图 5-3 吞噬细胞的吞噬杀伤过程

3. 自然杀伤（NK）细胞 主要杀伤感染胞内寄生微生物（如病毒、结核分枝杆菌等）的靶细胞，其效应的出现远早于特异性细胞毒性 T 淋巴细胞（cytotoxic T lmphocyte，CTL）。NK 细胞细胞毒作用的机制主要是表达 FasL 和分泌穿孔素、颗粒酶致靶细胞凋亡。

活化的 NK 细胞可产生 IL-2、IL-12、IFN-γ 多种细胞因子，从而在固有免疫中发挥重要作用。

4. 组织液中的抗菌物质

（1）补体系统：感染早期抗体尚未产生时，补体即可通过 MBL 或旁路激活途径发挥溶菌作用。

（2）防御素（defensin）：是一组耐蛋白酶的多肽分子，对细菌、真菌和有包膜病毒具有广谱的直接杀伤活性。其作用机制为：与病原体带负电的成分结合，致膜通透性改变；刺激细菌产生自溶酶；诱导 CK 产生，致炎症作用；阻止包膜病毒复制。哺乳动物（包括人类）体内存在两种防御素，即 α 防御素和 β 防御素。

（3）细胞因子：感染后产生的多种细胞因子可发挥非特异性效应，包括致炎、致热、引发急性期反应、趋化炎症细胞、激活免疫细胞、抑制病毒复制、细胞毒作用等。如 IL-1 可激活血管内皮细胞和淋巴细胞，增强白细胞黏附性；IL-1、IL-6 和 TNF-α 在诱导肝急性期反应中发挥重要作用，并可致热；IFN-α 和 IFN-β 可抑制病毒复制，激活 NK 细胞。

（4）溶菌酶：主要来源于吞噬细胞，广泛存在于各种体液、外分泌液和吞噬细胞溶酶体中。溶菌酶可水解细菌细胞壁的肽聚糖，从而使革兰阳性菌溶解，并可激活补体和促进吞噬。

（5）干扰素：对肝炎病毒、单纯疱疹病毒、带状疱疹病毒，巨细胞病毒、流感病毒、腺病毒均有抑制其复制的作用。

（6）抗微生物肽（antimicrobial peptide）：一类富含碱性氨基酸的小分子多肽，一般只有十多个到40多个氨基酸。其杀菌机制是破坏细菌细胞膜的完整性，使菌细胞溶解死亡。

（二）固有免疫的识别机制

固有免疫具有不同于适应性免疫的识别特点。固有免疫细胞通过表面的模式识别受体（pattern-recognition receptors，PRR）识别病原体的病原体相关分子模式（pathogen associated molecular pattern，PAMP）。PRR是一类主要表达于固有免疫应答细胞表面、非克隆性分布、可识别一种或多种PAMP的识别分子。PAMP为一类特定的微生物病原体（及其产物）特有的、非抗原特异性的、高度保守的分子结构，可被固有免疫细胞识别。

三、适应性免疫

适应性免疫又称获得性免疫（acquired immunity）或特异性免疫，是指个体出生后，与致病菌及其毒性代谢产物等抗原分子接触后产生的对该抗原的一系列特异性免疫功能。适应性免疫包括体液免疫（humoral immunity）、细胞免疫（cellular immunity）及黏膜免疫（mucosal immunity）。体液免疫由抗体发挥作用，抗体一般只对胞外感染的细菌有保护作用，对胞内感染的细菌则作用微弱；细胞免疫能清除胞内寄生菌；黏膜免疫主要发挥局部黏膜免疫作用，黏膜相关淋巴样组织受抗原刺激后，产生SIgA，能特异性地阻止细菌的黏附，防止感染的发生。

（一）体液免疫

1. 抗毒素抗体　由细菌外毒素（或类毒素）刺激产生的相应抗体称为抗毒素（antitoxin）。抗毒素能结合尚未与组织细胞结合的外毒素，保护宿主细胞免受外毒素的损伤。对已与细胞结合的外毒素则无作用。因此，临床上使用抗毒素治疗时应早期足量。

2. 抗菌体抗体　该抗体与细菌结合后，可发挥调理作用，增强吞噬细胞的吞噬功能，在抗化脓菌感染中起重要作用。抗菌体抗体结合细菌后，通过经典途径激活补体溶解细菌。

（二）细胞免疫

对胞内细菌感染的防御功能主要靠细胞免疫。如细胞内寄生的结核分枝杆菌、麻风杆菌、伤寒沙门菌、布鲁杆菌等，主要由CD4$^+$T细胞发挥作用。活化的Th1细胞能释放多种细胞因子（IL-2，IFN-γ，MCF，MAF，MIF等），吸引、活化巨噬细胞，促进巨噬细胞发挥强大的吞噬杀菌功能。CTL也能杀伤感染细胞。

（三）黏膜免疫

分布在消化道、呼吸道、生殖泌尿道等部位黏膜下的淋巴样组织，构成了机体局部黏膜防御系统，称为黏膜免疫系统（mucosal immune system，MIS）。能产生具有局部免疫作用的分泌型IgA，阻止细菌自黏膜侵入。SIgM可代替SIgA的作用，若此功能缺陷，常可导致呼吸道反复感染；黏膜中的γδT细胞被活化后，具有杀伤靶细胞作用。此外，黏膜免疫系统也可通过吞噬细胞、T 细胞发挥细胞免疫功能。

小 结

根据细菌对人体的致病与否，可分为非致病菌、机会致病菌和致病菌。细菌致病能力与其毒力强弱、侵入宿主的细菌数量及侵入部位等有关；细菌毒力包括侵袭力和内、外毒素。两种毒素的产生来源、化学性质、对理化因素的稳定性、对组织细胞的亲和性、毒性和抗原性的强弱等均有不同。细菌常见的感染类型有隐性感染、显性感染和带菌状态等。隐性感染是由于宿主的免疫力较强，或侵入的病菌数量不多、毒力较弱，感染后对机体损害较轻，不出现或出现不典型的临床症状。显性感染是当宿主的免疫力较弱，或侵入的致病菌数量较多、毒力较强时，机体的组织细胞受到不同程度的损害，生理功能也发生改变，并出现一系列的临床症状和体征。机体免疫系统防止病原体的入侵并清除已入侵的病原体及其产生的有害物质的功能称为免疫防御或抗感染免疫。机体抗细菌感染免疫机制包括固有免疫和适应性免疫。固有免疫因素有屏障结构、吞噬作用、自然杀伤细胞及组织液中的抗菌物质，适应性免疫因素有体液免疫、细胞免疫和黏膜免疫。

复习思考题

一、名词解释
1. 毒血症
2. 菌血症
3. 败血症
4. 脓毒血症
5. 隐性感染
6. 正常菌群

二、简答题
1. 阐述外毒素与内毒素的主要区别。
2. 阐述机体抗细菌感染的固有免疫识别机制。
3. 阐述参与抗细菌感染的固有免疫组分及其效应机制。
4. 阐述构成细菌致病性的因素。

（冀 磊）

数字课程学习

▶▶ 微视频　⤓ 教学 PPT　📝 自测题　◆ 拓展阅读

第六章
病原性球菌

病原性球菌（pathogenic coccus）是一大类能够感染人体并引起化脓性炎症的球菌，又称为化脓性球菌（pyogenic coccus）。病原性球菌种类较多，根据革兰染色性不同，可分成革兰阳性和革兰阴性两类。其中前者主要包括葡萄球菌、链球菌、肺炎链球菌等，后者包括脑膜炎奈瑟菌和淋病奈瑟球菌等。

第一节　葡萄球菌属

葡萄球菌属（*Staphylococcus*）是一群革兰阳性球菌，因常堆聚成葡萄串状，故名。广泛分布于自然界，如空气、水、土壤、物品、人和动物的皮肤及其与外界相通的腔道中。大多数为非致病球菌，少数可导致疾病。病原葡萄球菌一般能引起皮肤黏膜、各种组织器官的化脓性炎症，是最常见的化脓性球菌。其中金黄色葡萄球菌（*S. aureus*）是人类最重要的化脓性细菌，毒力强，也是葡萄球菌属的代表菌种。

一、生物学性状

1. 形态与染色　球形或稍呈椭圆形，直径 0.5～1.5 µm，平均 0.8 µm。典型的葡萄球菌排列呈葡萄串状，系繁殖时向多个平面不规则分裂所致（图 6-1）。但在脓汁或液体培养基中生长者，常排列成双球或短链状。在青霉素作用下可变为 L 型细菌。葡萄球菌无鞭毛，无芽胞，除少数菌株外，体外培养一般不形成荚膜。

葡萄球菌革兰染色为阳性。当其衰老、死亡、在陈旧培养基中或被中性粒细胞吞噬后，以及耐药的某些菌株可被染成革兰阴性。

2. 培养特性　营养要求不高，在普通培养基或含有血液培养基中生长良好。在 28～38℃，pH 为 4.5～9.8 环境均能生长。兼性厌氧或需氧。在普通琼脂或血琼脂培养基上形成圆形、凸起、边缘整齐、表面光滑、不透明的菌落。不同菌种产生不同的色素，如金黄色、白色或柠檬色。该色

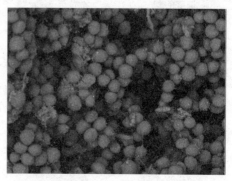

图 6-1　葡萄球菌（扫描电镜，×13 500）

素属脂溶性使菌落着色而培养基不着色。葡萄球菌在血琼脂培养基上，形成的菌落较大，有的菌株菌落周围形成明显的全透明溶血环（β溶血），溶血性菌株大多具有致病性。致病性菌株在 20%~30% CO_2 的气体中孵育，产生毒素最佳。

3. 生化反应　多数菌株能分解葡萄糖、麦芽糖和蔗糖，产酸不产气。致病性菌株能发酵甘露醇，非致病菌株大多不发酵甘露醇，因此可作鉴别致病性依据之一。

4. 抗原结构　葡萄球菌抗原构造复杂，已发现 30 种以上，其化学组成有多糖抗原和蛋白质抗原，其中以葡萄球菌 A 蛋白较为重要。

（1）葡萄球菌 A 蛋白（staphylococcal protein A，SPA）：是存在于细菌细胞壁的一种表面蛋白。SPA 是一种单链多肽，与胞壁肽聚糖形成共价键结合。90% 以上的金黄色葡萄球菌菌株有此抗原，但不同株之间的含量相差悬殊。SPA 能与人类 IgG1、IgG2 和 IgG4 及多种哺乳动物（如豚鼠、小鼠）血清中的 IgG Fc 段结合。结合后 IgG 分子的 Fab 段仍然保持同相应抗原分子发生特异性结合的特性。采用含 SPA 的葡萄球菌作为载体，结合特异性抗体后，可进行简易、快速的协同凝集试验（coagglutination），广泛应用于多种微生物抗原的检出。在体内 SPA 与 IgG 结合后的复合物具有抗吞噬、促细胞分裂、损伤血小板和引起超敏反应等多种生物学活性。

（2）多糖抗原：具有群特异性，存在于细胞壁。借此可以分群，A 群的多糖抗原可从金黄色葡萄球菌中提出，化学组成为磷壁酸中的 N- 乙酰葡糖胺核糖醇残基。B 群多糖抗原分离自表皮葡萄球菌，化学组成是磷壁酸中的 N- 乙酰葡糖胺甘油残基。

（3）荚膜抗原：宿主体内的金黄色葡萄球菌菌株的表面大多数有荚膜多糖抗原的存在，有利于细菌黏附到细胞或生物合成材料表面（如生物性瓣膜、导管、人工关节等）。

5. 分类　根据 16S rRNA 序列特征性差异，葡萄球菌属可分为 40 个种和 24 个亚种。若根据生化反应和产生色素等不同，葡萄球菌可分为金黄色葡萄球菌、表皮葡萄球菌（*S. epidermidis*）和腐生葡萄球菌（*S. sarophyticus*）3 种。其中金黄色葡萄球菌多为致病菌，表皮葡萄球菌偶尔致病，腐生葡萄球菌一般不致病。根据有无凝固酶，也可将葡萄球菌分为凝固酶阳性菌株和凝固酶阴性菌株两大类。过去认为凝固酶阳性菌株有致病性，阴性菌株无致病性，但近年来发现后者亦可致病。三种葡萄球菌的主要生物学性状见表 6-1。

表 6-1　三种葡萄球菌的主要性状

性状	金黄色葡萄球菌	表皮葡萄球菌	腐生葡萄球菌
菌落色素	金黄色	白色	白色或柠檬色
血浆凝固酶	+	−	−
分解葡萄糖	+	+	−
甘露醇发酵	+	−	−
α 溶素	+	−	−
耐热核酸酶	+	−	−
葡萄球菌 A 蛋白	+	−	−
磷壁酸类型	核糖醇型	甘油型	两者兼有
致病性	强	弱	无

凝固酶阳性的葡萄球菌可被相应的噬菌体裂解，根据特异性可分为5个群26个型。随着分子生物学技术的发展，出现DNA分析的遗传学分型方法。传统的金黄色葡萄球菌的分型方法已逐步被DNA基因型方法取代，其特异性比表型分类法更高。

6. 抵抗力　葡萄球菌对外界因素的抵抗力强于其他无芽胞细菌。在干燥脓汁、痰液中可存活2～3个月；加热60℃、1 h或80℃、30 min才被杀死；2%苯酚15 min或1%升汞10 min死亡；耐盐性强，在含10%～15% NaCl的培养基中仍能生长。对甲紫很敏感，十万分之一的浓度仍有一定的抑制作用。近年来由于广泛应用抗生素，耐药菌株迅速增多，对青霉素G的耐药菌株已达90%以上，尤其是耐甲氧西林金黄色葡萄球菌已成为医院内感染最常见的致病菌。

二、致病性

（一）致病物质

葡萄球菌的致病物质包括酶类、毒素类及菌体表面物质等。

1. 凝固酶（coagulase）　能使含有枸橼酸钠或肝素抗凝剂的人或兔血浆发生凝固的酶类物质，致病菌株大多数能产生凝固酶，所以常作为鉴别葡萄球菌致病性的重要标志。凝固酶耐热，粗制品100℃经30 min或高压灭菌后仍保持部分活性，但易被蛋白分解酶破坏。凝固酶有两种：一种是分泌至菌体外的，称为游离凝固酶（free coagulase），其本质为蛋白质。作用类似凝血酶原物质，当被人或兔血浆中的协同因子（cofactor）激活变成凝血酶样物质后，使液态的纤维蛋白原变成固态的纤维蛋白，从而使血浆凝固。另一种凝固酶结合于菌体表面并不释放，称为结合凝固酶（bound coagulase）或凝聚因子（clumping factor），是在该菌株的表面起纤维蛋白原的特异受体作用，当细菌混悬于人或兔血浆中时，纤维蛋白原与菌体表面受体交联而使细菌凝聚。游离凝固酶采用试管法检测，结合凝固酶则以玻片法测试。

凝固酶和葡萄球菌的毒力关系密切。凝固酶阳性菌株进入机体后，使血液或血浆中的纤维蛋白沉积于菌体表面，阻碍体内吞噬细胞的吞噬，即使被吞噬后，也不易被杀死。同时，凝固酶集聚在菌体四周，亦能保护病菌不受血清中杀菌物质的作用。葡萄球菌引起的感染易于局限化和形成血栓，与凝固酶的生成有关。

2. 葡萄球菌溶素（staphyolysin）　致病性葡萄球菌能产生多种溶素，是损伤细胞膜的毒素。按抗原性不同，可分为α、β、γ、δ等，对人类有致病作用的主要是α溶素。α溶素是一类相对分子质量不均一的蛋白质，相对分子质量21 000～50 000。不耐热，65℃、30 min即被破坏。生物学活性较广泛，对多种哺乳动物红细胞有溶血作用，对白细胞、肝细胞、成纤维细胞、血管平滑肌细胞等均有损伤作用。给兔皮下注射，引起皮肤坏死；静脉注射则导致死亡。α溶素是一种外毒素，具有良好的抗原性，经甲醛处理可制成类毒素。

3. 杀白细胞素（leukocidin）　大多数致病性葡萄球菌能产生另一种破坏白细胞的毒素，称为杀白细胞素。该毒素只攻击中性粒细胞和巨噬细胞，其作用部位主要在白细胞的细胞膜。杀白细胞素在抵抗宿主吞噬细胞，增强病菌侵袭力方面有意义。该毒素有抗原性，不耐热，产生的抗体能阻止葡萄球菌感染的复发。

4. 肠毒素（enterotoxin）　约50%从临床分离的金黄色葡萄球菌可产生肠毒素。按抗原性和等电点等不同，葡萄球菌肠毒素分 A、B、C_1、C_2、C_3、D、E、G 和 H 9 个血清型，均能引起急性胃肠炎即食物中毒，与产毒菌株污染了牛奶、肉类、鱼、虾、蛋类等食品有关。以 A、D 型多见，B、C 型次之。同一菌株能产生一型或两型以上的肠毒素，但常以一种类型的毒素为主。产肠毒素的菌株常是凝固酶阳性株。

葡萄球菌肠毒素相对分子质量为 26 000~30 000，是一组耐热的蛋白质，经 100℃煮沸 30 min 不被破坏，还能够抵抗胃肠液中蛋白酶的水解作用。对人的中毒剂量报道不一，一般认为约 1 μg/kg。其作用机制可能是当其到达中枢神经系统后，刺激呕吐中枢而导致以呕吐为主要症状的食物中毒。

葡萄球菌肠毒素还具有超抗原作用。1989 年后 Janeway 等在研究细菌毒素致病机制时，发现葡萄球菌肠毒素刺激淋巴细胞增殖的能力比植物血凝素要强的现象。对人致病的金黄色葡萄球菌产生肠毒素 A、B、C、D、E、G 及 TSST-1 都具有超抗原活性。

5. 表皮剥脱毒素（exfoliative toxin, exfoliatin） 也称表皮溶解毒素（epidermolytic toxin, ET），为金黄色葡萄球菌质粒编码产生的一种蛋白质，相对分子质量 24 000~33 000，具有抗原性，可被甲醛液脱毒成类毒素。有两个血清型：A 型耐热，B 型不耐热。在新生儿、幼儿和免疫功能低下的成人中，表皮剥脱毒素主要引起烫伤样皮肤综合征，又称剥脱性皮炎。

6. 毒性休克综合征毒素 -1（toxic shock syndrome toxin 1, TSST-1） 是金黄色葡萄球菌分泌的一种外毒素。TSST-1 可增加宿主对内毒素的敏感性。感染产毒菌株后可引起机体多个器官系统的功能紊乱，出现中毒性休克综合征（TSS）。国外曾报道 TSS 多见于使用月经塞的妇女。

7. 其他酶类 葡萄球菌尚可产生葡萄球菌纤维蛋白溶酶（fibrinolysin），又称葡激酶（staphylokinase），此外还有耐热核酸酶（heat-stable nuclease）、透明质酸酶（hyaluronidase）、脂酶（lipase）等。

8. 菌体表面物质 包括黏附素、荚膜、SPA 及细胞壁肽聚糖等。

（二）所致疾病

引起侵袭性和毒素性两种类型疾病。

1. 侵袭性疾病 主要引起化脓性炎症。葡萄球菌可通过多种途径侵入机体，导致皮肤或器官的感染，甚至败血症。

（1）局部感染：主要由金黄色葡萄球菌引起的皮肤软组织感染，如疖、痈、毛囊炎、蜂窝织炎、伤口化脓等。此外还可引起支气管炎、肺炎、脓胸、中耳炎等多个器官感染。

（2）全身感染：细菌进入血流，引起败血症、脓毒血症等，多由金黄色葡萄球菌引起，新生儿或少数免疫功能低下者由表皮葡萄球菌也可引起。

2. 毒素性疾病 由葡萄球菌产生的外毒素引起。

（1）食物中毒：进食含葡萄球菌肠毒素食物后 1~6 h 出现症状，先有恶心、呕吐、上腹痛，继以腹泻，其中呕吐最为突出。大多数患者于 1~2 天内恢复，少数严重者可发生虚脱或休克。该菌引起的食物中毒是夏秋季节常见的胃肠道疾病。

（2）烫伤样皮肤综合征：由表皮剥脱毒素引起。开始皮肤有红斑，1~2 天表皮起皱继而出现大疱，最后表皮脱落，若得不到及时治疗，病死率可达 20%。

（3）毒性休克综合征：主要由 TSST-1 引起。主要表现为急性高热，低血压、猩红热样皮疹伴脱屑，严重时出现休克，有些患者有呕吐、腹泻、肌痛等症状。

3. 菌群失调症　引起假膜性小肠结肠炎。正常人肠道内有少数金黄色葡萄球菌寄居。当脆弱类杆菌、大肠埃希菌等优势细菌因抗菌药物的应用而被抑制或杀灭后，耐药的葡萄球菌趁机繁殖产生肠毒素，引起以腹泻为主的临床症状。其本质是一种菌群失调性肠炎，病理特点是肠黏膜被一层炎性假膜覆盖，炎性假膜由肠黏膜坏死块、炎性渗出物和细菌组成。

三、免疫性

人类对葡萄球菌有一定的天然免疫力。只有当皮肤黏膜损伤后，或患有慢性消耗性疾病如结核、糖尿病、肿瘤等，以及其他病原体感染导致宿主免疫力降低时，才易引起葡萄球菌感染。感染恢复后，虽能获得一定的免疫力，但难以防止再次感染。

四、微生物学检查

1. 直接涂片镜检　依据不同病情采取不同标本。如化脓性病灶采取脓汁、渗出液；疑为败血症采取血液；脑膜炎采取脑脊液；食物中毒则分别采集剩余食物、患者呕吐物和粪便等。脓液、脑脊液标本可直接涂片，革兰染色后镜检。一般根据细菌形态、排列和染色特性可作出初步诊断。

2. 分离培养与鉴定　将脓液等标本接种于血琼脂培养基上，37℃孵育 8～24 h 后挑选可疑菌落行涂片染色镜检。血液标本需先经肉汤培养基增菌后，再接种血琼脂培养基。

致病性葡萄球菌的鉴定主要根据产生凝固酶和耐热核酸酶、产生金黄色色素、有溶血性、发酵甘露醇等作为参考指标。金黄色葡萄球菌易产生耐药性变异，约90%的菌株产生 β‐内酰胺酶，成为青霉素的耐药菌株。对临床分离的菌株，必须做药物敏感试验，指导临床用药。

3. 葡萄球菌肠毒素检查　疑似为金黄色葡萄球菌食物中毒者，有必要做葡萄球菌肠毒素检查。传统的方法是动物实验，现在采用 ELISA 等免疫学方法检测葡萄球菌肠毒素，也可用特异的 DNA 基因探针杂交技术检测葡萄球菌是否为产肠毒素的菌株。

五、防治原则

注意个人卫生、消毒隔离和防止医源性感染。皮肤有化脓性感染者，尤其是手部，未治愈前不宜从事食品制作或饮食服务行业。对皮肤化脓部位要及时进行消毒处理。医务人员鼻咽部带菌率可高达 70%（正常人带菌率为 20%～50%），是医院内交叉感染的重要传染源，因此须预防院内交叉感染。

目前由于抗生素的广泛应用，耐药菌株日益增多。葡萄球菌耐青霉素 G 者高达 90%以上，因此，必须根据药物敏感试验结果，选用敏感抗菌药物。

第二节　链球菌属

链球菌属（Streptococcus）细菌是化脓性球菌中另一类常见的革兰阳性球菌，排列呈长短不一的链状。广泛分布于自然界、人和动物粪便及健康人鼻咽部，大多数不致病。链球菌引起人类的疾病主要有各种化脓性炎症、猩红热、新生儿败血症、细菌性心内膜炎、产褥热及风湿热、肾小球肾炎等疾病。

一、生物学性状

1. 形态与染色　球形或卵圆形，直径 0.6 ~ 1.0 μm。呈链状排列。链的长短与菌种和生长环境有关，在液体培养基中形成的链状排列常比取材于固体培养基上者长。无芽胞，无鞭毛。多数菌株在培养早期（2 ~ 4 h）形成成分为透明质酸的荚膜，随着培养时间的延长，因细菌自身产生的透明质酸酶而使荚膜消失，细胞壁外有菌毛样结构，含型特异的 M 蛋白。革兰染色阳性，若培养日久的老龄菌或被中性粒细胞吞噬后，可转呈革兰阴性。

2. 培养特性　营养要求较高，普通培养基上生长不良，需补充血液、血清、葡萄糖等。大多数兼性厌氧，少数菌株为专性厌氧。在血清肉汤中易形成长链，管底呈絮状沉淀。在血琼脂培养基上，形成灰白色、表面光滑、边缘整齐、直径 0.5 ~ 0.75 mm 的细小菌落。不同菌株溶血情况不同。

3. 生化反应　分解葡萄糖，产酸产气。但链球菌一般不分解菊糖，不被胆汁溶解。这两种特性可被用来鉴别甲型溶血型链球菌和肺炎球菌。

4. 抗原结构　链球菌的抗原结构主要有以下 3 种。

（1）蛋白质抗原：或称表面抗原，具有型特异性，位于 C 抗原外层。A 群链球菌有 M、T、R 和 S 不同性质的蛋白质抗原，与致病性有关的是 M 抗原。

（2）多糖抗原：或称 C 抗原，系群特异性抗原，是细菌壁的组成成分。

（3）核蛋白抗原：或称 P 抗原，无特异性，各种链球菌均相同，并与葡萄球菌有交叉。

5. 分类　链球菌的分类，常用下列两种方法。

（1）根据溶血现象分类：链球菌在血琼脂培养基上生长繁殖后，按其溶血现象分为 3 类。

1）甲型溶血性链球菌（α-hemolytic streptococcus）：菌落周围有 1 ~ 2 mm 宽的草绿色溶血环，称甲型溶血或 α 溶血，因而这类链球菌亦称草绿色链球菌。α 溶血环中的红细胞并未完全溶解。这类链球菌多为机会致病菌。

2）乙型溶血性链球菌（β-hemolytic streptococcus）：菌落周围形成一个 2 ~ 4 mm 宽的完全透明的无色溶血环，称乙型溶血或 β 溶血，β 溶血环中红细胞完全溶解，因而又称溶血性链球菌。这类链球菌致病力强，常引起人和动物的多种疾病。

3）丙型溶血性链球菌（γ-hemolytic streptococcus）：不产生溶血素，菌落周围无溶血环，故又称不溶血性链球菌。一般不致病，常存在于乳类和粪便中。

（2）根据抗原结构分类：按链球菌细胞壁中多糖抗原不同，可分成 A、B、C、D、E、F、G、H、K、L、M、N、O、P、Q、R、S 和 T 群，近年又增加 U、V 群，共 20 群。对人致病的链球菌菌株，90% 左右属于 A 群，B、C、D、G 群偶见。同群链球菌间，因表面蛋白质抗原不同，又分为若干型。如 A 群根据其 M 抗原不同，可分成约 150 个型；B 群分 4 个型和 C 群分 13 个型等。链球菌的群别与溶血性间无平行关系，但对人类致病的 A 群链球菌多数呈现 β 溶血。

6. 抵抗力　除 D 群和某些 N 群链球菌能耐 60 ℃、30 min 外，一般链球菌在 55 ℃、30 min 均可被杀死。对一般消毒剂敏感，在干燥尘埃中可存活数月。乙型链球菌对青霉

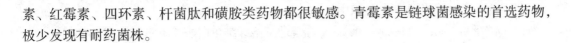

素、红霉素、四环素、杆菌肽和磺胺类药物都很敏感。青霉素是链球菌感染的首选药物，极少发现有耐药菌株。

二、致疾性

（一）致病物质

A 群链球菌也称化脓性链球菌（pyogenic streptococcus），或溶血性链球菌，是人类细菌感染常见的病原菌之一。有较强的侵袭力，并能产生多种外毒素和胞外酶。

1. 细菌胞壁成分

（1）脂磷壁酸（lipoteichoic acid, LTA）：围绕在 M 蛋白外层，与细菌黏附于宿主细胞表面有关，人类口腔黏膜和皮肤上皮细胞、血细胞等细胞膜上均有 LAT 的受体，LTA 与细胞表面受体结合，增强细菌对细胞的黏附性。

（2）M 蛋白（M protein）：是 A 群链球菌细胞壁外的表面蛋白，有 100 多种血清型。M 蛋白是 A 群链球菌的主要致病因子。含 M 蛋白的链球菌具有抗吞噬和抗吞噬细胞内的杀菌作用。纯化的 M 蛋白能使纤维蛋白原沉淀，凝集血小板、白细胞，溶解多形核细胞，并抑制毛细血管中的细胞的移动。此外，M 蛋白与心内膜、心肌、肾小球基膜具有共同抗原，可刺激机体产生特异性抗体，引起超敏反应性疾病。

2. 外毒素

（1）致热外毒素（pyrogenic exotoxin）：曾称红疹毒素（erythrogenic toxin）或猩红热毒素（scarlet fever toxin），是人类猩红热的主要致病物质。由 A 群链球菌溶原菌菌株产生。化学组成为蛋白质。较耐热，96℃、45 min 才能完全灭活。链球菌致热外毒素对兔有致热性和致死性；对培养的脾细胞和巨噬细胞有毒性；能改变血脑屏障通透性，直接作用于下丘脑引起发热反应等。

（2）链球菌溶血素（streptolysin）：有溶解红细胞，破坏白细胞和血小板的作用。根据对 O_2 的稳定性，分为链球菌溶血素 O（streptolysin O, SLO）和链球菌溶血素 S（streptolysin S, SLS）两种。

1）SLO：绝大多数 A 群链球菌菌株和许多 C、G 群菌株能产生 SLO。SLO 对 O_2 敏感，遇 O_2 时，–SH 基即被氧化为 –S–S– 基，失去溶血能力。SLO 对中性粒细胞有破坏作用，引起胞内溶酶体的释放，导致细胞死亡。中性粒细胞释放出的水解酶类还可破坏邻近组织，加重链球菌的感染。此外，SLO 对哺乳动物的血小板、巨噬细胞、神经细胞、心肌等也有毒性作用。SLO 免疫原性强，85%～90% 链球菌感染的患者，于感染后 2～3 周至病愈后数月到 1 年内可检出 SLO 抗体。风湿热患者血清中的 SLO 抗体显著增高，其效价一般在 1：400 以上。因此，测定 SLO 抗体含量，可作为链球菌新近感染指标之一或风湿热及其活动的辅助诊断。

2）SLS：多数 A、C、G 群及有些其他链球菌产生 SLS。链球菌在血琼脂培养基上菌落周围的 β 溶血环是由这种对 O_2 稳定的 SLS 所致。SLS 是小分子的糖肽，无免疫原性。对热和酸敏感，不易保存。

3. 侵袭性酶（invasive enzyme）类　A 群链球菌可产生多种侵袭性酶，与致病性相关的主要有以下几种。

（1）透明质酸酶（hyaluronidase）：又称为扩散因子（spreading factor），能分解细胞间

质的透明质酸，使病菌易于在组织中扩散。

（2）链激酶（streptokinase，SK）：又称链球菌溶纤维蛋白酶（streptococcal fibrinolysase）。作用机制与葡激酶类似。能激活血液中的血浆蛋白酶原，成为血浆蛋白酶，即可溶解血块或阻止血浆凝固，有利于细菌在组织中的扩散。耐热，100℃、50 min 仍保持活性。

（3）链道酶（streptodornase，SD）：又称脱氧核糖核酸酶（streptococcal deoxyribonuclease）。主要由 A、C、G 群链球菌产生。此酶能分解脓液中具有高度黏性的 DNA，使脓汁稀薄易于扩散。由于 SD 和 SK 能致敏 T 细胞，故常进行皮肤试验，通过迟发型超敏反应原理测定受试者的细胞免疫功能，这项试验称为 SK-SD 皮试。此外，现已将 SK、SD 制成酶制剂，临床上用于液化脓性渗出液。

（二）所致疾病

A 群链球菌引起的疾病约占人类链球菌感染的 90%，其感染源为患者和带菌者。传播方式有空气飞沫传播、经皮肤伤口感染和经污染食品传播等途径。

链球菌引起人类多种疾病，大致可分为化脓性、中毒性和超敏反应性这三种类型。

1. 化脓性炎症　①皮肤及皮下组织化脓性炎症：有疖、痈、蜂窝织炎、丹毒等，沿淋巴管扩张，引起淋巴管炎、淋巴腺炎、败血症等。②其他系统感染：如急性扁桃腺炎、咽峡炎，并蔓延周围引起脓肿，如中耳炎、乳突炎、气管炎、肺炎等。也可经产道感染，造成"产褥热"。

2. 中毒性疾病　由毒素引起的猩红热、链球菌毒素休克综合征。

3. 超敏反应性疾病　链球菌感染后，常产生 Ⅱ、Ⅲ 超敏反应，常见有风湿热和急性肾小球肾炎。

4. 其他疾病　B 群链球菌在机体免疫功能低下时，可引起皮肤感染、心内膜炎、产后感染、新生儿败血症和新生儿脑膜炎。甲型链球菌为人类口腔和上呼吸道的正常菌群，若心脏瓣膜已有缺陷或损伤，该菌可在损伤部位繁殖，引起亚急性细菌性心内膜炎。在拔牙或摘除扁桃体时，寄居在口腔、龈缝中的草绿色链球菌可侵入血流引起菌血症。

三、免疫性

A 群链球菌感染后，血清中出现多种抗体，机体可获得对同型链球菌的特异性免疫力。抗 M 蛋白的抗体于链球菌感染数周至数月内可在患者血清中测出。由于链球菌的型别多，各型之间无交叉免疫力，故常反复感染。患过猩红热后产生同型的致热外毒素抗体，能建立牢固的同型抗毒素免疫。

四、微生物学检查

1. 直接涂片镜检　脓汁或咽拭子等标本可直接涂片，革兰染色，镜检发现有典型的链状排列的球菌时，可作出初步诊断。

2. 分离培养　脓汁或棉拭子直接划线接种在血琼脂培养基上，37℃孵育 24 h 后观察菌落。有 β 溶血的菌落，应与葡萄球菌区别；有 α 溶血的菌落，要和肺炎球菌鉴定。疑有败血症的血标本，应先在葡萄糖肉汤中增菌后再在血琼脂培养基上分离鉴定。心内膜炎病例，培养草绿色链球菌宜孵育 3 周以上才能判定结果。

3. 血清学试验　抗链球菌溶血素 O 试验（anti-streptolysin O test，ASO test），简称抗

O 试验，常用于风湿热的辅助诊断。风湿热患者血清中抗 O 抗体比正常人显著增高，大多在 250 U 左右，活动性风湿热患者一般超过 400 U。

五、防治原则

链球菌感染主要通过飞沫传染，应对患者和带菌者及时治疗，以减少传染源。此外，空气、器械、敷料等应注意消毒。对急性咽峡炎和扁桃体炎患者，尤其是儿童，须治疗彻底，以防止急性肾小球肾炎、风湿热及亚急性细菌性心内膜炎的发生。

A 群链球菌感染的治疗，青霉素 G 为首选药物。预防感冒，避免链球菌感染，对减少风湿热和肾小球肾炎等超敏反应性疾病的发生有较好效果。

第三节　肺炎链球菌

肺炎链球菌（*S. pneumoniae*）俗称肺炎球菌（pneumococcus），常寄居于正常人的鼻咽腔中，多数不致病或致病力弱，仅少数有致病性，是细菌性大叶性肺炎、脑膜炎和支气管炎的主要病原菌。

一、生物学性状

1. 形态与染色　革兰阳性，菌体呈矛头状，多数成双排列，宽端相对，尖端向外（图 6-2）。在痰液、肺组织病变中亦可呈单个或短链状排列。无鞭毛和芽胞。在机体内或含血清的培养基中能形成荚膜，荚膜需特殊染色才能见到。

2. 培养特性　营养要求较高，在含有血液或血清的培养基中才能生长。在血琼脂培养基上形成的菌落与甲型溶血性链球菌的菌落极相似。菌落周围亦有草绿色 α 溶血环。肺炎链球菌能产生自溶酶，若孵育时间超过 48 h，菌体渐溶解，菌落中央下陷呈脐状。在血清肉汤中孵育，初期呈混浊生长，稍久亦因菌自溶而使培养液变澄

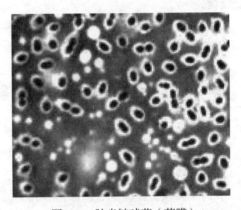

图 6-2　肺炎链球菌（荚膜）

清。自溶酶可被胆汁等活性物质激活，从而促进培养物中的菌体溶解，此为胆汁溶菌试验阳性。

3. 抗原结构与分型

（1）荚膜多糖抗原：由存在于荚膜中的多糖多聚体组成。根据此抗原，肺炎链球菌可分为 90 多个血清型，分别以 1、2、3 等表示。个别型还可分成不同亚型，如 7A、7B、7C 和 7D 亚型。某些肺炎链球菌血清型之间，或与其他细菌间可有交叉反应。

（2）C 多糖抗原：是一种特异性的多糖，存在于肺炎链球菌细胞壁中，为各型菌株所共有。与其他链球菌的群特异性 C 多糖结构类似，但抗原性不同。在钙离子存在时，肺炎链球菌 C 多糖可与正常人血清中称为 C 反应蛋白（C reactive protein，CRP）的 β 球蛋白结合，发生沉淀。CRP 不是抗体，正常人血清中只含微量，急性炎症患者 CRP 含量剧增，

故用 C 多糖来测定 CRP，对活动性风湿热的诊断有一定意义。

4. 抵抗力 肺炎链球菌对多数理化因素抵抗力较弱。对一般消毒剂均敏感。有荚膜菌株抗干燥力较强，在干痰中可存活 1～2 个月。对青霉素、红霉素、林可霉素等敏感，但亦有耐药性菌株出现。

二、致病性

（一）致病物质

1. 荚膜 有抗吞噬作用，是肺炎链球菌的主要致病物质。当有荚膜的光滑（S）型菌失去荚膜成为粗糙（R）型时，其毒力减低或消失。

2. 肺炎链球菌溶血素 O（pneumolysin O） 其性质类似 A 群链球菌的 SLO。对 O_2 敏感，能溶解人和动物的红细胞。

3. 脂磷壁酸 存在于细胞壁表面，为肺炎链球菌黏附到肺上皮细胞或血管内皮细胞表面起重要作用。

4. 神经氨酸酶 在新分离株中发现有该酶，能分解细胞糖蛋白和糖脂的末端 N– 乙酰神经氨酸。该酶可能与肺炎链球菌能在鼻咽部和支气管黏膜上定植、繁殖和扩散有关。

（二）所致疾病

肺炎链球菌主要引起人类大叶性肺炎，也可引起中耳炎、乳突炎、鼻窦炎、脑膜炎和败血症等。

肺炎链球菌在正常人的口腔及鼻咽部经常存在，一般不致病，只形成带菌状态。当机体免疫功能降低时才能引起疾病，属于内源性传染。尤其是在呼吸道病毒感染后或婴幼儿、老年体弱者易发生肺炎链球菌肺部感染。大叶性肺炎临床主要表现为突然发病，恶寒、发热、咳嗽、胸痛、咳铁锈色痰等。

三、免疫性

肺炎球菌感染后，可建立较牢固的型特异性免疫。其免疫机制主要是机体产生荚膜多糖型特异性抗体，此抗体在发病后 5～6 天就可形成。荚膜与相应抗体结合后易被吞噬。个别型荚膜多糖尚能直接激活补体旁路途径，这在特异性抗体未产生前，对入侵病菌的杀灭更具有重要意义。

四、微生物学检查

1. 直接涂片镜检 痰或脑脊液沉淀物，可作涂片经革兰染色后镜检。如发现典型的革兰阳性且具有荚膜的双球菌存在，即可作出初步诊断。

2. 分离培养与鉴定 痰或脓液直接划线接种于血琼脂培养基上，37℃孵育 24 h 后，挑取 α 溶血的可疑菌落作鉴定。血液或脑脊液标本须先经血清肉汤增菌后，再接种于血琼脂培养基上行分离培养。

肺炎链球菌的鉴定，主要应与甲型溶血性链球菌鉴别。其中以菊糖发酵试验、胆汁溶菌和奥普托欣（Optochin）试验最为常用。在上述试验中，肺炎链球菌均为阳性，甲型溶血性链球菌为阴性。必要时可作小鼠毒力试验加以鉴别：将少量具有毒力的肺炎链球菌注入小鼠腹腔内，一般 24 h 内死亡。此亦可用于有杂菌污染严重的标本，当小白鼠发病濒死剖检后，取心血或腹腔渗出液常可分离得肺炎链球菌纯培养。若为甲型溶血性链球菌，小鼠并不死亡。

五、防治原则

近年来，国外用多价荚膜多糖疫苗预防儿童、老年人和慢性病患者感染有较好效果。人群感染的肺炎链球菌菌型在不断变迁，而且耐药菌株日益增多，因此要加强肺炎链球菌菌型的监测。临床治疗应选用敏感的抗生素。

第四节　奈瑟菌属

奈瑟菌属（*Neisseria*）是一群革兰阴性双球菌。无鞭毛和芽胞，有菌毛和荚膜。专性需氧，具有氧化酶和触酶。

奈瑟菌属有脑膜炎奈瑟菌（*N. meningitidis*）、淋病奈瑟球菌（*N. gonorrhoeae*）、干燥奈瑟菌（*N. sicca*）、浅黄奈瑟菌（*N. subflava*）、金黄奈瑟菌（*N. flavescens*）、黏膜奈瑟菌（*N. mucosa*）等，但对人致病的只有脑膜炎奈瑟菌和淋病奈瑟球菌。除淋病奈瑟球菌寄生于泌尿道黏膜外，其他奈瑟菌均可存在于鼻咽腔黏膜。

一、脑膜炎奈瑟菌

脑膜炎奈瑟菌俗称脑膜炎球菌（meningococcus），为流行性脑脊髓膜炎（流脑）的病原菌。

（一）生物学性状

1. 形态与染色　肾形革兰阴性双球菌，两菌接触面平坦或略向内陷，凹面相对，直径 0.6 ~ 0.8 μm。人工培养后可呈卵圆形，排列较不规则，单个、成双或 4 个相联等。在孵育 24 h 后的培养物中，常呈现衰退形态，菌体大小较不一致，着色亦深浅不匀。在患者脑脊髓液中，大多位于中性粒细胞内，形态典型。一般无荚膜，有菌毛，但新分离菌株大多有荚膜和菌毛。

2. 培养特性　营养要求较高，必须在含有血清或血液的培养基中方能生长。最常用的是经加热（80℃以上）的血液琼脂培养基（称为巧克力色血液培养基）或卵黄双抗琼脂培养基（EPV）。专性需氧，在初次培养时，在 5% ~ 10% CO_2 低氧环境中生长最旺盛。37℃孵育 24 h 后，形成直径 1.0 ~ 1.5 mm，圆形、光滑、透明、似露滴状菌落。在血琼脂培养基上不溶血，在血清肉汤中均匀混浊生长。产生自溶酶，人工培养物若不及时转种，超过 48 h 常死亡。自溶酶 60℃、30 min 或甲醛液处理均可使之破坏。

3. 生化反应　大多数脑膜炎奈瑟菌分解葡萄糖和麦芽糖，产酸不产气。氧化酶和触酶阳性。

4. 抗原结构与分类　脑膜炎奈瑟菌有荚膜多糖群特异性抗原、外膜蛋白型特异性抗原、脂寡糖抗原和核蛋白抗原。根据荚膜多糖群特异性抗原不同，将脑膜炎奈瑟菌分为 A、B、C、D、X、Y、Z、29E、W135、L、H、I 和 K 等 13 个血清群，我国以 A 群为主。据外膜蛋白组分不同，各血清群又可分为若干血清型，但 A 群所有菌株的外膜蛋白相同。

5. 抵抗力　对理化因素的抵抗力很弱。对寒冷、日光、热力、干燥、紫外线及一般消毒剂均敏感。在室温中 3 h 即死亡；55℃、5 min 内被破坏。1% 苯酚、75% 乙醇或 0.1% 苯扎溴铵均可迅速使之死亡。

（二）致病性

1. 致病物质　新分离的脑膜炎奈瑟菌具有荚膜和菌毛。菌毛可黏附至咽部黏膜上皮细胞表面，荚膜具有抗吞噬作用。脑膜炎奈瑟菌的主要致病物质是内毒素。病菌侵入机体繁殖后，因自溶或死亡而释放内毒素。内毒素作用于小血管和毛细血管，引起坏死、出血，故出现皮肤瘀斑和微循环障碍。败血症时，因大量内毒素释放可造成 DIC 及中毒性休克。

此外，目前已证实脑膜炎奈瑟菌和淋病奈瑟球菌能产生一种胞外酶，即 IgA 蛋白酶，能特异性地裂解人 IgA1，从而破坏局部免疫功能，它在致病中的作用越来越受到重视。

2. 所致疾病　引起流行性脑脊髓膜炎（简称流脑）。目前我国流行的血清群 95% 以上是 A 群。近年来亦发现有 B 群，虽为散发，但病情重，死亡率高。此外，尚有少数是 C 群菌株。细菌通常寄居于正常人鼻咽腔，有 5%～10% 的健康人鼻咽部带有此菌，在流行期可高达 20%～70%，但带菌者 90% 并不致病，少数可引起鼻咽炎，严重者造成菌血症，仅 1%～2% 的人，经血液或淋巴液到达脊髓膜，引起化脓性脑脊髓膜炎。带菌者和患者是传染源。

病菌主要经呼吸道飞沫传播。按病菌毒力、数量和机体免疫力高低，流脑病情复杂多变轻重不一。一般表现有 3 种临床类型：普通型、暴发型和慢性败血症型。普通型潜伏期 2～3 天，长者可达 10 天。本病的发生和机体免疫力有密切的关系，当机体抵抗力低下时，寄居于鼻咽部的细菌大量繁殖而侵入血流，引起菌血症和败血症，患者出现恶寒、发热、恶心、呕吐、皮肤上有出血性皮疹，皮疹内可查到脑膜炎奈瑟菌，突破血脑屏障者侵犯脑脊髓膜，发生化脓性脑脊髓膜炎，出现头痛、喷射性呕吐、颈项强直等脑膜刺激征。严重者由于两侧肾上腺出血，发生肾上腺功能衰竭、中毒性休克。上述症状的产生，与细菌自溶和死亡释放出大量内毒素有关。暴发型只见于少数患者，起病急剧凶险，若不及时抢救，常于 24 h 内危及生命。慢性败血症不多见，主要见于成人患者，病程可迁延数日。普通型和暴发型以儿童罹患为主。

（三）免疫性

机体对脑膜炎奈瑟菌的免疫以体液免疫为主。感染后产生的荚膜多糖抗体、抗外膜蛋白抗体，有特异杀伤脑膜炎奈瑟菌的作用，抗脂寡糖抗体可能在中和毒性方面有一定意义。成人对脑膜炎奈瑟菌有较强免疫力，感染后仅 1%～2% 表现为流行性脑脊髓膜炎。儿童免疫力较弱，感染后发病率较高。

（四）微生物学检查法

1. 标本采集　采取患者脑脊液、血液或刺破出血瘀斑取其渗出物。带菌者检查可用鼻咽棉拭子，深入口腔，直达腭垂后鼻咽腔部，小心旋转采取分泌物送检。

2. 直接涂片镜检　在瘀斑处采取血液或组织液涂片，经革兰染色，如找到肾形革兰阴性双球菌，可作初步报告。对脑脊液标本，离心取沉淀物制备涂片，用革兰染色或亚甲蓝染色镜检，在多形核细胞中找到肾形双球菌，结合临床症状即可确诊。也可用免疫荧光法直接查菌体。

3. 分离培养与鉴定　无菌采取的瘀斑血或脑脊液先行葡萄糖肉汤增菌，或直接接种于巧克力色血液培养基或卵黄双抗琼脂培养基上，5%、CO_2环境下，培养 18～24 h，观察结果。

4. 快速诊断法　脑膜炎奈瑟菌易自溶，患者脑脊液和血清中有其可溶性抗原存在。应用血清学原理，可用已知群抗体快速检测相应抗原。

（1）对流免疫电泳：一般 1 h 内即可得结果。本法较常规培养法敏感，特异性也高，且经治疗的患者也可用此来协助诊断。

（2）SPA 协同凝集试验：先用脑膜炎奈瑟菌 IgG 抗体标记 Cowan I 葡萄球菌，然后加入待测血清或脑脊液，若标本中含有相应可溶性抗原，则可见葡萄球菌的凝集现象。

（五）防治原则

对儿童注射流脑荚膜多糖疫苗进行特异性预防，常用 A、C 二价或 A、C、Y 和 W135 四价混合多糖疫苗。注意隔离治疗流脑患者，控制传染源。流行期间儿童可口服磺胺药物预防。治疗流脑首选为青霉素 G，剂量要大，对过敏者可选用红霉素。

二、淋病奈瑟球菌

淋病奈瑟球菌又称淋球菌（gonococcus），是人类淋病的病原体，主要引起人类泌尿生殖系统黏膜的急性或慢性化脓性感染。

（一）生物学特性

1. 形态与染色　形态与脑膜炎奈瑟菌相似。革兰阴性双球菌，两菌接触面平坦，似一对咖啡豆。脓汁标本中，大多数淋病奈瑟球菌常位于中性粒细胞内（图 6-3）。但慢性淋病患者的淋病奈瑟球菌多分布于细胞外。无芽胞，无鞭毛，有荚膜和菌毛。用碱性亚甲蓝液染色时，菌体呈深蓝色。

2. 培养特性　专性需氧，初次分离培养时须供给 5% CO_2。营养要求高，巧克力色血液培养基是适宜培养基。最适培养温度为 35～36℃，低于 30℃或高于 38.5℃生长停止。孵育 48 h 后，形成凸起、圆形、灰白色、直径 0.5～1.0 mm 的光滑型菌落。

3. 生化反应　只分解葡萄糖，产酸不产气，不分解其他糖类。氧化酶试验阳性。

4. 抗原结构与分类　淋病奈瑟球菌的表层抗原至少有三类。

（1）菌毛蛋白抗原：菌毛存在于有毒株，直径约 6 nm，每根菌毛是由 10×10^3 个相同的蛋白质单位组成的单丝状结构。由不同菌株提取的菌毛，其抗原性不同。

（2）脂寡糖抗原：与其他革兰阴性菌的 LPS 相似。

（3）外膜蛋白抗原：包括 P I 、P II 和 P III 。 P I 为主要外膜蛋白，占淋病奈瑟球菌外膜总质量的 60% 以上，是淋病奈瑟球菌分型的主要基础，至少可分为 18 个不同血清型，有助于流行病学调查。

5. 抵抗力　淋病奈瑟球菌抵抗力极弱，对热、冷、干燥和消毒剂极度敏感，在干燥环境中

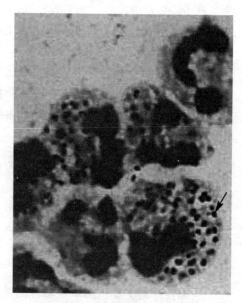

图 6-3　淋病奈瑟球菌
（中性粒细胞中可见淋病奈瑟球菌成双排列）

仅存活 1~2 h，55℃ 环境存活时间不超过 5 min；用 1/4 000 硝酸银作用 2 min 即被杀灭；对多种抗生素敏感，但易产生耐药性。

（二）致病性

1. 致病物质 淋病奈瑟球菌的致病物质包括菌体表面结构如菌毛、荚膜和外膜蛋白，IgA1 蛋白酶等。淋病奈瑟球菌借助菌毛黏附于人类生殖泌尿道黏膜，不易被尿液冲去；淋病奈瑟球菌的荚膜具有抗吞噬作用，即使被吞噬，仍能寄生在吞噬细胞内；外膜蛋白 P I 可直接插入中性粒细胞的膜上，严重破坏膜结构的完整性导致膜损伤，P II 分子参与淋病奈瑟球菌与一些宿主细胞间的黏附作用，P III 则可阻抑杀菌抗体的活性。淋病奈瑟球菌尚能产生 IgA1 蛋白酶，能裂解人 IgA1，使菌仍能黏附至黏膜表面，因此也是不可忽视的毒力因子。

2. 所致疾病 引起淋病，人类是淋病奈瑟球菌唯一的自然宿主。细菌主要通过性接触而传播，污染的毛巾、衣裤、被褥等也起一定传播作用。潜伏期 2~5 天，淋病奈瑟球菌进入尿道后，通过菌毛黏附到柱状上皮细胞表面，在局部繁殖后，再侵入细胞内繁殖，引起化脓性炎症。成人感染初期，男性引起尿道炎，女性引起尿道炎和阴道炎、宫颈炎。如治疗不彻底，可扩散至生殖系统，引起慢性感染。产妇患有淋菌性阴道炎或宫颈炎时，新生儿出生时可得淋球菌性结膜炎。

（三）免疫性

人类对淋病奈瑟球菌无自然免疫力，均易感。多数患者可自愈，并产生特异性 IgM、IgG 和分泌性 IgA 抗体，但免疫力不持久，再感染和慢性患者较普遍。

（四）微生物学检查法

1. 直接涂片染色 用无菌棉拭子取泌尿道脓性分泌物或宫颈口表面分泌物直接涂片革兰染色，镜检发现中性粒细胞中有革兰阴性双球菌，可作诊断。

2. 分离培养与鉴定 淋病奈瑟球菌抵抗力弱，标本采集后应注意保暖保湿，立即送检接种。为抑制杂菌生长，在培养基中加入抗生素如多黏菌素 B 和万古霉素，可提高检出率。在 5% CO_2 中，35~36℃ 孵育 36~48 h，挑取可疑菌落涂片染色，镜检呈现革兰阴性双球菌即可初步诊断。并进一步作氧化酶试验、糖发酵试验或直接免疫荧光试验等确诊。

（五）防治原则

淋病是一种性接触传播疾病，成人淋病基本上是通过性交传染，开展防治性病的知识教育及防止不正当的两性关系是非常重要的环节。治疗首选药物是青霉素类，但近年来耐药菌株不断增加，特别是多重耐药的淋病奈瑟球菌给防治性病带来困难。为此，还应作药物敏感试验以指导合理选择药物。

新生儿出生时，不论母亲有无淋病，都应以氯霉素链霉素合剂滴入双眼，以预防新生儿淋球菌性结膜炎的发生。目前尚无有效的疫苗供特异性预防。

小　结

病原性球菌主要包括革兰阳性的葡萄球菌、链球菌、肺炎链球菌和革兰阴性的脑膜炎奈瑟菌和淋病奈瑟球菌等。它们形态排列各有特点，但结构相近，均无芽胞和鞭毛，肺炎链球菌有明显的荚膜，而脑膜炎和淋病奈瑟球菌有菌毛。葡萄球菌属根据生化反应和产生色素等不同可分为金黄色葡萄球菌、表皮葡萄球菌和腐生葡萄球菌 3 种。其中金黄色葡萄球菌多为致病菌，表皮葡萄球菌偶尔致病，腐生葡萄球菌一般不致病。致病物质包括血浆凝固酶、葡萄球菌溶血素、杀白细胞素、肠毒素、表皮剥脱毒素和中毒素休克综合征毒素–1 等以及菌体表面物质（如 SPA）等，引起化脓性感染或败血症，还可引起毒素性疾病（食物中毒、烫伤样皮肤综合征、中毒性休克综合征）及菌群失调症（假膜性小肠结肠炎）等。溶血性链球菌和肺炎链球菌生物学特性相似，营养要求相对较高，抵抗力较弱。A 族溶血性链球菌的主要致病物质为结构蛋白（M 蛋白）侵袭性酶（透明质酸酶、链激酶和链道酶）、毒素（溶血素 "O" 和 "S" 及致热外毒素等），引起化脓性炎症，毒素性疾病（猩红热）及超敏反应性疾病（风湿热、肾小球肾炎）。肺炎链球菌的主要致病物质为荚膜，引起大叶性肺炎。脑膜炎奈瑟菌和淋病奈瑟球菌营养要求很高，初次分离还需要 5% CO_2，抵抗力较弱。脑膜炎奈瑟菌的致病物质为内毒素、荚膜和菌毛，引起流行性脑脊髓膜炎；淋病奈瑟球菌的致病物质为菌毛、荚膜、外膜蛋白及 IgA1 蛋白酶，引起人类淋病。病原性球菌感染实验室检查包括标本直接涂片镜检、分离鉴定和血清学试验（如链球菌的抗 O 试验）。病原性球菌感染后免疫力一般不持久。

复习思考题

一、名词解释
1. 葡萄球菌 A 蛋白（SPA）
2. 抗 "O" 试验

二、简答题
1. 病原性球菌包括哪几种？
2. 葡萄球菌能产生哪些致病物质？引起哪些疾病？
3. 致病性葡萄球菌的鉴定指标有哪些？
4. 抗链球菌溶血素 O（抗 O）试验的原理是什么？可辅助诊断什么疾病？
5. 肺炎链球菌的主要致病因子和所致主要疾病是什么？
6. 脑膜炎奈瑟菌的抵抗力特点如何？在检材采取和培养时应注意什么？
7. 试述淋病奈瑟球菌的传染特点和致病性。
8. 乙型溶血性链球菌能产生哪些致病物质？引起哪些疾病？

（银国利）

数字课程学习

▶️ 微视频　⬇️ 教学 PPT　✏️ 自测题　◆ 拓展阅读

第七章
肠杆菌科

肠杆菌科（Enterobacteriaceae）细菌是一大群生物学特性相似的革兰阴性杆菌，常寄居在人和动物的肠道内，随人与动物粪便排出，亦存在于土壤、水和腐物中。其中大多数是肠道的正常菌群，但当宿主免疫力降低或细菌移位至肠道以外部位时，可成为机会致病菌而引起疾病；少数为病原菌，如伤寒沙门菌、志贺菌、致病性大肠埃希菌，可通过消化道感染致病。

肠杆菌科细菌种类繁多。根据生化反应、抗原结构、核酸杂交和序列分析，目前肠杆菌科至少有 44 个属，170 多个种。与医学有关的有埃希菌属、志贺菌属、沙门菌属、克雷伯菌属、变形杆菌属、摩根菌属、枸橼酸杆菌属、肠杆菌属、沙雷菌属和耶尔森菌属10 个菌属，30 个菌种（表 7-1）。

表 7-1　肠杆菌科中与医学有关的细菌

属	代表种	引起疾病
埃希菌属（Escherichia）	大肠埃希菌（E. coli）	肠道外感染，胃肠炎
志贺菌属（Shigella）	痢疾志贺菌（S. dysenteriae）	细菌性痢疾
沙门菌属（Salmonella）	伤寒沙门菌（S. typhi）	肠热症、胃肠炎、败血症
枸橼酸杆菌属（Citrobacter）	弗劳地枸橼酸杆菌（C. freundii）	机会致病菌，引起继发性感染
克雷伯菌属（Klebsiella）	肺炎克雷伯菌（K. pneumoniae）	肺炎、泌尿系、创伤感染，败血症等
肠杆菌属（Enterobacter）	产气肠杆菌（E. aerogenes）	机会致病菌，引起泌尿道、呼吸道及创伤感染
沙雷菌属（Serratia）	黏质沙雷菌（S. marcescens）	机会致病菌，引起泌尿道、呼吸道及创伤感染
变形杆菌属（Proteus）	普通变形杆菌（P. vulgaris）	食物中毒，泌尿道、呼吸道感染等
耶尔森菌属（Yersinia）	鼠疫耶尔森菌（Y. pestis）	鼠疫
摩根菌属（Morganella）	摩根菌（M. morganii）	泌尿道和创伤感染

肠杆菌科具有下列共同生物学特性。

1. 形态结构相似　为（0.3~1.0）μm×（1~6）μm 中等大小，两端钝圆的革兰阴性杆菌。无芽胞，多数有鞭毛和菌毛，少数有荚膜。

2. 营养要求不高　需氧或兼性厌氧菌。在普通培养基上生长繁殖后形成湿润、光滑、灰白色的直径 2~3 mm 的中等大小菌落。有些菌在血琼脂培养基上可出现溶血环。在液体培养基中，呈均匀混浊生长。

3. 生化反应活泼　能分解多种糖类和蛋白质，形成不同代谢产物，常用来区别不同菌属和菌种。乳糖发酵试验在初步鉴别肠道致病和非致病菌时有重要意义，致病菌一般不分解乳糖，而非致病菌多数能分解乳糖。临床上常用的沙门 – 志贺氏琼脂培养基（SS 培养基）等肠道选择培养基含有乳糖和指示剂等物质，根据分离菌是否分解乳糖产酸导致菌落颜色变化情况，对致病菌做选择的同时，起一定的鉴别作用。

4. 抗原结构复杂　主要有菌体（O）抗原、鞭毛（H）抗原和荚膜（K）抗原。其他尚有菌毛抗原。

（1）O 抗原：存在于细胞壁脂多糖（LPS）层，具有属、种特异性。O 抗原耐热，100℃不被破坏。O 抗原刺激机体主要产生 IgM 抗体。

（2）H 抗原：存在于鞭毛蛋白。不耐热，60℃、30 min 即被破坏。H 抗原刺激机体主要产生 IgG 抗体。

（3）荚膜抗原：位于 O 抗原外围，能阻止 O 凝集现象。多糖或蛋白质性质，但60℃、30 min 可去除之。重要的有伤寒沙门菌的 Vi 抗原，大肠埃希菌的 K 抗原等。

5. 抵抗力不强　因无芽胞，对理化因素抵抗力不强。加热 60℃经 30 min 即死亡。易被一般消毒剂杀灭，常用氯进行饮水消毒。胆盐、煌绿等对大肠埃希菌等非肠道致病菌有抑制作用，可制备选择性培养基来分离肠道致病菌。

6. 易发生变异　肠杆菌科易出现变异菌株。除自发突变外，可以通过转导、接合或溶原性转换等基因转移和重组方式使受体菌获得新的性状而发生变异。其中最常见的是耐药性转移、毒素产生和生化反应特性等的改变。这在致病力、细菌学诊断、治疗与预防中均有重要意义。

第一节　埃 希 菌 属

埃希菌属（*Escherichia*）有 6 个种，其中大肠埃希菌（*E. coli*）是最常见的临床分离菌，俗称大肠杆菌。大肠埃希菌是肠道中重要的正常菌群，在人出生后数小时就进入肠道，并伴随终生，并能为宿主合成一些具有营养作用的合成代谢产物。当机体免疫力下降或该菌侵入肠道外组织器官后，可成为机会致病菌，引起肠道外感染，以化脓性感染和泌尿道感染最为常见。某些大肠埃希菌具有致病性，可引起人类胃肠炎，称为致病性大肠埃希菌。

一、生物学性状

1. 形态与染色　中等大小革兰阴性杆菌，多数菌株有周身鞭毛，动力试验阳性。有普通菌毛与性菌毛，肠外感染菌株有多糖类包膜（微荚膜）。

2. 培养特性与生化反应　在普通琼脂平板 37℃培养 24 h 后，形成 2~3 mm 的圆形灰白色光滑菌落。生化反应能力较强。能发酵乳糖，产酸产气，可同沙门菌、志贺菌等区别。吲哚、甲基红、VP、枸橼酸盐（IMViC）试验结果为"++--"，即为典型大肠埃希菌。

3. 抗原结构 有 O、H 和 K 三种抗原。O 抗原有 170 多种，是血清学分型的基础；H 抗原有 60 多种；K 抗原有 100 多种，为荚脂多糖抗原。从患者新分离的大肠埃希菌多有 K 抗原。根据耐热性等不同，K 抗原分为 L、A、B 三型，其中 A 型耐热，L、B 型不耐热。大肠埃希菌血清型的表示方式是按 On：Kn：Hn 排列，如 O111：K58（B4）：H2。

4. 抵抗力 大肠埃希菌对热的抵抗力较其他肠道杆菌强，经 55℃、60 min 或 60℃、15 min 仍有部分存活。在自然界的水中，可存活数周至数月，在温度较低的粪便中存活更久。胆盐、煌绿等对大肠埃希菌有抑制作用。大肠埃希菌对磺胺类、链霉素、氯霉素等敏感，但易耐药。

二、致病性

（一）致病物质

1. 黏附素（adhesin） 能使细菌紧密黏附在泌尿道和肠道的黏膜上皮细胞上，包括定植因子（colonization factor，CF，CF/Ⅰ、CF/Ⅱ、CF/Ⅲ型）、集聚黏附菌毛；紧密黏附素；束形成菌毛；P 菌毛；Dr 菌毛；Ⅰ型菌毛和侵袭质粒抗原等。大肠埃希菌黏附素具有较强的抗原性，能刺激机体产生特异性抗体。

2. 肠毒素 肠产毒型大肠埃希菌能产生肠毒素，包括不耐热肠毒素（heat-labile enterotoxin，LT）和耐热肠毒素（heat-stable enterotoxin，ST）两种类型。

（1）LT：对热不稳定，60℃、30 min 处理即被破坏。毒素蛋白由 A、B 两个亚单位组成，A 又分成 A1 和 A2，其中 A1 是毒素的活性部分。B 亚单位与小肠黏膜上皮细胞膜表面的 GM1 神经节苷脂受体结合后，A 亚单位穿过细胞膜与腺苷酸环化酶作用，使胞内 ATP 转化为 cAMP。当 cAMP 增加后，导致小肠液体过度分泌，超过肠道的吸收能力而出现腹泻。LT 免疫原性较强，并与霍乱弧菌肠毒素相似，两者的抗血清有交叉中和作用。

（2）ST：对热稳定，100℃、20 min 不被破坏。该毒素可激活小肠上皮细胞的鸟苷酸环化酶，使胞内 cGMP 增加，导致肠黏膜细胞过度分泌，肠腔积液过多而发生腹泻。ST 相对分子质量小，免疫原性弱。

3. 志贺毒素（Shiga toxin，Stx） 肠出血型大肠埃希菌产生 Stx-1 和 Stx-2，毒素的结构、作用与志贺毒素相似。

此外，还有内毒素、荚膜、载铁蛋白和Ⅲ型分泌系统等。

（二）所致疾病

1. 肠道外感染 多数大肠埃希菌在肠道内不致病，但如移位至肠道外的组织或器官则可引起肠道外感染。多为内源性感染，以泌尿道系统感染和化脓性感染为常见，如尿道炎、膀胱炎、肾盂肾炎，也可引起腹膜炎、胆囊炎、阑尾炎等。婴儿、年老体弱、慢性消耗性疾病、大面积烧伤患者，大肠埃希菌可侵入血流，引起败血症。早产儿，尤其是出生后 28 天内的新生儿，易患大肠埃希菌性脑膜炎。

2. 肠道感染（胃肠炎） 某些血清型大肠埃希菌能引起人类胃肠炎。根据其致病机制不同，分为 5 种类型（表 7-2）。

（1）肠产毒性大肠埃希菌（enterotoxigenic *E. coli*，ETEC）：常引起婴幼儿和旅游者腹泻。临床上常出现轻度水泻，也可呈严重的霍乱样症状。腹泻常为自限性，一般 2～3 天即愈，但营养不良者可达数周，也可反复发作。致病物质主要是肠毒素和定植因子。

（2）肠侵袭性大肠埃希菌（enteroinvasive *E. coli*，EIEC）：在表型和致病性方面与志贺菌相似，主要侵犯较大儿童和成人。所致疾病很像细菌性痢疾，有发热、腹痛、腹泻、脓血便及里急后重（频繁便意）等症状。EIEC 能侵袭结肠黏膜上皮细胞并在其中生长繁殖，导致组织破坏和炎症发生。EIEC 侵袭结肠黏膜上皮细胞的能力与质粒侵袭性基因有关。

表 7-2　引起胃肠炎的大肠埃希菌

菌株	作用部位	疾病与症状	致病机制	常见 O 血清型
ETEC	小肠	旅行者腹泻；婴幼儿腹泻；水样便，恶心，呕吐，腹痛，低热	质粒介导 LT 和（或）ST 肠毒素，大量分泌液体和电解质	6、8、15、25、27、78、148、159
EIEC	大肠	发热、腹痛、腹泻、脓血便及里急后重	质粒介导侵袭和破坏结肠黏膜上皮细胞	28ac、29、112ac、124、136、143、144、152、164、167
EPEC	小肠	婴儿腹泻；水样便，恶心，呕吐，发热	质粒介导黏附和破坏上皮细胞绒毛结构导致吸收受损和腹泻	2、55、86、111、114、119、125、126、127、128、142、158
EHEC	大肠	水样便，继以大量出血，剧烈腹痛，低热或无，可并发 HUS、血小板减少性紫癜	溶原性噬菌体编码 Stx-Ⅰ 或 Stx-Ⅱ，中断蛋白质合成	157、26、111
EAEC	小肠	婴儿腹泻；持续性水样便，呕吐，脱水，低热	质粒介导集聚性黏附上皮细胞，阻止液体吸收	42、44、3、86 等

（3）肠致病性大肠埃希菌（enteropathogenic *E. coli*，EPEC）：是婴儿腹泻的主要病原菌，有高度传染性，严重者可致死，成人少见。细菌侵入肠道后，主要在十二指肠、空肠和回肠上段黏膜表面大量繁殖，导致刷状缘被破坏、微绒毛萎缩、上皮细胞排列紊乱和功能受损，干扰肠道对液体等的吸收功能，造成严重腹泻。EPEC 不产生外毒素。鉴定 EPEC 可根据临床表现与血清型。

（4）肠出血性大肠埃希菌（enterohemorrhagic *E. coli*，EHEC）：引起散发性或暴发性出血性结肠炎，症状轻重不一，可为轻度水样腹泻至伴剧烈腹痛的血便。少数患儿可并发有急性肾衰竭、血小板减少、溶血性尿毒综合征（HUS）。致病物质是志贺样毒素。EHEC 的代表菌是 O157：H7 血清型。

（5）肠聚集性大肠埃希菌（enteroaggregative *E. coli*，EAEC）：引起婴儿持续性腹泻，脱水，偶有血便，不侵袭细胞。这类细菌的特点是能在细胞表面自动聚集，形成砖状排列。感染导致微绒毛变短，单核细胞浸润和出血。EAEC 还能刺激黏液的分泌，促使细菌形成生物膜覆盖在小肠的上皮上。此外，致病物质可能还包括毒素的产生。

三、微生物学检查

1. 标本　肠道外感染取中段尿、血液、脓液、脑脊液等，腹泻者取粪便。

2. 分离培养与鉴定

（1）涂片染色检查：除血液标本外，均可作涂片染色检查。

（2）分离培养：血液需先经肉汤增菌，再转种血琼脂培养基。其他标本可同时接种血琼脂培养基和肠道杆菌选择性培养基。37℃孵育 18~24 h，观察菌落并涂片染色镜检，并采用一系列生化反应进行鉴定。

（3）鉴定：初步鉴定根据 IMViC（++--）试验，最后鉴定靠系列生化反应。尿路感染尚需计数菌落量，每毫升尿含菌量 $\geq 1 \times 10^5$ 时，才有诊断价值。对引起腹泻的致病性大肠埃希菌的鉴定还要做血清学定型，必要时测定肠毒素等毒力因子。

3. 卫生细菌学检查　寄居于肠道中的大肠埃希菌可不断随粪便排出体外，污染周围环境和水源、食品等。取样检查时，样品中大肠埃希菌越多，表示样品被粪便污染越严重，也表明样品中存在肠道致病菌的可能性越大。因此，卫生细菌学以"大肠菌群数"作为饮用水、食品等粪便污染的指标之一。

我国规定的卫生标准是大肠菌群数在每 100 mL 饮用水中不得检出。

四、防治原则

在家畜中，用菌毛疫苗防治新生畜崽腹泻已获得成功。例如，在孕牛产前 6 个月接种大肠埃希菌 K99 株的菌毛抗原，则新生牛犊吮乳后可被动获得特异菌毛抗体，而受到同型菌毛型大肠埃希菌感染的免疫保护。

污染的食品和水是 ETEC 感染重要的传染媒介，EHEC 则常由污染的肉类和牛奶引起，例如，美国多次 EHEC 流行，传染源是汉堡包中污染 EHEC 的牛肉馅，因此，充分的烹调可减少 ETEC 和 EHEC 感染的危险。治疗大肠埃希菌感染时应注意耐药性问题。

第二节　志 贺 菌 属

志贺菌属（*Shigella*）是人类细菌性痢疾的病原菌，俗称痢疾杆菌（dysentery bacterium）。细菌性痢疾是一种常见病，主要流行于发展中国家，全世界年病例数超过 2 亿，其中 500 万例需住院治疗，年死亡数达 65 万人。

一、生物学性状

1. 形态与染色　大小为（0.5~0.7）μm ×（2~3）μm 的革兰阴性短小杆菌。无芽胞，无荚膜，无鞭毛，多数有菌毛（图 7-1）

2. 培养特性与生化反应　在普通琼脂培养平板上能形成 1~2 mm 大小、半透明的光滑型菌落。分解葡萄糖，产酸不产气，多数发酵甘露醇。除宋内志贺菌个别菌株迟缓发酵乳糖外，均不分解乳糖，故在 SS 培养基等肠道选择培养基上，呈无色半透明细小菌落。动力试验阴性。

3. 抗原结构　志贺菌属细菌有 K 和 O 抗原，而无 H 抗原。根据 O 抗原将志贺菌分为 4 群，根据 K 抗原 F 分为 46 个血清型（包括亚型），见表 7-3。

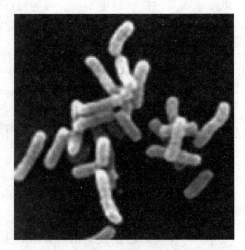

图 7-1　志贺菌（扫描电镜，×15 000）

表 7-3　志贺菌属的抗原分类

菌种	群	型	亚型	甘露醇	鸟氨酸脱羧酶
痢疾志贺菌	A	1—10	8a, 8b, 8c	−	−
福氏志贺菌	B	1—6, x, y 变种	la, lb, 2a, 2b, 3a,	+	−
鲍氏志贺菌	C	1—18	3b, 3c, 4a, 4b	+	−
宋内志贺菌	D	1		+	+

A 群：称痢疾志贺菌（*S. dysenteriae*）。有 10 个血清型，其中 8 型又分为三个亚型，是唯一不发酵甘露醇的志贺菌。

B 群：称福氏志贺菌（*S. flexneri*）。有 13 个血清型（含亚型及变种）。

C 群：称鲍氏志贺菌（*S. boydii*）。有 18 个血清型，各型间无交叉反应。

D 群：称宋内志贺菌（*S. sonnei*）。只有一个血清型。有两个变异相，即 I 相和 II 相；I 相为 S 型，II 相为 R 型。

根据志贺菌的菌型分布调查，我国以福氏志贺菌为主，其中又以 2a 亚型、3 型多见；其次为宋内志贺菌；痢疾志贺菌与鲍氏志贺菌则较少见。

4. 抵抗力　本菌对外界环境抵抗力较强，在水果、蔬菜及水中可存活 10 天以上，故可引起食物型及饮水型暴发流行。其中宋内志贺菌抵抗力最强，福氏志贺菌次之，痢疾志贺菌最弱。志贺菌属对理化因素抵抗力较强，对酸较敏感，经日光直接照射 30 min、加热 56～60℃ 10 min 即可被杀死，易被 75% 乙醇、2% 甲酚溶液、0.1% 苯扎溴铵、1% 含氯石灰杀死。

志贺菌属可发生耐药性变异、营养缺陷型变异和菌落 S-R 型变异现象。志贺菌属的耐药株不断增加，常呈多重耐药性，以防治工作带来很多困难。

二、致病性与免疫性

志贺菌感染几乎只局限于肠道，一般不侵入血液。

（一）致病物质

致病物质包括侵袭力和内毒素，有的菌株尚能产生外毒素。

1. 侵袭力　志贺菌的菌毛能黏附于回肠末端和结肠黏膜的上皮细胞表面，继而穿入上皮细胞内。细菌黏附后，通过 III 型分泌系统向上皮细胞和巨噬细胞分泌 4 种蛋白质（IpaA、IpaB、IpaC、IpaD），这些蛋白质可诱导细胞膜凹陷，导致细菌的内吞。志贺菌能溶解吞噬小泡，进入细胞质内生长繁殖。

2. 内毒素　各型志贺菌都具有强烈的内毒素。内毒素作用于肠黏膜，使其通透性增高，促进内毒素吸收，引起发热，神志障碍，甚至中毒性休克等。内毒素能破坏肠黏膜，形成炎症、溃疡，出现典型的黏液脓血便。内毒素还作用于肠壁自主神经系统，致肠功能紊乱、肠蠕动失调和痉挛，以直肠括约肌痉挛最为明显，出现腹痛、里急后重等症状。

3. 外毒素　A 群志贺 I 型及部分 II 型菌株还能产生一种外毒素，称为志贺毒素（Shiga toxin, Stx），化学成分为蛋白质，不耐热，75～80℃、1 h 被破坏。该毒素与 EHEC 产生的毒素相同。毒素作用的基本表现是上皮细胞的损伤，但在少部分患者志贺毒素可介导肾小球内皮细胞的损伤，导致溶血性尿毒综合征。

（二）所致疾病

志贺菌引起的细菌性痢疾是最常见的肠道传染病，夏秋两季患者最多。我国常见的流行型别主要为福氏志贺菌和宋内志贺菌。传染源主要为患者和带菌者，通过污染了志贺菌的食物、饮水等经口感染。人类对志贺菌普遍易感，10~150个志贺菌可引起典型的细菌性痢疾。一般说来，痢疾志贺菌群所致细菌性痢疾的病情较重；宋内志贺菌群引起的症状较轻；福氏志贺菌群介于两者之间，但排菌时间长，易转为慢性。常见的志贺菌感染有3种类型。

1. 急性细菌性痢疾　起病急，主要有腹痛、腹泻、里急后重、脓血便等典型细菌性痢疾临床表现，可伴有畏寒、发热。及时治疗，预后良好。

2. 慢性细菌性痢疾　病程迁延超过2个月。通常由起病时因症状不典型而误治、漏治，或急性细菌性痢痢治疗不彻底所致。

3. 中毒性细菌性痢疾　多见于小儿。发病急骤，突然出现高热（≥40℃）、惊厥、昏迷，病情凶险，病死率高。患儿一般体质较好，对志贺菌内毒素特别敏感，内毒素迅速吸收入血，引起严重的全身中毒症状，一般无明显消化道症状。各型志贺菌都可引起。临床上，因与乙型脑炎发病时间及临床表现相似，应注意鉴别。

（三）免疫性

志贺菌感染一般局限于肠黏膜层，不侵入血流，故抗感染免疫主要是产生SIgA增强肠道黏膜的局部免疫，SIgA可阻止志贺菌黏附在肠黏膜上皮细胞表面，但病后免疫期短。由于志贺菌型别多，各型之间无交叉免疫，故痢疾病后免疫力不牢固，不能防止再感染。

三、微生物学检查

1. 标本　可疑痢疾患者应取粪便标本做微生物学检查。标本注意取粪便脓血或黏液部分，不能混有尿液。标本应及时送检，若不能及时送检，应将标本保存于30%甘油缓冲盐水或增菌培养液中。中毒性菌痢可取肛门拭子检查。

2. 分离培养与鉴定　接种SS培养基，37℃孵育18~24 h，挑取无色透明或半透明的可疑菌落，接种双糖铁或三糖铁培养基进行鉴定培养，疑为志贺菌时，可做玻片血清学凝集鉴定，以确定菌群和菌型。

3. 毒力试验　测定志贺菌的侵袭力可用Sereny试验。系将受试菌18~24 h的固体培养物，以生理盐水制成9×10^9/mL的细菌悬液，接种于豚鼠眼结膜囊内。若发生角膜结膜炎，则Sereny试验阳性，表明受试菌有侵袭力。志贺菌ST的测定，可用HeLa细胞或Vero细胞，也可用PCR技术直接检测其产毒基因 *stxA* 和 *stxB*。

4. 快速诊断法　主要方法如下。

（1）免疫荧光菌球法：适于检查急性细菌性痢疾的粪便标本。方法简便、快速，有一定的特异性。

（2）协同凝集试验：用志贺菌的IgG抗体与富含A蛋白的葡萄球菌结合，测定患者粪便滤液中志贺菌的可溶性抗原。

（3）胶乳凝集试验：用志贺菌抗血清致敏胶乳，使与粪便中的志贺菌抗原起凝集反应，来诊断粪便中有无志贺菌抗体。

四、防治原则

1. 加强人、畜、禽类的粪便管理 注意饮水和食品卫生，讲究个人卫生，避免病从口入。

2. 疫苗预防 目前可采用口服多价志贺菌链霉素依赖株（streptomycin dependent strain，Sd）减毒活疫苗进行特异性预防。这些活菌苗虽有一定的预防作用，但免疫力弱，维持时间短，又服用量大，型间无保护性交叉免疫，故大规模应用还受一定限制。

治疗可用磺胺类药、氨苄西林、氯霉素、小檗碱等。

第三节　沙门菌属

沙门菌属（*Salmonella*）是一大群寄生于人类和动物肠道中，生化反应和抗原构造相似的革兰阴性杆菌。1885 年 Salmon 首先分离到猪霍乱沙门菌而命名。目前已分离出大约 2 500 个血清型，根据其对宿主的致病性，可分为三类：①对人致病，②对人和动物均致病，③ 对动物致病。对人类致病的沙门菌主要有：伤寒沙门菌（*S. typhi*），副伤寒沙门菌（*S. paratyphoid*），鼠伤寒沙门菌（*S. typhimurium*），猪霍乱沙门菌（*S. choleraesuis*）和肠炎沙门菌（*S. enteritidis*）等十余种。

一、生物学性状

1. 形态与染色 大小为（0.6 ~ 1.0）μm ×（2 ~ 4）μm 革兰阴性短小杆菌（图 7–2）。有菌毛，除个别外，多数有周鞭毛。一般无荚膜。

2. 培养特性与生化反应 营养要求不高。兼性厌氧菌，在 SS 培养基上因不发酵乳糖而形成无色半透明细小菌落。发酵葡萄糖、麦芽糖和甘露醇，除伤寒沙门菌产酸不产气外，其他沙门菌均产酸产气。生化反应对沙门菌的鉴定有重要意义。

3. 抗原结构 沙门菌抗原构造主要有 O 和 H 两种抗原。少数菌具有表面抗原，功能与大肠埃希菌的 K 抗原相似，一般认为与毒力（virulence）有关，故称 Vi 抗原。

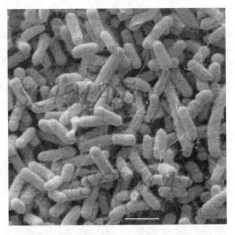

图 7–2　伤寒沙门菌（扫描电镜 ×15 000）

（1）O 抗原：沙门菌 O 抗原至少有 58 种，用 1、2、3……表示，每个沙门菌的血清型含一种或多种 O 抗原。例如肖氏沙门菌有 4，5，12 三种；鼠伤寒沙门菌有 1，4，5，12 四种；猪霍乱沙门菌有 6，7 两种。其中有些 O 抗原是几种菌所共有的，如 4、5 为肖氏沙门菌和鼠伤寒沙门菌共有，将具有共同 O 抗原沙门菌归为一组，这样可将沙门菌属分为 A ~ Z、O51 ~ O63、O65 ~ O67，共 42 个组，其中引起人类疾病的沙门菌大多在 A ~ E 组。O 抗原刺激机体产生 IgM 抗体。

（2）H 抗原：有两种，称为第 1 相和第 2 相。第 1 相特异性高，又称特异相，用 a、b、c 等表示；第 2 相特异性低，为数种沙门菌所共有，也称非特异相，用 1、2、3 等表示。每一组沙门菌根据 O 抗原、H 抗原等不同，再进一步分为大约 2 500 个血清型。我国已发现 26 个菌组、161 个血清型。H 抗原刺激机体主要产生 IgG 抗体。

（3）Vi 抗原：新从患者标本中分离出的伤寒沙门菌、希氏沙门菌等有此抗原。因与毒力有关而命名为 Vi 抗原。Vi 抗原存在于细菌表面，可阻止 O 抗原与其相应抗体的反应。

4. 抵抗力 沙门菌对热抵抗力不强，60℃、1 h 或 65℃经 15 ~ 20 min 可被杀死。在水中能存活 2 ~ 3 周，粪便中可活 1 ~ 2 个月，可在冰冻土壤中过冬。胆盐、煌绿等对本属细菌的抑制作用比对其他肠道杆菌小。因此，可用其制备肠道杆菌选择性培养基，利于分离粪便中的沙门菌。

二、致病性与免疫性

（一）致病物质

沙门菌有较强的内毒素，并有一定的侵袭力。个别菌尚能产生肠毒素。

1. 侵袭力 沙门菌有毒株侵入小肠黏膜上皮细胞，穿过上皮细胞层到达上皮下组织。细菌虽被细胞吞噬，但不易被杀灭，并在其中继续生长繁殖。这可能与 Vi 抗原和 O 抗原的保护作用有关。菌毛的黏附作用也是细菌侵袭力的一个因素。

2. 内毒素 沙门菌死亡后释放出的内毒素，可引起发热、白细胞数下降。大剂量时可发生中毒性休克。这些内毒素可激活补体替代途径，产生 C3a、C5a 等，以及与诱发免疫细胞分泌 TNF-α、IL-1、IFN-γ 等细胞因子有关。

3. 肠毒素 有些沙门菌，如鼠伤寒沙门菌可产生肠毒素，性质类似肠产毒性大肠埃希菌的肠毒素，可引起水样腹泻。

（二）所致疾病

许多沙门菌是人畜共患病的病原菌。动物宿主范围很广，家畜有猪、牛、马、羊、猫、狗等；家禽有鸡、鸭等；野生动物如狮、熊、鼠类，以及冷血动物、软体动物、节肢动物等均可带菌。人类因食用患病或带菌动物的肉、乳、蛋或被病鼠尿污染的食物等而患病。

人类沙门菌感染有 4 种类型：

1. 肠热症 是伤寒病和副伤寒病的总称。主要由伤寒沙门菌和甲型副伤寒沙门菌、肖氏沙门菌、希氏沙门菌引起。伤寒和副伤寒的致病机制和临床症状基本相似，但副伤寒的病情较轻，病程较短。细菌经口到达小肠后，穿过肠黏膜上皮细胞侵入肠壁淋巴组织，经淋巴管至肠系膜淋巴结及其他淋巴组织，并在其中繁殖，经胸导管进入血流，引起第一次菌血症。此时相当于病程的第 1 周，称前驱期。患者有发热、全身不适、乏力等症状。细菌随血流至骨髓、肝、脾、肾、胆囊、皮肤等并在其中繁殖，被吞噬细胞吞噬的细菌再次进入血流，引起第二次菌血症。此期症状明显，相当于病程的第 2 ~ 3 周，患者可出现持续高热，相对缓脉，肝、脾大及全身中毒症状显著，部分病例皮肤出现玫瑰疹。存于胆囊中的细菌随胆汁排至肠道，一部分随粪便排出体外。部分菌可再次侵入肠壁淋巴组织，出现超敏反应，引起局部坏死和溃疡，严重者发生肠出血和肠穿孔。肾中的细菌可随尿排出。第 4 周进入恢复期，患者逐渐康复。

典型伤寒的病程 3 ~ 4 周。病愈后部分患者可自粪便或尿液继续排菌 3 周至 3 个月，称恢复期带菌者。约有 3% 的伤寒患者成为慢性带菌者。

2. 胃肠炎 是最常见的沙门菌感染，约占70%。多由鼠伤寒沙门菌、猪霍乱沙门菌、肠炎沙门菌等污染食品引起。系因食入未煮熟的病畜病禽的肉类、蛋类而发病。潜伏期短，一般4~24 h，主要症状为发热、恶心、呕吐、腹痛、腹泻。细菌通常不侵入血流，病程较短，一般2~4天内可完全恢复。

3. 败血症 常由猪霍乱沙门菌、希氏沙门菌、鼠伤寒沙门菌、肠炎沙门菌等引起。病菌进入肠道后，迅速侵入血流，导致组织器官感染，如脑膜炎、骨髓炎、胆囊炎、肾盂肾炎、心内膜炎等。出现高热、寒战、厌食、贫血等。在发热期，血培养阳性率高。

4. 无症状带菌者 有1%~5%伤寒或副伤寒患者在症状消失后1年仍可在其粪便中检出相应沙门菌。这些细菌留在胆囊中，故胆囊成为人类伤寒和副伤寒病原菌的储存场所。

（三）免疫性

沙门菌侵入机体，虽然会被吞噬细胞吞噬，但不易被杀灭，可以在细胞内生长繁殖，可称为胞内寄生菌。伤寒、副伤寒的免疫，以细胞免疫为主，病愈后可获得牢固的细胞免疫，很少再感染。

三、微生物学检查

（一）标本

肠热症因病程不同采取不同标本，通常第1~2周取血液，第2周取粪便，第3周取尿液，全程可取骨髓做细菌分离培养。食物中毒患者可取粪便标本，也可取患者吐泻物和可疑食物。败血症取血液培养。

（二）分离培养与鉴定

血液和骨髓液应先接种胆汁肉汤增菌；粪便和经离心的尿沉渣可直接接种肠道鉴别培养基或SS培养基。37℃经18~24 h培养后，挑选无色半透明的菌落接种双糖铁或三糖铁培养基进行鉴定培养。疑为沙门菌时，进一步做生化反应和玻片凝集试验鉴定。

近年来有应用酶联免疫吸附试验、放射免疫测定等方法，检测患者血清或尿液中沙门菌的可溶性抗原，协助临床早期诊断肠热症。

在流行病学调查和传染源追踪中，Vi噬菌体分型则是一种常用方法。标准Vi噬菌体有33个型，其特异性比血清学分型更为专一。

（三）血清学诊断

血清学诊断主要适用于肠热症可疑患者。因目前使用抗生素普遍，肠热症的症状不典型，临床标本阳性分离率低，故血清学试验仍有其协助诊断意义。血清学试验有肥达试验（Widal test）、间接血凝试验、ELISA法等，其中肥达试验是一种经典的方法，现仍普遍使用。

肥达试验是用已知的伤寒沙门菌菌体（O）抗原和鞭毛H抗原和甲型副伤寒沙门菌、肖氏沙门菌、希氏沙门菌的鞭毛（H）抗原与受检血清作定量试管凝集试验，测定受检血清中有无相应抗体及其效价高低，以辅助诊断肠热症。

肥达试验结果的解释必须结合临床表现、病程、病史及地区流行病学情况。

1. 正常值 正常人因隐性感染或预防接种，血清中可含有一定量抗体，其效价随各地区情况而不同。一般是伤寒沙门菌O凝集效价≥1：80、H凝集效价≥1：160，引起副伤寒的沙门菌 H 凝集效价 ≥ 1：80 时，才有诊断价值。

2. 动态观察 判断肥达反应结果须结合临床症状、病期等。单次凝集效价增高，有时不能定论。若效价逐次递增或恢复期效价比初次 ≥ 4 倍，有诊断意义。

3. O 与 H 抗体在诊断上的意义 患肠热症后，O 与 H 抗体在体内的消长情况不同。IgM 型 O 抗体出现较早，持续时间仅半年左右，消失后不易受伤寒、副伤寒沙门菌以外细菌的非特异性抗原刺激而重新出现。IgG 型 H 抗体出现较晚，维持时间可长达数年，消失后易受非特异性抗原刺激而短暂地重新出现。因此，①若 H、O 凝集效价均超过正常值，则感染肠热症的可能性大。②若 H 与 O 效价均低，则患肠热症的可能性甚小。③若 H 效价高而 O 不高，可能系预防接种或非特异性回忆反应。④若 O 效价高而 H 不高，可能是感染早期或其他沙门菌感染引起的交叉反应。

伤寒不同病期血、粪便、尿液中病原菌与特异性 O 凝集素的阳性检出率见图 7-3。带菌者的检测一般先通过血清学方法进行 Vi 抗体的筛选，如果 Vi 抗体效价 ≥ 1：10，再反复取粪便等标本进行分离培养以确诊。

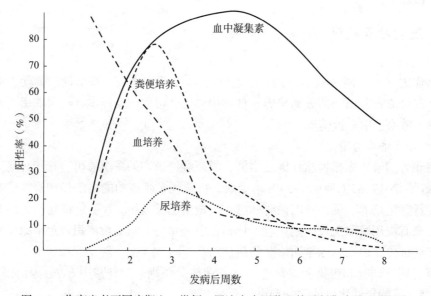

图 7-3 伤寒患者不同病期血、粪便、尿液中病原菌和特异凝集素检出阳性率

四、防治原则

伤寒、副伤寒的免疫预防，过去一直沿用皮下多次接种死菌苗。虽有一定的保护作用，但效果低、不良反应大，不够理想。目前以伤寒沙门菌 Ty21a 活疫苗较好。经志愿者试验，口服 Ty21a 活疫苗后，用有毒株攻击，攻击菌很快被排出，提示经口服免疫后的肠道已产生阻止病菌黏附的功能。经现场试验，Ty21a 活疫苗安全、不良反应小，接种者有显著免疫防护作用，有效期至少 3 年。

肠热症治疗可采用氯霉素、氨苄西林、阿莫西林等。中药白花蛇舌草、穿心莲等有效。

第四节　其他菌属

一、克雷伯菌属

对人类致病的克雷伯菌属（*Klebsiella*）主要是肺炎克雷伯菌（*K. pneumoniae*），该菌又分3个亚种，即肺炎亚种、臭鼻亚种和鼻硬结亚种。肺炎克雷伯菌是重要的机会致病菌和医源性感染菌之一。

肺炎克雷伯菌为较短粗的杆菌，单独、成双或短链状排列。无鞭毛，有较厚的荚膜，多数有菌毛。肺炎克雷伯菌 K 抗原可分为 82 型。

肺炎亚种于 1882 年 Friedlander 首先从大叶性肺炎患者痰液中分离出，又称肺炎杆菌。本菌存在于人体肠道、呼吸道。可引起支气管炎、肺炎，泌尿系感染和创伤感染，甚至败血症、脑膜炎、腹膜炎等。

臭鼻亚种俗称臭鼻杆菌，引起慢性萎缩性鼻炎，有恶臭，以及败血症、泌尿系感染等。

鼻硬结亚种俗称鼻硬结杆菌，引起慢性肉芽肿性病变，侵犯鼻咽部，使组织发生坏死。

克雷伯菌一般对头孢菌素、氨基苷类（链霉素、庆大霉素、卡那霉素等）、氯霉素、多黏菌素等敏感，易于耐药。

二、变形杆菌属

变形杆菌属（*Proteus*）广泛存在于水、土壤腐败的有机物及人和动物的肠道中，包括普通变形杆菌、奇异变形杆菌、莫根变形杆菌、雷极变形杆菌和无恒变形杆菌。

变形杆菌呈明显的多形性，有球形和丝状形，为周鞭毛菌，运动活泼。在固体培养基上呈扩散生长，形成迁徙生长现象。若在培养基中加入 0.1% 苯酚或 0.4% 硼酸可以抑制其扩散生长，形成一般的单个菌落。具有脲酶（urease）能迅速分解尿素。根据菌体抗原分群，再以鞭毛抗原分型。普通变形杆菌 X_{19}、X_2 和 X_K 的 O 抗原与某些立克次体的部分抗原有交叉，可替代立克次体抗原与患者血清作凝集反应，此反应称为外斐反应（Weil-Felix reaction），用于某些立克次体病的辅助诊断。

本菌属为机会致病菌，奇异变形杆菌和普通变形杆菌是仅次于大肠埃希菌引起泌尿系感染的主要病原菌。还可引起创伤感染、慢性中耳炎、肺炎、腹膜炎和败血症，有的菌株可引起食物中毒、婴幼儿腹泻。另外，肾结石和膀胱结石的形成可能与变形杆菌感染有关。

小　结

肠道杆菌是一类生物学性状相似的革兰阴性小杆菌：无芽胞，有菌毛，多数有周鞭毛，少数有荚膜；需氧或兼性厌氧，易培养；致病菌一般不分解乳糖，因此，常作为致病菌的鉴定依据；抗原结构复杂，常用于细菌的分群和分型；抵抗力不强；易产生耐药性变异。主要种类包括埃希菌属、志贺菌属和沙门菌属。普通大肠埃希菌为人体正常菌群，但可移位定居，引起泌尿道、胆道和创口等部位感染；而致病性大肠埃希菌可通过消化道引起人类腹泻，根据致病机制分肠产毒性大肠埃希菌、肠侵袭性大肠埃希菌、肠致病性大肠埃希菌、肠出血性大肠埃希菌和肠聚集性大肠埃希菌，各型致病物质（主要是 LT、ST、志贺样毒素和黏附素等）和致病的临床特征亦不相同。志贺菌是细菌性痢疾的病原菌，分痢疾志贺菌、福氏志贺菌、鲍氏志贺菌和宋内志贺菌 4 个血清群，致病物质有菌毛、内毒素和外毒素。沙门菌血清型最复杂，分 2 500 多个型，但少数血清型对人致病，主要引起肠热症（伤寒、副伤寒）、胃肠炎和败血症等。微生物学检查包括细菌分离鉴定（生化反应和血清玻片凝集试验）、血清学试验（如肠热症作肥达试验）和毒素检测（如检测 LT 和 ST）等。除肠热症外，病后免疫力不持久，大多特异性预防疫苗效果不佳。

复习思考题

一、名词解释

1. IMViC 试验

2. 耐热肠毒素（heat-stable enterotoxin）

3. 肥达试验（Widal test）

二、简答题

1. 简述志贺菌致病的主要特点。

2. 何谓 LT？它的致病机制是什么？

3. 采集细菌性痢疾患者粪便标本进行细菌分离时应注意些什么？

（杨志伟）

数字课程学习

▶▶ 微视频　⬇ 教学 PPT　✎ 自测题　◆ 拓展阅读

第八章
弧 菌 属

弧菌属（*Vibrio*）细菌是一大群菌体短小，弯曲成弧形的革兰阴性菌，单鞭毛。广泛分布于自然界，以水中为多。至少有 12 个种与人类感染有关，主要致病菌为霍乱弧菌和副溶血性弧菌，分别引起霍乱和食物中毒。

第一节 霍 乱 弧 菌

霍乱弧菌（*V. cholera*）是引起人类烈性传染病霍乱的病原体。霍乱发病急，传染性强，死亡率高，属于国际检疫传染病，为我国甲类法定传染病。

霍乱是一种古老且流行广泛的烈性传染病，曾在世界上引起多次大流行。自 1817 年以来，全球共发生了 7 次世界性霍乱大流行，前 6 次均起源于印度恒河三角洲，是由霍乱弧菌古典生物型所引起的。1961 年的第七次世界大流行起源于印度尼西亚苏拉威西岛，由埃尔托（EL Tor）生物型引起。1992 年 10 月在印度东南部又发现了一株引起霍乱流行的新血清型菌株，其抗原结构为 O139 群，该菌株引起的霍乱在临床表现及传播方式上与 O1 群霍乱弧菌相同，但不能被 O1 群霍乱弧菌诊断血清所凝集。抗 O1 群的抗血清对 O139 菌株无保护性免疫，因而有可能成为引起世界性霍乱流行的新菌株。

一、生物学性状

1. 形态与染色　霍乱弧菌菌体大小为（0.5～0.8）μm×（1.5～3）μm。从患者分离出细菌比较典型，菌体弯曲呈弧状或逗点状（图 8-1）。但经人工培养后，细菌常呈杆状而不易与肠道杆菌区别。革兰染色阴性。有菌毛，无芽胞，有些菌株（包括 O139）有荚膜。在菌体一端有一根鞭毛，若取霍乱患者米泔水样粪便作活菌悬滴观察，可见细菌运动极为活泼，呈流星样或穿梭样运动。

2. 培养特性与生化反应　兼性厌氧，营养要求不高。耐碱不耐酸，在 pH 8.8～9.0 的碱性蛋白

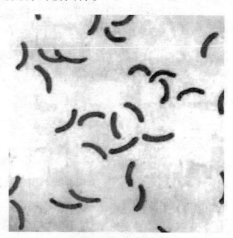

图 8-1　霍乱弧菌

胨水或碱性琼脂平板上生长良好。因其他细菌在此 pH 不易生长，故初次分离霍乱弧菌常用碱性蛋白胨水增菌。霍乱弧菌可在无盐环境中生长，而其他致病性弧菌则不能。在碱性平板上形成圆形、光滑、透明、直径约为 2 mm 的菌落。霍乱弧菌能发酵葡萄糖、蔗糖和甘露醇等，产酸不产气；能还原硝酸盐，吲哚反应阳性。氧化酶和触酶实验阳性。

3. 抗原结构与分型　霍乱弧菌有耐热的 O 抗原和不耐热的 H 抗原。O 抗原是群和型特异性抗原，而 H 抗原无特异性，为弧菌共同抗原。根据 O 抗原不同，可将弧菌分为 200 多种血清群，其中 O1 群、O139 群引起霍乱，其余血清群虽然亦可引起腹泻，但不引起流行，并不与 O1 诊断血清凝集，称为不凝集霍乱弧菌或非典型霍乱弧菌。O1 群霍乱弧菌的菌体抗原由 A、B、C 三种抗原因子组成，据此又可分为 3 个血清型：小川型、稻叶型和彦岛型（表 8-1）。

表 8-1　霍乱弧菌 O1 群血清型

血清型（抗原组分）	O1 群多价抗体	A、B、C 单价抗体			出现频率	造成流行
		A	B	C		
小川型（AB）	+	+	+	–	常见	是
稻叶型（AC）	+	+	–	+	常见	是
彦岛型（ABC）	+	+	+	+	极少见	未知

"+"凝集；"–"不凝集

根据表型差异，O1 群霍乱弧菌的每一个血清型还可分为 2 个生物型，即古典生物型和埃尔托生物型。古典生物型不溶解羊红细胞，不凝集鸡红细胞，对 50 U 的多黏菌素敏感，可被第Ⅳ群噬菌体裂解，而 El Tor 弧菌则完全相反，因此，可作为鉴别的依据。

O139 群在抗原性方面与 O1 群之间无交叉，序列分析发现 O139 群失去了 O1 群的 O 抗原基因，出现了一个约 36 kb 的新基因，编码与 O1 群不同的脂多糖抗原和荚膜多糖抗原，但与 O22 和 O155 等群可产生抗原性交叉。在遗传性方面，如核糖型、限制性酶切电泳图谱、外膜蛋白、毒性基因等则与 O1 群的古典生物型和 El Tor 生物型的流行株相似。

4. 抵抗力　霍乱弧菌抵抗力较弱，对热，干燥，日光，化学消毒剂和酸均较敏感。在正常胃酸中仅生存 4 min；湿热 55℃ 15 min 或 100℃ 1～2 min，水中加 0.5 ppm 氯 15 min 均可杀灭；0.1% 高锰酸钾浸泡蔬菜、水果可达到消毒目的。El Tor 生物型抵抗力相对较强，在河水、井水、海水中可存活 1～3 周，在鲜鱼，贝壳类食物上存活 1～2 周。霍乱弧菌耐低温，耐碱。

二、致病性

（一）致病物质

1. 霍乱肠毒素　是目前已知的致泻毒素中最为强烈的毒素，是肠毒素的典型代表。由一个 A 亚单位（相对分子质量为 27 200）和 5 个相同的 B 亚单位（每个亚单位相对分子质量为 11 700）构成的一个多聚体蛋白，不耐热，分别由结构基因 *ctx A* 和 *ctx B* 编码。B 亚单位可与小肠黏膜上皮细胞 GM1 神经节苷脂受体结合，然后插入宿主细胞膜，形成一亲水性穿膜孔道。使 A 亚单位通过孔道进入细胞质，A 亚单位在发挥毒性作用前需经蛋白酶作用裂解为 A1 和 A2 两条多肽。A1 作为腺苷二磷酸核糖基转移酶可使 NAD（辅酶 I）上的腺苷二磷酸核糖转移到 G 蛋白上，称 Gs，为腺苷环化酶的一部分。Gs 的活化可使细胞内 ATP 转变为 cAMP，使 cAMP 水平升高，细胞内水和电解质分泌功能亢进，导致严重的水和电解质的丧失，产生腹泻与呕吐。

2. 鞭毛、菌毛及其他毒力因子　霍乱弧菌活泼的鞭毛运动有助于细菌穿过肠黏膜表面黏液层而接近肠壁上皮细胞。细菌的菌毛是细菌定居于小肠所必需的因子，细菌通过黏附定居然后繁殖，与此相关基因有 *tcp* A 和 *acf*。*tcp* A 编码菌毛蛋白中一个相对分子质量为 20 500 的重要亚单位；*acf* 编码趋化蛋白。实验发现使 *tcp* A 失活后，变异株即失去定居功能和致泻特性。

O139 群具有上述 O1 群的致病物质和相关基因，O139 群还存在多糖荚膜和特殊 LPS 毒性决定簇，其功能是抵抗血清中杀菌物质和能黏附到小肠黏膜上。

（二）所致疾病

霍乱弧菌所引起的霍乱是一种烈性肠道传染病。人类在自然情况下是霍乱弧菌的唯一易感者。在地方性流行区，除患者外，无症状感染者也是重要传染源。

传播途径主要是通过污染的水源或未煮熟的海产品、蔬菜等食物经口摄入致病。居住拥挤，卫生状况差，特别是公用水源的污染是造成霍乱暴发流行的重要因素。志愿者试验表明，在正常胃酸条件下，如以水为载体，需进入大于 10^{10} 个细菌方能引起感染；如以食物作为载体，由于食物高强度的缓冲能力，感染剂量可减少到 $10^2 \sim 10^4$ 个细菌。任何能降低胃酸的药物或其他原因，都可使人对霍乱弧菌感染的敏感性增加。

病菌到达小肠后，黏附于肠黏膜表面并迅速繁殖，不侵入肠上皮细胞和肠腺，细菌在繁殖过程中产生肠毒素而致病。O1 群霍乱弧菌感染可从无症状或轻型腹泻到严重的致死性腹泻。霍乱弧菌古典生物型所致疾病较 El Tor 生物型严重。典型病例一般在吞食细菌后 2~3 天突然出现剧烈腹泻和呕吐，多无腹痛，每天大便数次或数十次。在疾病最严重时每小时失水量可高达 1 L，排出米泔水样的腹泻物。由于大量水分和电解质丧失而导致失水，代谢性酸中毒，低钾血症，低容量性休克及心律失常和肾衰竭，若未经治疗处理，患者可在 12~24 h 内死亡，病死率高达 60%。O139 群霍乱弧菌感染比 O1 严重，表现为严重脱水和高病死率，且成人发病率较高。

病愈后一些患者可短期带菌，一般不超过 4 周，真正的慢性带菌者罕见。病菌主要存在于胆囊中。

三、免疫性

病后可获得牢固免疫力，再感染者少见。主要是体液免疫，包括肠毒素抗体、抗菌抗体和肠道黏膜表面的 SIgA 的中和作用。感染 O139 群的患者大多为成年人，表明以前感染 O1 群获得的免疫对 O139 群感染无交叉免疫。O139 群感染后的免疫应答与 O1 群基本一致。O139 群的保护性免疫以针对脂多糖和荚膜多糖的抗菌免疫为主，抗毒素免疫为辅。O1 群的脂多糖 O 抗原与 O139 群存在显著差异，且缺少荚膜多糖表面抗原，O1 群的免疫不能交叉保护 O139 群的感染。

四、微生物学检查

霍乱是烈性传染病,对首例患者的病原学诊断应快速、准确,并及时做出疫情报告。在流行期间,典型患者诊断并不困难;但散在的、轻型病例应与其他原因的腹泻相区别。早期迅速和正确的诊断,对治疗和预防本病的蔓延有重大意义。

1. 标本　患者粪便,肛拭子;流行病学调查还包括水样。霍乱弧菌不耐酸和干燥。为避免因粪便发酵产酸而使病菌灭活,标本应及时培养或放入保存液中运输。

2. 直接镜检　米泔水样的腹泻物做玻片悬滴法观察细菌呈穿梭样运动有助于诊断。

3. 分离培养　将标本首先接种至碱性蛋白胨水增菌,37℃培养6~8 h后,直接镜检并作分离培养。目前常用的选择培养基为 TCBS(thiosulfate-citrate-bile salts sucrose),该培养基含有硫代硫酸盐、枸橼酸盐、胆盐及蔗糖,霍乱弧菌因分解蔗糖呈黄色菌落。挑选可疑菌落进行生化反应及 O1 群多价和单价血清作玻片凝集反应。目前还需与 O139 群抗血清作凝集反应。其他分离培养基还有碱性平板、血琼脂培养基。

五、防治原则

改善社区环境,加强水源和粪便管理;培养良好个人卫生习惯,不生食贝壳类海产品等是预防霍乱弧菌感染和流行的重要措施。

使用 O1 霍乱弧菌死菌苗肌内注射,虽可增强人群的特异性免疫力,但保护力仅为50% 左右,且血清抗体持续时间较短,仅为 3~6 个月。在认识到肠道局部免疫对霍乱预防起主要作用后,霍乱疫苗预防已转至口服菌苗,包括 B 亚单位 - 全菌灭活口服疫苗、基因工程减毒活菌苗(用基因工程技术去除 O1 群霍乱弧菌野生株 DNA 中大部分毒力基因的活疫苗)、带有霍乱弧菌几个主要保护性抗原的基因工程疫苗等。

及时补充液体和电解质,预防大量失水导致的低血容量性休克和酸中毒是治疗霍乱的关键;抗生素的使用可减少外毒素的产生,加速细菌的清除,用于霍乱的抗菌药物有四环素、多西环素、呋喃唑酮、氯霉素和复方磺胺甲噁唑等。但带有多重耐药质粒的菌株在增加,且 O139 群的耐药性强于 O1 群,给治疗带来一定困难。

第二节　副溶血性弧菌

副溶血性弧菌(*V. parahemolyticus*)于 1950 年从日本一次暴发性食物中毒中分离发现。该菌存在于近海的海水、海底沉积物和鱼类、贝壳等海产品中。根据菌体 O 抗原不同,现已发现 13 个血清型。主要引起食物中毒,尤以日本、东南亚、美国及我国台北地区多见,也是我国大陆沿海地区食物中毒中最常见的一种病原菌。

一、生物学特性

副溶血性弧菌与霍乱弧菌的一个显著差别是嗜盐性(halophilic),在培养基中以含3.5%NaCl 最为适宜,无盐则不能生长,但当 NaCl 浓度高于 8% 时也不能生长。在盐类浓度不适宜的培养基中,细菌呈长杆状或球杆状等多形态。在 TCBS 培养基上,副溶血性弧菌形成绿色,蔗糖不发酵菌落。副溶血性弧菌在普通血琼脂培养基(含羊、兔或马血液)

上不溶血或只产生 α 溶血。但在特定条件下，某些菌株在含高盐（7%）的人 O 型血或兔血及以 D- 甘露醇作为碳源的血琼脂平板上可产生 β 溶血，称为神奈川现象（Kanagawa phenomenon，KP）。KP$^+$ 菌株为致病性菌株。日本学者检测了 3 370 株副溶血性弧菌，来自患者的菌株中 96.5% 为 KP$^+$，而来自海产品及海水的菌株仅 1% 为 KP$^+$。该菌不耐热，90℃、1 min 即被杀死；不耐酸，在 1% 醋酸或 50% 食醋中 1 min 死亡。

二、致病性

引起食物中毒的确切致病机制尚待阐明。KP$^+$ 菌株为致病性菌株已得到证实。KP$^+$ 菌株可黏附在肠黏膜上，KP$^-$ 菌株则否。现已从 KP$^+$ 菌株分离出两种致病因子，其一为耐热直接溶血素（thermostable direct hemolysin，TDH），是一种肠毒素，通过增加上皮细胞内的钙而引起氯离子的分泌。动物实验表明 KP$^+$ 菌株还具有细胞毒和心脏毒两种作用。另一个致病因子为耐热相关溶血素（thermostable related hemolysin，TRH）生物学功能与 TDH 相似。其他致病物质可能还包括黏附素和黏液素酶。

该菌引起的食物中毒系经烹饪不当的海产品或盐腌制品传播，常见的为海蜇、海鱼、海虾及各种贝类，因食物容器或砧板生熟不分而污染污染本菌后，也可发生食物中毒。该病常年均可发生，潜伏期 5 ~ 72 h，平均 24 h，可从自限性腹泻发展至中度霍乱样病症，恢复较快，病后免疫力不强，可重复感染。

三、诊断与防治

标本采取患者粪便、肛拭或剩余食物，直接接种于含 3%NaCl 的碱性蛋白胨水中增菌后，接种 TCBS 培养基。如出现可疑菌落，进一步做嗜盐性试验与生化反应，最后用诊断血清进行鉴定。

治疗可用抗菌药物，如庆大霉素或复方磺胺甲噁唑，严重病例需输液和补充电解质。

小　结

弧菌是一群广泛分布于水中的革兰阴性菌，其生物学特点包括：形态呈弧形，无芽胞，单鞭毛，运动活泼，很适合于水中环境。对人致病的主要为霍乱弧菌和副溶血性弧菌。霍乱弧菌是烈性传染病霍乱的病原菌，包括古典生物型和 El Tor 生物型，其抗原结构属于 O1 群，此外还有 O139 群也可引起霍乱。O1 群弧菌尚可分为 3 个血清型（小川型、稻叶型和彦岛型）。霍乱弧菌嗜碱怕酸，抵抗力较弱。致病物质主要是霍乱肠毒素，该毒素化学结构和致病机制类似于产毒性大肠埃希菌的 LT。霍乱的临床表现为严重的呕吐、腹泻。病后免疫力持久，有特异性预防疫苗。副溶血性弧菌是沿海地区食物中毒的主要致病菌，该菌特点是嗜盐怕酸，其他生物学特性与霍乱弧菌相类似。病后免疫力不持久。弧菌的实验室检查原则主要是取粪便或剩余食物做细菌分离培养，进一步生化反应和玻片血清学凝集鉴定。

复习思考题

一、名词解释

1. 副溶血性弧菌
2. 不凝集霍乱弧菌

二、简答题

1. 简述霍乱肠毒素的致病机制。
2. 简述霍乱弧菌的微生物学检查原则。

（杨志伟）

数字课程学习

▶ 微视频　　📥 教学 PPT　　📝 自测题　　◆ 拓展阅读

第九章
厌氧性细菌

厌氧性细菌（anaerobic bacteria）是一群必须在无氧环境中才能生长的细菌。根据能否形成芽胞，分为厌氧芽胞梭菌和无芽胞厌氧菌两大类。厌氧芽胞梭菌主要分布于土壤，以及人和动物肠道中。该属有些细菌若进入厌氧环境的创口或组织内，能在局部大量生产繁殖，产生剧烈外毒素或侵袭性酶，引起外源性特异性感染。无芽胞厌氧菌是一类寄生于人和动物体内的正常菌群，在特定条件下可引起内源性非特异性感染，在临床标本中的检出率呈上升趋势。

第一节　厌氧芽胞梭菌属

厌氧芽胞梭菌属（*Clostridium*）俗称梭菌属，是一类能形成芽胞的革兰阳性粗大杆菌，因芽胞直径比菌体粗，使菌体膨大呈梭状而命名。芽胞的形状和位置对细菌的形态鉴别具有意义。除产气荚膜梭菌外，均无荚膜，多数有鞭毛。对热、干燥和消毒剂有强大抵抗力。常见的厌氧芽胞梭菌见表 9–1。

表 9–1　引起人类疾病的常见厌氧芽胞梭菌

细菌种类	所致疾病
破伤风梭菌	破伤风
产气荚膜梭菌	菌血症、气性坏疽、软组织感染、食物中毒、坏死性肠炎
肉毒梭菌	食物中毒、婴儿肉毒中毒、创伤肉毒症
艰难梭菌	抗生素相关性腹泻、抗生素相关性假膜性肠炎
其他（败血梭菌等）	菌血症、软组织坏死、软组织感染

一、破伤风梭菌

破伤风梭菌（*C. tetani*）分布于土壤，以及人和动物肠道中，是引起破伤风的病原菌。

（一）生物学性状

1. 形态染色 革兰阳性细长杆菌，一般为
（2~18）μm×（0.5~1.7）μm，芽胞位于菌体顶
端，直径比菌体宽大，呈鼓槌状。有周鞭毛，无
荚膜（图9-1）。

2. 培养特性 严格厌氧，接种血琼脂培养基
置于厌氧罐（箱）内培养24~48 h，移行生长，
呈薄膜状菌落，有明显溶血环。不发酵糖类，不
分解蛋白质。在疱肉培养基中培养，液体部分微
混，疱肉变色，有腐败臭味。

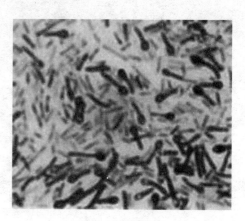

图9-1 破伤风梭菌

3. 抵抗力 芽胞抵抗力强，通常能耐煮沸
1 h，土壤中可存活数十年，高压蒸气121.3℃、15~30 min、干热160~170℃、1~2 h可
将其杀死。其繁殖体对青霉素敏感。

（二）致病性

1. 致病条件 破伤风梭菌芽胞对伤口污染率较高，是否引起感染并致病，取决于局
部能否造成厌氧环境。深而狭窄的伤口，混有泥土和异物，易形成厌氧环境；组织坏死缺
血及需氧菌混合感染也是厌氧环境形成的条件。

2. 致病物质 ①破伤风溶血素（tetanolysin）：对氧敏感，可溶解红细胞、粒细胞、血
小板、巨噬细胞等，注入小鼠、家兔体内可引起肺水肿及心肌中毒。但对人类的致病作
用尚不清楚。②破伤风痉挛毒素（tetanospasmin）：由质粒编码的一种神经毒素，为不耐
热的蛋白质，65℃、30 min即被破坏，并对多种蛋白酶敏感，可被肠道中的蛋白酶降解破
坏，故在胃肠道内无致病作用。破伤风梭菌最初合成的痉挛毒素为一条相对分子质量约
150 000的多肽，在释放过程中，即被细菌蛋白酶裂解为一条相对分子质量约50 000的轻
链（α链）和一条相对分子质量100 000的重链（β链），但轻链与重链间有二硫键连接。
该二硫键易受还原剂的作用而断裂，分离的重链和轻链毒性消失，但血清学特性依然存
在。痉挛毒素毒性极强，仅次于肉毒毒素，每毫克纯化的毒素可使2 000万只小鼠致死，
对人的致死量<1 μg。经甲醛处理可脱毒成为类毒素。

3. 致病机制 破伤风痉挛毒素对神经系统，尤其是脑干和脊髓前角细胞具有高度亲
和力。破伤风梭菌感染后，仅在伤口局部大量繁殖，产生毒素，由外周神经末梢沿神经轴
突逆行向上，到达脊髓前角，也可上行至脑干。此外毒素也可通过血液和淋巴液进入中枢
神经系统。痉挛毒素通过重链与脊髓前角及脑干神经细胞膜表面的神经节苷脂受体结合并
进入细胞，然后通过轻链的毒性作用阻断抑制性神经介质的释放。在正常情况下，当一侧
肢体屈肌的神经元被刺激而兴奋时，同时有冲动传给抑制性中间神经元，使其释放抑制性
介质（甘氨酸和γ-氨基丁酸），以抑制同侧伸肌的运动神经元，故屈肌收缩时伸肌松弛，
肌肉活动配合协调。此外，屈肌运动神经元也受到抑制性神经元的反馈调节，使屈肌运动
神经元不致过度兴奋。破伤风痉挛毒素能选择性地抑制或干扰这些抑制性介质和抑制性神
经元的协调作用，以致伸肌、屈肌同时强烈收缩，使骨骼肌呈强直性痉挛。

4. 所致疾病 破伤风是破伤风梭菌的特异性感染疾病。潜伏期从数日至数周，这与
原发感染部位距离中枢神经系统的远近有关。潜伏期越短，病情越重，病死率越高。早期

有发热、头痛、全身不适、肌肉酸痛、流涎、出汗、激动等前驱症状，继而出现全身肌肉强直性痉挛，形成破伤风特有的牙关紧闭、吞咽困难、角弓反张等症状。若呼吸肌痉挛，则可致呼吸困难、窒息而死亡。新生儿在分娩接生时，因器械消毒不严，可通过脐带残端而入侵机体，引起新生儿破伤风，其病死率可高达90%。

（三）免疫性

机体对破伤风的免疫是体液免疫，主要是抗毒素的中和作用。破伤风痉挛毒素极少量即可致病，因而不足以引起免疫应答，且毒素与组织结合后也不能有效刺激免疫系统产生抗毒素，故一般疾病恢复后不易获得牢固性免疫力，可再感染。要获得牢固免疫力的途径只有通过人工主动免疫。

（四）微生物学检查

破伤风有典型的临床症状与病史，易诊断，故一般不进行微生物学检查。必要时，可取伤口渗出物或坏死组织作涂片染色镜检与厌氧培养，并用培养物滤液给小白鼠注射做毒力试验和保护试验，以确定有无毒素产生。

（五）防治原则

1. 正确处理伤口　彻底清创，清除异物，切除坏死组织，并用3%过氧化氢溶液（双氧水）或1∶4 000高锰酸钾溶液彻底冲洗，防止伤口局部形成厌氧微环境。

2. 特异性预防　①人工主动免疫：儿童、军人及其他易受伤的人群有计划地进行破伤风类毒素预防接种，对3~6个月的儿童可采用百白破三联疫苗进行免疫，可同时获得对这三种常见病的免疫力。②人工被动免疫：对伤口污染严重者，可立即注射破伤风抗毒素（tetanus antitoxin，TAT）1 500~3 000 U，用作紧急预防。

3. 治疗　包括使用抗毒素与抗生素两方面。对已发病者应早期、足量使用TAT，一旦毒素与细胞受体结合，抗毒素就不能中和其毒性作用。剂量为10万~20万U，包括静脉滴注、肌内注射与伤口局部注射。由于目前应用的TAT多为马血清制剂，因此使用前，无论用于紧急预防还是治疗都必须先做皮肤试验，皮试阳性者可采用脱敏注射法或用人抗破伤风免疫球蛋白。抗菌治疗可选用青霉素、四环素、红霉素等抗生素，同时配合使用镇静解痉药物。

二、产气荚膜梭菌

产气荚膜梭菌（C. perfringens）是一种广泛存在于土壤，以及人与动物肠道中的厌氧芽胞梭菌，能引起人和动物多种疾病。其中A型是人类气性坏疽和食物中毒的主要病原菌。

（一）生物学性状

1. 形态染色　革兰阳性粗大杆菌，大小在（3~19）μm×（1~2.4）μm，无鞭毛，两端钝圆。单独或成双排列，有时也可成短链排列。芽胞呈椭圆形，位于菌体中央或次极端，直径小于菌体横径。在感染及坏死组织涂片中，可见有明显的荚膜（图9-2）。

2. 培养特性与生化反应　专性厌氧，血琼脂

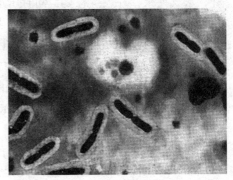

图9-2　产气荚膜梭菌

培养基表面形成中等大小的光滑菌落，出现双层溶血环，为两种溶血素的作用结果，内环为 θ 毒素引起的完全溶血，外环为 α 毒素引起的不完全溶血。在疱肉培养基中生长迅速，肉汤混浊，部分肉渣呈粉红色，并产生大量气体。

本菌代谢活跃，可分解多种糖类产酸产气。在牛乳培养基中能分解乳糖产酸使酪蛋白凝固并产生大量气体冲击凝固的酪蛋白呈蜂窝状，气势凶猛，被称为"汹涌发酵"现象，为本菌鉴别的主要特征。

根据产气荚膜梭菌不同菌株产生的毒素种类不同，可将产气荚膜梭菌分为 A、B、C、D、E 5 个型别。对人致病的主要为 A 型，引起人类气性坏疽和食物中毒；C 型中有些菌株可引起人类坏死性肠炎。其他型别则在动物中引起腹泻及肠炎等。

（二）致病性

1. 致病物质　产气荚膜梭菌有荚膜，侵袭力强。能产生多种外毒素和侵袭性酶。①α 毒素（卵磷脂酶）：能分解细胞膜上的磷脂与蛋白质形成的复合物，溶解破坏细胞膜，引起溶血、组织坏死、血管内皮细胞损伤，血管通透性增高，渗出增多，导致局部水肿；能促进血小板凝集，血栓形成，导致局部组织缺血缺氧；此外还作用于心肌，致心率减慢，心功能受损。在气性坏疽的形成中起主要作用。②β 毒素：由 B 型和 C 型产气荚膜梭菌产生，引起肠黏膜组织坏死，主要是人类坏死性肠炎的致病物质。③κ 毒素（胶原酶）：可分解肌肉及皮下胶原纤维，使组织崩解。④μ 毒素（透明质酸酶）：能分解细胞间质的透明质酸，有利于细菌及毒素的扩散。⑤ν 毒素（DNA 酶）：能使细胞的 DNA 降解，降低坏死组织的黏稠度，有利细菌的扩散。⑥肠毒素：不耐热的蛋白质，主要作用于十二指肠与空肠，引起食物中毒。近来还发现肠毒素可作为超抗原，大量激活外周 T 淋巴细胞，并释放各种淋巴因子，参与致病作用。

2. 所致疾病　主要有如下 3 种。

（1）气性坏疽：60%～80% 由 A 型引起，是一种严重的创伤感染性疾病，见于战伤及各种创伤之后，致病条件与破伤风梭菌相似。气性坏疽潜伏期短，一般仅为 8～48 h，细菌在局部繁殖，产生大量外毒素，在卵磷脂酶、胶原酶、透明质酸酶、DNA 酶等作用下，细菌易穿过肌肉结缔组织间隙，侵入四周肌肉组织，分解肌肉组织中的糖类，产生大量气体，造成皮下和组织气肿，触压有捻发感。由于压迫周围软组织和血管影响血液供应，导致组织缺血缺氧，促进组织坏死和血管通透性增高，从而引起浆液性渗出、水肿。在各种毒素和酶的协同作用下，病变迅速蔓延，最后造成大块组织变性坏死。患者局部严重水肿，水气夹杂，并产生恶臭。同时压迫神经末梢，使病变局部胀痛剧烈。细菌产生的毒素与组织坏死的毒性物质被吸收入血，引起毒血症、休克，如不及时抢救，常导致死亡。病死率高达 40%～100%。此外，本菌也可经肠穿孔或子宫破裂进入腹腔引起内源性感染，消毒不严的人工流产术也可导致子宫内膜炎等。

（2）食物中毒：A 型产气荚膜梭菌的某些菌株可产生肠毒素，为蛋白质，100℃ 立即被破坏，但能抵抗消化道蛋白水解酶的作用。食入被大量此菌污染的食物，可引起食物中毒。潜伏期约 10 h，临床表现为腹痛、腹胀、水样腹泻、无发热，1～2 天后自愈。如不进行细菌学检查，常难确诊。但严重者亦可导致死亡。

（3）坏死性肠炎：由 C 型产气荚膜梭菌产生的 β 毒素引起。潜伏期短，发病急，严重腹痛，腹泻、便血，可伴发腹膜炎、循环衰竭，病死率可高达 40%。

（三）免疫性

人体一般缺乏抵抗气性坏疽和其他梭状芽胞菌所致创伤感染的防御能力。产气荚膜梭菌的多次创伤感染，似乎都不能使机体产生有效的免疫力。

（四）微生物学检查

气性坏疽病情严重，发展迅速，应尽早作出细菌学诊断，以便及早治疗。

1. 直接涂片镜检　这是极有价值的快速检测法。从可疑深部创口取材涂片，革兰染色镜检，见有革兰阳性粗大杆菌，有荚膜；白细胞甚少且形态不典型（因毒素作用，白细胞无趋化反应）；并伴有其他杂菌三个特点即可作出初步诊断。早期诊断能避免患者最终截肢或死亡。

2. 分离培养与动物实验　将分泌物或坏死组织悬液接种于血平板或疱肉培养基，厌氧培养，观察生长情况。取可疑菌落接种于牛乳培养基中观察汹涌发酵现象，并做生化反应鉴定。必要时做动物实验，取细菌培养液 0.5～1.0 mL 静脉注射小鼠，10 min 后处死，置 37℃ 培养箱中 5～8 h，如动物躯体膨胀，取肝与心血涂片染色镜检，可见大量有荚膜的革兰阳性大杆菌，即可确诊。

（五）防治原则

气性坏疽病原菌种类多，所产生的毒素型别多，抗原复杂，故目前尚无有效的特异性预防方法。常用预防措施主要是对伤口及时进行清创扩创，局部用过氧化氢溶液冲洗，破坏与消除厌氧微环境的形成，必要时截肢以防病变扩散。早期应用多价抗毒素血清，同时使用大剂量青霉素治疗。近年来使用高压氧舱法治疗气性坏疽，可提高血液和组织中的氧含量，并抑制厌氧性细菌的生长及毒素的产生，具有一定疗效。

三、肉毒梭菌

肉毒梭菌（*C. botulinum*）主要存在于自然界的土壤及海洋沉淀物中。食物被本菌污染后，在厌氧条件下产生肉毒毒素，毒性极强，食后可引起运动神经末梢麻痹型的食物中毒症状。

（一）生物学性状

1. 形态染色　革兰阳性粗大杆菌，大小为（4～6）μm×（1～1.2）μm。单独或成双排列，有时可见短链状。有周身鞭毛，无荚膜。芽胞椭圆形，大于菌体，位于次极端，使菌体呈汤匙状或网球拍状，芽胞抵抗力甚强（图 9-3）。

2. 培养特性　严格厌氧，在普通琼脂培养基上形成直径 3～5 mm 不规则的菌落，血液琼脂平板上有 β 溶血。能消化肉渣，使之变黑，有腐败恶臭。

根据细菌外毒素的抗原性不同，可将肉毒梭菌分为 A、B、C_α、C_β、D、E、F、G 8 个型。引起人类疾病的有 A、B、E、F 型，以 A、B 型最常见。我国报道由肉毒毒素致病者大多为 A 型毒素。每型菌株只产生一种型别毒素，各型毒素只能被同型抗毒素中和。

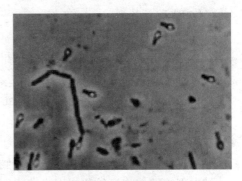

图 9-3　肉毒梭菌

（二）致病性

1. 致病物质 肉毒梭菌主要以外毒素致病，肉毒毒素是极强的嗜神经毒素，是目前已知最剧烈的毒物，毒性比氰化钾高 1 万倍，1 mg 纯结晶的肉毒毒素可使 2 亿只小鼠致死，人的致死量约为 0.1 μg。

肉毒毒素由一条重链及一条轻链通过二硫键连接而成。A 型毒素经胃肠道吸收后，通过淋巴与血液扩散，到达脑神经核、自主神经末梢和外周神经与肌肉接头处。毒素通过重链与神经末梢的受体结合，但不同型别的毒素所结合的受体不同。有毒的轻链部分进入细胞内，阻止胆碱能神经末梢释放乙酰胆碱，从而阻断神经冲动的传递，导致肌肉弛缓型麻痹和神经功能不全。

肉毒毒素近来已被成功用于治疗神经肌肉紊乱性疾病，如眼睑痉挛、面部肌肉痉挛等，在局部注射微量稀释后的肉毒毒素可阻断引起这些疾病的神经冲动，缓解上述症状。

2. 所致疾病

（1）成人肉毒中毒：多见于食用带肉毒毒素的肉类和豆类制品后引起。肉毒中毒与其他食物中毒不同，患者胃肠道症状少见，而主要表现为神经末梢麻痹。潜伏期可短至数小时。先有乏力、头痛，接着出现复视、斜视及上睑下垂，严重者可出现咀嚼和吞咽困难、语言障碍等咽部肌肉麻痹症状。继而呼吸肌、膈肌麻痹，导致呼吸衰竭而死亡。存活患者恢复缓慢，可从数月到数年，直到被损伤的神经末梢恢复。

（2）婴儿肉毒中毒：多见于 2 周至 8 个月的婴儿。临床早期表现为便秘、吃乳无力、吞咽困难等，严重者出现呼吸困难，甚至窒息死亡。在患儿粪便中可查到肉毒梭菌。可能由于婴儿肠道缺乏抑制肉毒梭菌生长的环境，以致该菌寄生在婴儿肠道内生长繁殖并产生少量肉毒毒素引起。

（3）伤口型肉毒中毒症：伤口中混合感染肉毒梭菌和其他细菌，细菌在伤口中繁殖并产生毒素造成毒血症。此型偶尔见于机体抵抗力低的成人、儿童。

（三）微生物学检查

因肉毒梭菌能形成芽胞，抵抗力强，故可取食物中毒患者的粪便、食物等标本先加热煮沸 1 h，以杀死标本中无芽胞的杂菌，再将标本进行厌氧培养分离本菌，并检测毒素，方法是将培养物滤液或食物悬液上清液分成 2 份，其中 1 份与抗毒素混合，然后分别注入小鼠腹腔，如果经抗毒素处理的小鼠得到保护，未经抗毒素处理的小鼠出现四肢麻痹、呼吸困难等中毒症状，表明有毒素存在。

（四）防治原则

加强食品卫生管理与监督；食品食用前加热破坏外毒素是预防的关键。由于抗毒素只能中和游离的外毒素，故对患者应尽早根据临床症状做出诊断，并早期注射足量肉毒多价抗毒素血清是治疗本病的最有效方法。同时应加强护理与对症治疗，特别是维持呼吸功能，可显著降低病死率。婴儿肉毒中毒以支持疗法为主。

四、艰难梭菌

艰难梭菌（*C. difficile*）是人和动物肠道中的正常菌群，发现于 1935 年，直到 1977 年才被发现本菌与临床长期使用广谱抗生素引起的假膜性小肠结肠炎有关而被重视。

（一）生物学性状

艰难梭菌为革兰染色阳性，大小（0.5～1.9）μm×（3.0～16.9）μm。有些菌株有周鞭毛，能运动。在次极端有卵圆形芽胞，抵抗力强，在外环境中可存活数周至数月。本菌对氧极度敏感，分离困难，需用特殊培养基，故名艰难梭菌。常用CCFA（环丝氨酸、头孢西丁、果糖和卵黄琼脂）选择培养基从粪便中分离到本菌，但成人粪便分离率较低。

（二）致病性

艰难梭菌产生A、B两种外毒素，毒素A为肠毒素，能趋化中性粒细胞浸润回肠肠壁，释放细胞因子，导致液体大量分泌和出血性坏死；毒素B为细胞毒素，能使肌动蛋白裂解，破坏细胞骨架，致细胞团缩坏死，直接损伤肠壁细胞，导致腹泻及形成坏死组织构成的假膜。在正常人体的肠道菌群中，本菌仅占很小比例。但当长期使用氨苄西林、头孢菌素、红霉素、克林霉素后，肠道菌群失调，耐药的艰难梭菌可大量繁殖，产生毒素，引起内源性感染。在医院内，若感染人群增多，亦可在人与人之间传播而引起外源性感染。假膜性小肠结肠炎症状一般出现在抗生素治疗5～10天，水样腹泻。5%患者可出现血水样腹泻，排出假膜，伴有发热、白细胞增多等全身中毒症状，严重者可危及生命。此外，该菌还能引起气性坏疽、脑膜炎、肾盂肾炎、阴道炎、腹腔感染及菌血症等。

（三）防治原则

假膜性小肠结肠炎患者应及时停用相关抗生素，立即改用敏感的万古霉素或甲硝唑进行治疗。由于芽胞不易被抗生素杀灭，复发率可达20%～30%。

第二节　无芽胞厌氧菌

无芽胞厌氧菌种类繁多，共有30多个属，其中9个属与人类疾病相关。包括革兰阳性或阴性的球菌或杆菌，在人体正常菌群中占绝对优势。据统计，临床常见厌氧菌感染标本中，无芽胞厌氧菌占90%。其中革兰阴性杆菌感染率为50%，革兰阳性杆菌为15%，而厌氧性球菌则为25%。正常情况下无芽胞厌氧菌对人体无害，但在某些特定条件下，可作为机会致病菌导致内源性感染，厌氧菌感染在临床上越来越受到重视。

一、无芽胞厌氧菌种类与分布

与人类疾病相关的无芽胞厌氧菌有以下各属（表9-2）。

表9-2　与人类疾病相关的主要无芽胞厌氧菌

革兰阴性		革兰阳性	
杆菌	球菌	杆菌	球菌
类杆菌属（Bacteriodes）	韦荣球菌属（Veillonella）	丙酸杆菌属（Propionibacterium）	消化链球菌属（Peptostreptococcus）
普雷沃菌属（Prevotella）		真杆菌属（Eubacterium）	
卟啉单胞菌属（Porphyromonas）		放线菌属（Actinomyces）	
梭杆菌属（Fusobacterium）			

（一）革兰阴性厌氧杆菌

革兰阴性厌氧杆菌共有 8 个属，其中类杆菌属中的脆弱类杆菌（*B. fragilis*）是厌氧菌感染中最常见的病原菌。厌氧菌败血症中 50%～90% 由此菌引起。该菌长短不一，呈多形态，菌体有不规则膨胀，两端钝圆浓染，有荚膜。除类杆菌在培养基中生长迅速外，其余均生长缓慢，需 3 天以上。类杆菌有典型的革兰阴性细胞壁，但其脂多糖无内毒素活性，主要原因是其葡萄糖残基上脂肪酸较少和缺乏磷酸基团。

（二）革兰阴性厌氧球菌

革兰阴性厌氧球菌有 3 个属，引起疾病的主要是韦荣球菌属。韦荣球菌是人和动物口腔、咽部、胃肠道和女性生殖道的正常菌群，但可作为机会致病菌引起内源性感染，常见于上呼吸道感染，或作为肠道混合感染菌之一。

（三）革兰阳性厌氧杆菌

革兰阳性厌氧杆菌可单独或与其他细菌混合感染，引起多种疾病。有 7 个属，比较重要的是优杆菌属的迟钝真杆菌（*E. lentum*）、丙酸杆菌属的痤疮丙酸杆菌（*P. acnes*）。

（四）革兰阳性厌氧球菌

革兰阳性厌氧球菌有 5 个属，引起疾病的主要是寄居于阴道的消化链球菌属（*Peptostreptococcus*），仅次于脆弱类杆菌。本属细菌常与其他细菌一起引起人体各组织和器官的混合感染，如腹腔感染、肝脓肿、阴道和盆腔感染等。本属细菌生长缓慢，培养需 5~7 天。

二、致病性

（一）致病条件

无芽胞厌氧菌为机会致病菌，只有在一定的条件下才能引起内源性感染，其条件主要如下。

1. 菌群失调　如长期使用抗生素，使对药物敏感的细菌死亡，而对多种抗生素耐药的厌氧菌大量繁殖。

2. 局部厌氧微环境的形成　如有组织坏死、供血不足，有异物或有需氧菌混合感染时，使局部组织缺氧而利于厌氧菌生长。

3. 免疫功能低下　如患慢性消耗性疾病，烧伤，手术，长期使用激素或免疫抑制剂，肿瘤患者的化疗、放疗，以及婴幼儿、老年人等。

4. 寄居部位的改变　如手术、拔牙、肠穿孔等引起皮肤黏膜的损坏，使细菌侵入非正常寄居部位。

（二）致病因素

无芽胞厌氧菌致病力不强，不同细菌致病因素也不完全相同。归纳起来主要表现在下列几方面：①通过菌体表面菌毛、荚膜吸附和侵入上皮细胞和各种组织。②产生多种毒素与侵袭性酶，如类杆菌能产生肠毒素、胶原酶、蛋白酶、纤溶酶、溶血素、透明质酸酶等。③改变对氧的耐受性，如类杆菌能产生 SOD，以适应新的致病生态环境。

（三）感染特征

1. 内源性感染　感染部位可遍及全身，多呈慢性过程。

2. 无特定病型　大多为化脓性感染，形成局部脓肿或组织坏死，也可侵入血流形成败血症。

3. 分泌物或脓液黏稠　乳白色、血色或棕黑色，有恶臭，有时有气体。

4. 使用氨基糖苷类抗生素（链霉素、卡那霉素、庆大霉素）长期治疗无效。

5. 分泌物直接涂片可见细菌，但采用普通培养则无细菌生长。

（四）所致疾病

1. 败血症　多数为脆弱类杆菌引起，其次为消化链球菌属。原发病灶可能来自腹腔与盆腔内感染。由于抗厌氧菌抗生素的广泛运用，目前败血症中厌氧菌培养率只有5%左右。

2. 中枢神经系统感染　最常见的为脑脓肿，主要由脆弱类杆菌、产黑色素普雷沃菌、坏死梭杆菌等所致的中耳炎、乳突炎、鼻窦炎等引起的邻近感染，或经直接扩散与转移而形成。分离的细菌种类与原发病灶有关。

3. 口腔感染　主要由消化链球菌属和核梭杆菌等引起，以牙槽脓肿、下颌骨髓炎、急性坏死性溃疡性牙龈炎和牙周病等常见。

4. 呼吸道感染　厌氧菌可感染上、下呼吸道的任何部位，如扁桃体周围蜂窝织炎、吸入性肺炎、坏死性肺炎、肺脓肿与脓胸等。厌氧菌的肺部感染发生率仅次于肺炎链球菌。呼吸道感染主要由消化链球菌、坏死梭杆菌、核梭杆菌、脆弱类杆菌等所致。

5. 腹腔和会阴部感染　胃肠道的正常菌群大部分为无芽胞厌氧菌。因手术、损伤、肠穿孔等原因使粪便漏入腹腔可引起腹膜炎、腹腔脓肿等感染。腹腔、会阴部感染中以脆弱类杆菌为主，但通常是多种微生物的混合感染。

6. 女性生殖道感染　无芽胞厌氧菌可引起盆腔脓肿、输卵管卵巢脓肿、子宫内膜炎、脓毒性流产等女性生殖道的一系列严重感染。主要由消化链球菌属、普雷沃菌属和紫质单胞菌属等引起。

三、微生物学检查

1. 标本采取　采集标本应避免正常菌群的污染。应选择正常无菌部位，严格无菌操作采集标本，如血液、胸腔液、腹腔液、心包液、深部脓肿、膀胱穿刺液以及手术切除或活检得到的组织标本等，进行检查。厌氧菌对氧敏感，暴露在空气中容易死亡，标本采取后宜立即放入特制的厌氧标本瓶中，或用无菌注射器抽取标本，排出空气，针头插入无菌橡皮塞中，迅速送检。

2. 直接涂片镜检　脓汁标本直接涂片染色后观察细菌的形态特征、染色特性与菌量多少，以供培养、判断结果时参考。

3. 分离培养与鉴定　这是证实无芽胞厌氧菌感染的关键步骤。标本应立即接种到营养丰富、新鲜，含有还原剂的培养基或特殊培养基中，最常用的培养基是以牛心脑浸液为基础的血琼脂培养基。接种后置于37℃厌氧培养2～3天，如无菌生长，继续培养至1周。挑取生长菌落接种两只血琼脂培养基，分别置于有氧与无氧环境中培养，在两种环境中都能生长的是兼性厌氧菌，只能在厌氧环境中生长的才是专性厌氧菌。获得纯培养后，再根据细菌形态、染色特性、菌落特征、生化反应等进行鉴定。

目前已可用核酸探针杂交、PCR等检测方法对一些重要的无芽胞厌氧菌作出快速检测。

四、防治原则

防治原则主要是避免正常菌群侵入其不应存在的部位及防止局部出现厌氧微环境。对外科患者特别要注意清创，去除坏死组织与异物，维持与重建局部良好的血液循环是预防厌氧菌感染的重要措施。

大多数无芽胞厌氧菌对氨苄西林、亚胺培南、氯霉素、甲硝唑、头孢西丁等敏感，万古霉素适用于所有革兰阳性厌氧菌感染。但越来越多耐药性菌株的产生增加了治疗的难度，95%的菌株对氨基糖苷类抗生素不敏感，如厌氧菌感染中最常见的脆弱类杆菌能产生 β- 内酰胺酶，能破坏青霉素与头孢菌素中的 β- 内酰胺环等，治疗时应高度重视。最好在选用治疗药物前先进行厌氧菌的抗生素敏感性检测。此外，提高机体免疫力的支持疗法亦很重要。

小　　结

厌氧性细菌是一大群必须在无氧环境中才能生长繁殖的细菌。分两类：一类是厌氧芽胞梭菌，主要致病菌有破伤风梭菌、产气荚膜梭菌和肉毒梭菌。厌氧芽胞梭菌特点是：芽胞大于菌体，常呈梭状，芽胞抵抗力强；分布广，广泛存在自然界，以及动物与人体肠道中；专性厌氧，常通过厌氧创口等途径感染致病；外毒素毒力很强，分别可引起破伤风、气性坏疽、食物中毒等疾病。另一类是无芽胞厌氧菌，包括革兰阴性的杆菌和球菌，革兰阳性的杆菌和球菌，其中以脆弱类杆菌最常见。该类细菌为人体的正常菌群，在长期使用抗生素、激素、免疫抑制剂、侵入性诊断或治疗等过程中，可发生机会致病，引起各种内源性感染，是医院感染的重要病原体。

复习思考题

一、名词解释
1. 汹涌发酵现象
2. 厌氧芽胞梭菌

二、问答题
1. 试述破伤风梭菌的感染条件和发病机制。
2. 试述破伤风的防治原则。
3. 简述产气荚膜梭菌的致病物质和致病类型。
4. 肉毒梭菌引起的食物中毒与其他菌有何不同？
5. 简述无芽胞厌氧菌的致病条件和致病特点。

（何玉林）

数字课程学习

▶▶ 微视频　　📥 教学 PPT　　📝 自测题　　◆ 拓展阅读

第十章
分枝杆菌属

分枝杆菌属（*Mycobacterium*）是一类细长略弯曲的杆菌，因繁殖时有分枝生长现象而得名。本属细菌胞壁富含脂质，与细菌的染色性、生长特性、致病性等密切相关。一般不易着色，若加温或延长染色时间而着色后则能抵抗盐酸乙醇的脱色，故又称为抗酸杆菌（acid-fast bacilli）。引起人类疾病的分枝杆菌主要包括结核分枝杆菌和麻风分枝杆菌。此外，非结核分枝杆菌偶可引起结核样病变、皮肤丘疹、溃疡、淋巴结炎等。

第一节 结核分枝杆菌

结核分枝杆菌（*M. tuberculosis*）俗称结核杆菌，是引起人类结核病的病原菌，与人类致病性相关的有人型结核分枝杆菌和牛型结核分枝杆菌。结核分枝杆菌可侵犯全身各器官，但以肺结核最多见。结核病仍是严重危害人类健康的慢性传染病。目前结核病是世界上最普遍和最严重的人类传染病之一。据世界卫生组织（WHO）报道，全球人口的1/3感染了结核分枝杆菌，现有结核病患者约2 000万，每年新增患者800万~1 000万，每年死于结核病的人数约170万。我国结核病患者数居世界第2位，仅次于印度。我国每年新增活动性肺结核患者约130万。每年约有13万人死于结核病。约80%结核病患者集中在农村地区。

一、生物学性状

1. 形态与染色　结核分枝杆菌细长略弯曲，大小（1~4）μm×（0.4~0.6）μm。革兰染色阳性，但一般不易着色。细菌在痰液或组织中常呈单个或聚集成堆。无鞭毛、芽胞，有荚膜，但在制片时易遭到破坏而不被看到。细胞壁中含有大量脂质，占干重的60%左右，这种特殊的胞壁组成可直接影响到染色性状。采用齐尼（Ziehl-Neelsen）抗酸染色法，先用5%苯酚复红加温染色，再用3%盐酸乙醇脱色，最后用亚甲蓝复染，结果是结核分枝杆菌没被盐酸乙醇脱色而保留红色，其他非抗酸性细菌及背景等被脱色，后被复染为蓝色。抗酸性是分枝杆菌的重要染色特性（图10-1）。

2. 培养特性　专性需氧。最适 pH 6.5~6.8，生长温度为35~37℃。营养要求高，常用罗氏（Lowenstein Jensen）固体培养基，内含蛋黄、甘油、马铃薯、无机盐和孔雀绿等。

生长缓慢，一般需要 18～24 h 繁殖一代，接种后 2～4 周才出现菌落生长。菌落表面呈颗粒状、结节状或菜花样，乳白色或米黄色，不透明。在液体培养基中由于接触营养面积大，细菌生长迅速，1～2 周即可在表面形成粗糙皱纹状菌膜。有毒菌株在液体培养基内呈索状生长，无毒菌株则无此现象。由于抗结核药物的使用，患者标本中常分离培养出结核分枝杆菌 L 型，亦可作为结核病活动的判断标准之一。

3. 抵抗力 结核分枝杆菌细胞壁中含有大量脂质，对干燥、酸、碱、染料及通常的化学消毒剂有较强的抵抗力。例如，黏附在尘埃上的细菌可保持传染性 8～10 天，在干燥的痰内可存活 6～8 个月；在 3% HCl 溶液、6%H$_2$SO$_4$ 溶液或 4%NaOH 溶液中能耐受 30 min，因此常用酸、碱处理有杂菌污染的标本和消化标本中的黏稠物质；对 1：13 000 孔雀绿有抵抗力，将此加入培养基中可抑制杂菌生长。

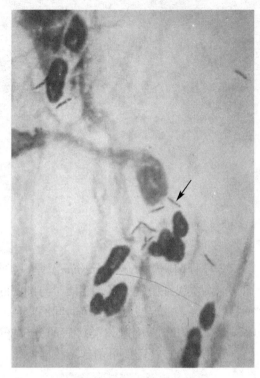

图 10-1 结核分枝杆菌

结核分枝杆菌对湿热敏感，将液体加热至 62～63℃、15 min 或煮沸即被杀死。对紫外线敏感，直接日光照射数小时可被杀死。对脂溶剂敏感，在 75% 乙醇中 2 min 即死亡。

4. 变异性 结核分枝杆菌可发生形态、菌落、毒力、免疫原性和耐药性等变异。典型的结核分枝杆菌菌落为粗糙型，毒力强；而变异菌株菌落则为光滑型，毒力弱。1908 年 Calmette 和 Guérin 二人将有毒的牛型结核分枝杆菌接种于含有胆汁、甘油、马铃薯的培养基中，经 13 年 230 次传代，获得减毒的变异株，即卡介苗（bacillus Calmette-Guérin vaccine，BCG vaccine），预防接种后可使人获得对结核分枝杆菌的免疫力，现已广泛用于结核病的预防。

结核分枝杆菌对异烟肼、链霉素、利福平等敏感，但长期用药易出现耐药性。其机制可能是耐药变异株选择性生长或药敏性基因突变所致。长期使用异烟肼也可影响细菌细胞壁中分枝菌酸的合成，变异为 L 型细菌，这是造成结核病久治不愈的原因之一。

二、致病性

结核分枝杆菌既不产生内毒素，也不释放外毒素和侵袭性酶类。其致病作用与菌体成分和代谢产物的毒性作用及机体对菌体成分产生的免疫损伤有关。

（一）致病物质

1. 脂质 结核分枝杆菌细胞壁中含有大量脂质，其高含量与细菌毒力密切相关。与毒力有关的成分主要包括：①索状因子，为分枝菌酸和海藻糖结合的糖脂，能使细菌在液体或固体培养基中呈索状生长而得名。具有破坏线粒体膜、影响细胞呼吸、抑制白细胞游走及引起慢性肉芽肿等作用。②磷脂，能刺激单核细胞增生，并能使病灶形成结核结节及干酪样坏死。③蜡质 D，是分枝菌酸与肽糖脂的复合物，能引起动物迟发型超敏反应，并具有佐剂作用。④硫酸脑苷脂，能抑制吞噬细胞中的吞噬体与溶酶体融合，使结核分枝杆菌在吞噬细胞内能长期存活。此外，分枝菌酸还与分枝杆菌的抗酸性有关。

2. 蛋白质　存在细胞壁和胞质中，系主要抗原物质，其中重要的蛋白质是结核菌素（tuberculin）。它与蜡质 D 结合，能导致宿主机体产生较强的迟发型超敏反应，并引起组织坏死的病理过程及全身中毒症状，促进结核结节形成。

3. 荚膜　结核分枝杆菌荚膜的主要成分是多糖，包括葡聚糖、阿拉伯甘露聚糖、甘露糖等，还含有部分脂质和蛋白质。荚膜与细菌黏附于入侵细胞，抵抗吞噬及其他免疫因子杀伤、或耐受酸碱有关。

（二）所致疾病

传染源主要是排菌的结核患者。可通过呼吸道、消化道和破损的皮肤黏膜等多途径侵入机体，引起多种组织器官的感染，其中以经呼吸道感染引起的肺结核最常见。

1. 肺部感染　结核分枝杆菌经呼吸道极易进入肺泡。由于感染结核分枝杆菌的毒力、数量、次数和感染者的免疫状态不同，肺结核可有原发感染和继发感染两种类型。

（1）原发感染：是首次感染结核分枝杆菌，多见于儿童。结核分枝杆菌随同飞沫和尘埃通过呼吸道进入肺泡后，被巨噬细胞吞噬，由于细菌细胞壁含有大量脂质，能抵抗巨噬细胞的杀菌作用而大量生长繁殖，最终导致细胞死亡崩解，释放出大量细菌，引起渗出性炎症病灶，称为原发灶。原发灶内的结核分枝杆菌可经淋巴管扩散至肺门淋巴结，引起淋巴管炎和淋巴结肿大，X 线胸片显示哑铃状阴影，称为原发复合征。

原发感染后约 3～6 周，机体产生特异性细胞免疫，同时也出现迟发型超敏反应。90% 以上的原发感染可形成纤维化或钙化并自愈。有些钙化灶内仍有一定量结核分枝杆菌长期潜伏，成为日后内源性感染的来源。约 5% 可发展为活动性肺结核，其中极少数患者因免疫力低下，可经血和淋巴系统，播散至骨、关节、肾、脑膜及其他部位，引起全身粟粒性结核或结核性脑膜炎等。

（2）继发感染（原发后感染）：多见于成人。病菌可以是外来的或原来潜伏在病灶内的。因机体已有特异性免疫，故继发感染的特点是病灶常限于局部，一般不累及邻近的淋巴结。主要表现为慢性肉芽肿炎症，形成结核结节，发生纤维化和干酪样坏死，被纤维包围的干酪样坏死灶可钙化而痊愈。若干酪样结节破溃，排入邻近支气管，则可形成空洞，并释放大量结核分枝杆菌随痰排出体外，传染性很强。

2. 肺外感染　部分患者体内的结核分枝杆菌可经血液、淋巴液扩散侵入肺外组织器官，引起相应的脏器结核，如脑、肾、骨、关节和生殖器等结核。艾滋病等免疫力极度低下者，严重时可造成全身播散性结核。痰菌被咽入消化道也可引起肠结核、结核性腹膜炎等。通过破损皮肤感染结核分枝杆菌可导致皮肤结核。

三、免疫性

人类对结核分枝杆菌的感染率很高，但发病率却较低，这表明人体的固有免疫和适应性免疫在抵抗结核分枝杆菌的感染中具有重要意义。

（一）固有免疫

固有免疫是机体抗结核分枝杆菌感染的第一步，参与其中的细胞主要是巨噬细胞、树突状细胞（DC）、中性粒细胞和自然杀伤（NK）细胞。这些固有免疫细胞通过表面模式识别受体（pattern recognition receptor，PRR）识别细菌，包括 Toll 样受体（Toll like receptor，TLR）、Nod 样受体（Nod like receptor，NLR）、C 型凝集素受体（CLR）、补体受体、清道夫受体等。PRR 激活后将不同信号传递到胞内，经级联放大，诱导细胞各种防御性固有免疫反应，如吞噬、自噬、凋亡和炎症小体的激活。另一方面，结核分枝杆菌也可通过自身的毒力抑制固有免疫应答，逃避固有免疫的杀伤。

（二）适应性免疫

结核分枝杆菌为兼性胞内寄生菌，抗感染免疫主要依靠细胞免疫；机体感染结核分枝杆菌后虽然可产生多种抗体，但这些抗体一般没有保护作用。由于细菌的毒力，感染 10 天后结核分枝杆菌感染的树突状细胞才移行到局部淋巴结致敏 T 细胞，感染后约 21 天，被细菌抗原激活的 $CD4^+$ Th1 型细胞才归巢到肺部感染灶并建立针对该菌的细胞免疫。$CD4^+$ Th1 型细胞释放大量细胞因子，如 IFN-γ、TNF-α 和 IL-2 等，不仅能吸引 T 细胞和巨噬细胞等聚集到炎症部位，还能增强这类细胞的直接或间接的杀菌活性；此外，其产生的 TNF-α 可诱导细胞凋亡，促进肉芽肿形成，使感染局限化。因此，$CD4^+$ Th1 型细胞在抗结核分枝杆菌感染中具有重要作用。$CD8^+$ T 细胞可诱导感染的巨噬细胞裂解或凋亡，或产生颗粒溶素直接杀死细菌，还可分泌 IFN-γ 和 TNF-α 等细胞因子发挥抗菌作用，在阻止结核分枝杆菌潜伏性感染的再激活过程中发挥重要作用。

（三）超敏反应

在机体产生抗结核免疫的同时，也导致了迟发型超敏反应的发生，两者均是 T 细胞介导的结果。从郭霍现象（Koch's phenomenton）看出，将结核分枝杆菌初次注入易感豚鼠皮下，10～14 天后，注射局部出现坏死溃疡，深而不易愈合，附近淋巴结肿大，结核分枝杆菌可扩散至全身，表现出人类原发感染的特点；若将结核分枝杆菌皮下注入已感染的豚鼠，则 1～2 天后，注射局部迅速出现较浅表的溃疡，并能快速愈合，附近淋巴结不肿大，细菌亦很少播散，表现类似人类原发后感染的特点。可见初次感染，病灶不能被局限，而且 10 天后才出现反应，表明豚鼠对结核分枝杆菌既无免疫力，也未产生迟发型超敏反应。而再感染时溃疡出现快，表明机体产生了迟发型超敏反应，溃疡表浅易愈合，细菌不扩散，说明机体在产生超敏反应的同时也产生了免疫力。

近来研究表明，诱导机体细胞免疫与迟发型超敏反应的结核分枝杆菌成分有所不同。如将结核分枝杆菌 RNA 注入动物体内只能诱导细胞免疫而不发生迟发型超敏反应，而将结核菌素蛋白与蜡质 D 混合注入动物体内则可产生迟发型超敏反应而不产生有效的保护性免疫。但在感染中，是完整的细菌侵入机体，可同时诱导细胞免疫和迟发型超敏反应。结核菌素试验就是基于此机制建立的。

四、微生物学检查

1. 标本采集和集菌　根据结核分枝杆菌感染的部位不同采集标本，如痰、尿液、粪便、脑脊液、穿刺液等。标本含菌量少，可先集菌以提高检测的阳性率。脑脊液和胸、腹水无杂菌，可直接离心沉淀集菌。有杂菌的标本如痰、支气管灌洗液、尿、粪便等标本需经 4% NaOH、3% HCl 等消化处理，杀死杂菌并使黏稠的有机物溶解之后，再离心沉淀集菌。

2. 直接涂片染色镜检　标本直接涂片或集菌后涂片，用抗酸染色镜检，若找到抗酸性杆菌，则可初步诊断。为提高镜检敏感性，结核分枝杆菌用金胺染色，在荧光显微镜下呈现金黄色荧光，此法可提高阳性检出率。

3. 分离培养　将集菌处理后的标本接种于罗氏固体培养基上，37℃培养，每周观察一次，因生长缓慢，一般 2～4 周形成肉眼可见的菌落。菌落干燥、呈颗粒状、乳白色或淡黄色，涂片抗酸染色阳性。若菌落呈橙黄色、光滑，可能为非结核分枝杆菌，应进一步鉴别。也可将处理后的标本滴加于含血清的液体培养基内，或涂于无菌玻片上浸入液体培养基内，37℃培养 1～2 周，取沉淀物或取涂有标本的玻片，抗酸染色镜检。此法比直接涂片染色阳性检出率高 100 倍。

4. 快速诊断　目前已将聚合酶链反应（PCR）扩增技术应用于结核分枝杆菌 DNA 鉴定，敏感性高而快速。但操作过程要避免因扩增污染而出现的假阳性和标本中抑制存在出现的假阴性。

5. 结核菌素试验　用结核菌素测定机体能否引起皮肤迟发型超敏反应的一种皮肤试验，以判断受试者是否感染过结核分枝杆菌及对该菌有无免疫力。

（1）结核菌素试剂：有两种，一种为旧结核菌素（old tuberculin，OT），为含有结核分枝杆菌的甘油肉汤培养物加热过滤液，含有结核分枝杆菌蛋白。另一种为纯蛋白衍生物（purified protein derivative，PPD），是 OT 经三氯醋酸沉淀后的纯化物。PPD 有两种，即 PPDC 和 BBCPPD，前者是由人结核分枝杆菌提取，后者由卡介苗制成，每 0.1 mL 含 5 U。

（2）方法：目前采用 PPD 法。方法是取 PPDC 和 BCGPPD 各 5U 分别注入两前臂皮内，48～72 h 后，红肿硬结≥5 mm 者为阳性，≥15 mm 为强阳性，对临床诊断有意义。两侧红肿，若 PPDC 侧大于 BCGPPD 时为感染，反之则可能为卡介苗接种所致。＜5 mm 者为阴性反应。

（3）结果分析：结核菌素试验阳性表明机体对结核分枝杆菌有免疫力，但不一定发病；或者接种卡介苗成功，对结核分枝杆菌有免疫力。阴性反应表明未感染结核分枝杆菌，无免疫力，但应注意以下几种情况结核菌素反应均可转为阴性：①受试者在感染早期，机体的 T 淋巴细胞尚未被致敏。②老年人免疫反应低下。③严重的结核病患者或患有其他急性传染病导致细胞免疫功能低下。④继发性细胞免疫功能低下，如艾滋病或肿瘤患者及应用了免疫抑制剂等。强阳性表明机体可能有活动性结核，应作进一步检查。

（4）实际应用：①选择卡介苗接种对象及接种后效果的判断。若阴性，除上述试验阴性中的特殊情况外，均应接种卡介苗。②作为婴幼儿结核病的辅助诊断。③在未接种卡介苗人群中作结核分枝杆菌感染的流行病学调查。④因为此反应能显示机体细胞免疫功能，故可用于测定肿瘤患者细胞免疫水平。

五、防治原则

1. 预防　接种卡介苗是预防结核最有效的措施。目前我国规定出生后即接种卡介苗，6 个月内健康儿童可直接接种，较大儿童结核菌素试验阴性方可接种。接种方法多采用皮内法，此法转阳率高且稳定。卡介苗接种后 2～3 个月，需用结核菌素试验验证卡介苗接种效果。转阳表明接种成功，机体已产生抗结核免疫力，免疫力可维持 3~5 年左右。如仍为阴性，应重复接种。卡介苗为活菌苗，有报道因细胞免疫功能低下，接种卡介苗后引起结核病而死亡者，应予重视。

2. 治疗　治疗结核病应遵循早期、联合、规律、适量和全程的原则。常用的药物有异烟肼、利福平、吡嗪酰胺、乙胺丁醇和链霉素等药物。因耐药菌株出现较多，因此由患者体内分离的结核菌株在治疗过程中应做药敏试验，以选择最有效的抗菌药物。

第二节　麻风分枝杆菌

麻风分枝杆菌（*M. leprae*）俗称麻风杆菌，是麻风病的病原菌。麻风是一种慢性传染病，主要表现为皮肤、黏膜和外周神经末梢的损害。少数患者可累及深部组织和内脏器官，形成肉芽肿。本病在世界各地均有发生，主要分布在亚洲、非洲和拉丁美洲。1981年我国卫生部提出 20 世纪末要基本消灭麻风病。1996 年统计我国麻风病发病率大幅度下降，由中华人民共和国成立前大约 50 万人降至 6 000 余人。

一、生物学性状

麻风分枝杆菌的形态、染色与结核分枝杆菌相似。菌体细长、略带弯曲，比结核分枝杆菌稍粗短，呈束状排列。无鞭毛、芽胞和荚膜。革兰染色和抗酸染色均为阳性。经治疗后该菌可呈短杆状、颗粒状或念珠状等多形性，可能是 L 型变异所致。未经彻底治疗可致复发。

麻风分枝杆菌是典型的胞内寄生菌。刮取病变组织或患者渗出物涂片，可见细胞内含有大量呈索状排列的麻风分枝杆菌，该细胞的胞质呈泡沫状，称为麻风细胞。

麻风分枝杆菌体外人工培养迄今仍未成功，但小鼠动物模型已被公认，将麻风分枝杆菌注入小鼠足垫，并降低足垫温度，可见麻风分枝杆菌生长并能传代。南美野生动物犰狳因体温低（30~36℃），比较适于麻风分枝杆菌生长繁殖。将麻风分枝杆菌接种于犰狳的皮内或静脉，可引起瘤型麻风，故犰狳可作为研究麻风的动物模型。

麻风分枝杆菌对干燥和低温有抵抗力。在干燥环境中 7 天内仍有繁殖能力。4℃组织匀浆中 7~10 天菌的活力不变。–60~–13℃可存活数月。但对紫外线或湿热较敏感，阳光直射 3 h 或 60℃、1 h 麻风分枝杆菌均可失去繁殖能力。

二、致病性与免疫性

麻风病患者是麻风病的唯一传染源。患者分泌物、精液、阴道分泌液中含有麻风杆菌，通过直接接触经破损的皮肤与黏膜感染，也可经呼吸道传播。麻风病潜伏期长，发病慢，病程长，迁延不愈。根据临床表现、病理变化、细菌检查等可将麻风病分为结核样型、瘤型、界限类和未定类。我国以结核样型和未定类麻风较多见，瘤型较少。

1. 结核样型　常为自限性疾病，较稳定，损害可自行消退。病变主要在皮肤，侵犯真皮浅层，早期病变为小血管周围淋巴细胞浸润，以后出现上皮样细胞和多核巨细胞浸润，也可累及神经，使受累处皮肤丧失感觉。患者体内不易检出麻风杆菌，故传染性小。麻风菌素反应阳性，细胞免疫性强。

2. 瘤型 为疾病的进行性和严重的临床类型，如不进行治疗，往往发展至最终死亡。细菌侵犯皮肤、黏膜及各脏器，形成肉芽肿病变。用抗酸染色法检查，可见有大量的麻风分枝杆菌集聚，含菌量多，且各脏器均有发现，传染性强。本型麻风患者的 T 细胞免疫应答有所缺陷，表现为细胞免疫低下或免疫抑制，巨噬细胞活化功能低，故麻风杆菌能在体内繁殖。细胞免疫的低下或抑制是细菌感染后的结果。麻风菌素试验阴性，血清中抗体含量高，有免疫复合物沉积，导致出现肉芽肿病变，形成结节性红斑或疣状结节，如狮面。

3. 界线类 兼有瘤型和结核样型特点，但程度可以不同。大多数患者麻风菌素试验阴性，但也有阳性。病变部位可找到麻风细胞。

4. 未定类 属麻风病前期病变，病变中很少能找到麻风分枝杆菌。麻风菌素试验大多阳性，大多数病例最后转化为结核样型。

人对麻风分枝杆菌的特异性免疫，主要依靠细胞免疫。

三、微生物学检查

麻风病的临床表现和类型众多，易与其他类似疾病相混淆，所以实验诊断有实际意义。主要是取患者鼻黏膜及皮肤损伤处的刮取物进行涂片和抗酸染色，检查有无排列成束的抗酸性杆菌存在。一般瘤型和界线类患者标本中可找到麻风分枝杆菌及麻风细胞，有诊断意义。结核样型患者中很少找到细菌，欲提高检查的阳性率，可用金胺染色后以荧光显微镜检查。以提高阳性率。麻风病理活体组织切片检查也是较好的诊断方法。

四、防治原则

麻风目前尚无特异性预防方法。由于麻风分枝杆菌与结核分枝杆菌具有共同抗原，在麻风病的流行区进行广泛的卡介苗预防接种，可取得一定效果。有人用死麻风分枝杆菌与卡介苗混合注入麻风菌素试验阴性的患者体内，发现注射局部麻风分枝杆菌被清除，且临床症状也有所好转。但本病的预防主要依靠对密切接触者作定期检查。早期发现、早期隔离和早期治疗。治疗药物主要有砜类，能有效抑制麻风分枝杆菌的生长繁殖；氯法齐明可干扰细菌的核酸代谢，从而抑制其蛋白质的合成；另外还有利福平及丙硫异烟胺等。目前多采用二或三种药联合治疗，以防耐药菌株的产生。

第三节 非结核分枝杆菌

非结核分枝杆菌（nontuberculous mycobacteria，NTM）是指结核分枝杆菌、牛分枝杆菌与麻风分枝杆菌以外的分枝杆菌。曾称为非典型分枝杆菌（atypical mycobacteria），其与结核分枝杆菌相比主要区别表现为：对酸、碱较为敏感；对常用的抗结核药多呈天然耐药，因此非结核分枝杆菌感染往往迁延多年，成为慢性难治之症；生长温度不如结核分枝杆菌严格；分布于自然环境中，为机会致病菌，多继发或伴发于慢性肺病，如支气管扩张、硅沉着病和肺结核及艾滋病，也可以是因消毒不严而引发的院内感染。

非结核分枝杆菌对利福平敏感，对其他常用抗结核药物呈耐受状态，为此现多主张采用利福平、异烟肼和乙胺丁醇联合用药，具有较好疗效。但非结核分枝杆菌经治疗后也常出现 L 型，耐药性增高，又因细胞壁脂质缺失难以致敏淋巴细胞，结核菌素试验呈阴性，这类患者往往久治不愈。

小 结

分枝杆菌属是一类抗酸染色阳性，菌体细长弯曲，呈分枝生长的杆菌。细胞壁富含脂质，与细菌的染色性、生长特性、致病性密切相关。专性需氧，营养要求高，生长缓慢，易变异。对人致病的包括结核分枝杆菌、牛型结核分枝杆菌。通过多途径感染，引起人类结核病。临床上最常见的是肺结核，可分为原发感染和继发感染。病后获得细胞免疫的同时也产生迟发型超敏反应，采用结核菌素试验可判断机体对结核分枝杆菌的免疫力，通过接种卡介苗可特异性预防结核病。麻风分枝杆菌是引起麻风病的病原体，经呼吸道或破损皮肤与黏膜接触而感染，临床上可分二型和二类，我国常见的是结核样型和未定类。非结核分枝杆菌多为机会致病菌，可引起结核样病变，少数不致病。

复习思考题

一、名词解释
1. 结核菌素试验
2. 固有免疫
3. 非结核分枝杆菌

二、简答题
1. 结核分枝杆菌的生物学性状有哪些特点？
2. 结核分枝杆菌致病性与菌体哪些物质相关？
3. 简述结核菌素试验的原理、方法和结果分析。

（何玉林）

数字课程学习

▶▶ 微视频　　⬇ 教学 PPT　　✎ 自测题　　◆ 拓展阅读

第十一章
动物源性细菌

动物源性细菌是以动物为传染源，可导致人畜（兽）共患病（zoonosis）的病原菌。家畜和野生动物是其自然宿主，人类在牧区或自然疫源地，通过接触患病动物或其污染物及媒介昆虫叮咬等途径而感染。能够导致人类发病的动物源性细菌主要源于布鲁菌属、耶尔森菌属和芽胞杆菌属。

第一节　布鲁菌属

布鲁菌属（*Brucella*）是引起人、家畜和其他动物布鲁菌病的病原体。1887年由美国医生Bruce首次于马耳他岛分离而命名，故布鲁菌病又名马耳他热（Malta fever）。哺乳类动物中牛、羊、猪等家畜最易感，常引起母畜传染性流产。人类可与病畜接触或食用带菌的病畜肉类及乳制品而感染，定期对家畜和畜产品进行检测，淘汰感染动物，对于防止该病的传播具有重要意义。目前已知布鲁菌属共有6个生物种，其中对人致病的有羊布鲁菌（*B. melitensis*）、牛布鲁菌（*B. abortus*）、猪布鲁菌（*B. suis*）和犬布鲁菌（*B. canis*）4个生物种。在我国流行的主要是羊布鲁菌病，其次为牛布鲁菌病。

一、生物学性状

1. 形态与染色　布鲁菌呈短小球杆菌，大小为（0.4~0.8）μm×（0.5~1.5）μm。无鞭毛、不形成芽胞，光滑型菌株有荚膜。革兰染色阴性，但不易着色。常用柯氏染色法染色，布鲁菌呈红色，其他菌呈绿色。

2. 培养特性　专性需氧，初次分离培养时需5%~10% CO_2，最适温度37℃，pH 6.6~6.8，营养要求高，常用肝浸液琼脂培养基或血琼脂平板，生长缓慢，在固体培养基上培养48 h可形成圆形、无色透明的光滑型小菌落，无溶血现象，在液体培养基中呈均匀混浊并伴有沉淀。

3. 生化反应　大多数布鲁菌能分解尿素和产生 H_2S。根据产生 H_2S 的多少和在碱性染料培养基中的生长情况，可鉴别牛、羊、猪等布鲁菌（表11-1）。

表 11-1　三种布鲁菌特性及鉴别

菌种	CO$_2$需要	脲酶试验	H$_2$S产生	含染料培养基中生长		凝集试验	
				复红（1∶50 000）	硫堇（1∶20 000）	抗A因子	抗M因子
羊布鲁菌	-	不定	-	+	+	-	+
牛布鲁菌	+	+	+	+	+	+	-
猪布鲁菌	-	+	+/-	-	+	+	+

4. 抗原结构与分型　布鲁菌含有 2 种抗原，即 A 抗原（abortus antigen，牛布鲁菌菌体原）和 M 抗原（melitensis antigen，羊布鲁菌菌体抗原）。不同种类的布鲁菌中 A 抗原与 M 抗原的比例不同，如牛布鲁菌中 A∶M 为 20∶1，羊布鲁菌 A∶M 为 1∶20，猪布鲁菌 A∶M 为 2∶1。用抗 A 和抗 M 因子血清进行凝集试验可鉴别 3 种布鲁菌。

5. 抵抗力　布鲁菌在自然界中抵抗力较强，在土壤、皮毛、病畜的脏器和分泌物、乳制品及水中可存活数周至数月。但对日光、热、常用消毒剂敏感。日光照射 20 min，湿热 60℃、10~20 min，3% 甲酚溶液作用数分钟即可杀死。对常用广谱抗生素敏感。巴氏消毒法可杀死牛奶、羊奶等奶制品中的布鲁菌。

二、致病性与免疫性

（一）致病物质

致病物质主要是内毒素，此外，荚膜、透明质酸酶及过氧化氢酶增强了该菌的致病力。最易感染牛、羊、猪等动物，引起母畜流产。人类主要是通过接触病畜及其分泌物或接触被污染的畜产品感染，病菌经皮肤、黏膜、消化道、呼吸道、结膜等多途径侵入机体。

（二）所致疾病

细菌入侵后，被吞噬细胞吞噬成为胞内寄生菌，在局部淋巴结内生长繁殖形成感染灶，当布鲁菌繁殖到一定数量后，突破淋巴结侵入血流，由于内毒素的作用，患者出现发热、乏力等菌血症症状。随后病原菌经血流侵入肝、脾、骨髓、淋巴结等组织细胞内繁殖。血液中的布鲁菌逐渐消失，体温恢复正常。细菌在细胞内繁殖到一定数量再次进入血流，形成间歇性菌血症并致体温升高，故患者出现不规则的波浪热型，临床上称为波浪热。因布鲁菌为胞内寄生菌，抗菌药物和抗体均不易进入细胞内。因此本病较难根治，病程超过一年则转化为慢性，反复发作，在全身各处引起迁徙性病变，伴随发热、关节与肌肉疼痛和全身乏力等。体征有肝、脾、淋巴结大。布鲁菌感染人类不引起流产，因人类胎盘中不含有赤藓醇，而家畜的生殖器官和胎膜上含有大量的赤藓醇，能刺激细菌生长而导致流产。

布鲁菌的致病与Ⅳ型超敏反应有关，感染布鲁菌后，患者布鲁菌素试验常呈阳性。布鲁菌抗原与抗体形成免疫复合物，可导致急性炎症及坏死，病灶内含有大量中性粒细胞，可能是Ⅲ型超敏反应（Arthus 反应）。

（三）免疫性

机体感染布鲁菌后可产生免疫力，而且各菌种和生物型之间有交叉免疫。由于布鲁菌为胞内寄生，故以细胞免疫为主，主要表现为巨噬细胞的杀菌作用，T 细胞产生和释放细胞因子可加强其杀菌能力。感染后产生的抗体发挥免疫调节作用。

三、微生物学检查

1. 标本采集　急性期取血液，慢性期取骨髓。

2. 分离培养与鉴定　将标本接种于双相肝浸液培养基（琼脂固体斜面加肝浸液），置 37℃，10% CO_2 环境中培养。一般 4~7 天形成菌落，若 30 天无菌生长可报阴性。若有菌生长，根据菌落特点、涂片染色检查、H_2S 产生能力、染料抑菌试验、血清凝集试验等，确定细菌及其种别。

3. 血清学试验

（1）凝集试验：发病后 1 周左右，血清中开始出现 IgM 型抗体，可用试管凝集试验进行测定，一般以 1∶400~1∶200 为阳性诊断标准。用乳胶凝集试验可在 6 min 内判定结果，方法简单可靠。

（2）抗球蛋白试验（Coombs test）：检测患者体内不完全抗体，如在病程中凝集效价出现增长者有诊断意义。

（3）补体结合试验：一般发病 3 周后出现 IgG 抗体，但维持时间长，对诊断慢性布鲁菌病意义较大。此试验特异性高，试验结果以 1∶10 为阳性。

4. 皮肤试验　用布鲁菌素或布鲁菌蛋白提取物 0.1 mL 作皮内注射，24~48 h 后观察结果。局部红肿浸润直径 1~2 cm 为弱阳性，>2~3 cm 为阳性，>3~6 cm 为强阳性。红肿在 4~6 h 内消退为假阳性。皮试阳性可诊断慢性或曾患过布鲁菌病。

四、防治原则

控制和消灭家畜布鲁菌病，切断传播途径及预防接种。接种以畜群为主，对疫区人群、相关职业人员也应接种减毒活疫苗，有效期约 1 年。急性患者用抗生素治疗，慢性患者除抗菌治疗外应采用支持疗法和对症治疗。

第二节　耶尔森菌属

耶尔森菌属（*Yersinia*）是一类革兰阴性小杆菌，属于肠杆菌科，包括 13 个种，其中鼠疫耶尔森菌、小肠结肠炎耶尔森菌和假结核耶尔森菌对人类有致病作用。细菌先引起啮齿动物、家畜和鸟类等动物的感染，人类通过接触感染动物、被节肢动物叮咬或食入污染食品等途径感染。

一、鼠疫耶尔森菌

鼠疫耶尔森菌（*Y. pestis*）俗称鼠疫杆菌，属于肠杆菌科的耶尔森菌属，是鼠疫的病原菌。鼠疫是一种自然疫源性的烈性传染病，历史上曾有过三次世界性大流行，病死率极高。在 1894 年暴发于香港的第三次鼠疫大流行期间，法国学者 Yersin 最先分离到此菌，故名鼠疫耶尔森菌。人类鼠疫是由带菌鼠蚤叮咬而感染，中华人民共和国成立前我国也曾发生多次流行，死者数以万计。中华人民共和国成立后鼠疫基本被控制，但啮齿类动物间鼠疫依然存在，随时威胁着人类的健康。

（一）生物学性状

1. 形态与染色　菌体呈两端浓染的卵圆形革兰阴性短杆菌。大小为（0.5 ~ 0.8）μm ×（1.0 ~ 1.2）μm，有荚膜，无鞭毛，无芽胞。一般呈单个散在，偶尔成双或成短链状。在陈旧培养物或生长在 3% NaCl 培养基上则呈多形性，有球形、杆形、棒形和哑铃状等，亦可见到着色极浅的细菌轮廓，称菌影（ghost）。

2. 培养特性　兼性厌氧，最适温度 27 ~ 30℃，pH 为 6.9 ~ 7.2。在含血液或组织液的固体培养上生长，24 ~ 48 h 可形成细小、黏稠的粗糙型菌落在肉汤培养基中从混浊到沉淀，48 h 后呈菌膜，稍加摇动后菌膜呈钟乳石状下沉，此特征有鉴别意义。

3. 抗原结构　本菌的抗原结构复杂，至少有 18 种抗原。其中重要的抗原有以下 4 种。

（1）F1（fraction 1）抗原：又称荚膜抗原，为一种不耐热的糖蛋白，加热 100℃ 15 min 即失去免疫原性。此抗原免疫原性强，特异性高，可抵抗吞噬细胞的吞噬作用。而由其诱导机体产生的抗 F1 抗体则具有保护作用。

（2）V/W 抗原：W 抗原位于菌体表面，是一种脂蛋白；V 抗原存在于细胞质中，为可溶性蛋白。常同时存在，形成 V-W 抗原复合物，有促使荚膜形成，抑制吞噬细胞吞噬，从而增强细菌形成肉芽肿和在细胞内存活的能力。

（3）鼠毒素（murine toxin, MT）：是一种可溶性蛋白质，因对小鼠和大鼠有剧毒，而对兔、猴无毒故称鼠毒素。鼠毒素主要作用于动物 β 肾上腺素能神经和心血管系统而引起不可逆的休克和死亡。但对人的损伤机制不清楚。MT 不耐热，为外毒素，但与典型外毒素不同，只有当细菌裂解后才能释放出来。此毒素经甲醛脱毒可制备类毒素。

（4）外膜蛋白：能使细菌突破宿主的防御机制，在侵入机体引起发病方面具有重要作用。

4. 抵抗力　对理化因素的抵抗力较弱。湿热 70 ~ 80℃、10 min 或 100℃、1 min 死亡；5% 甲酚溶液或 5% 苯酚 20 min 可将痰中病菌杀死。但在自然条件下的痰液中能存活 36 天，在蚤粪和土壤中存活 1 年左右。对磺胺、氨基糖苷类等多种抗生素敏感。

5. 变异性　鼠疫耶尔森菌通过突变、转座子移位及基因转移等机制发生变异，其生化特性、毒力、耐药性和抗原性等均可出现变异菌株。与多数肠道菌不同的是粗糙型菌落有毒力，而经人工传代培养后变为光滑型时毒力减弱。

（二）致病性与免疫性

1. 致病物质　主要与 F1 抗原、V/W 抗原、外膜抗原及内毒素等有关。具有外毒素性质的鼠毒素主要对鼠致病。鼠疫耶尔森菌毒力强，极少量细菌入侵机体便可致病。

2. 传播途径　鼠疫耶尔森菌主要寄生在啮齿类动物体内，通过鼠蚤叮咬在野生啮齿类动物间传播，导致大批病鼠死亡，失去宿主的鼠蚤转向人群，引起人类鼠疫。这种鼠→蚤→人的传播是鼠疫的主要传播方式。人患鼠疫后可通过人蚤叮咬或呼吸道传播等途径在人群间流行。

3. 所致疾病　鼠疫是自然疫源性传染病，根据传播途径和临床特征，可分为腺型、肺型和败血症型。其中肺鼠疫患者死亡后皮肤常呈黑紫色，故有"黑死病"之称。

（1）腺鼠疫：鼠疫耶尔森菌通过鼠蚤叮咬进入机体，被吞噬细胞吞噬，在吞噬细胞内生长繁殖，并经淋巴管到达局部淋巴结。感染后第一天即出现高热、局部淋巴结肿胀、剧痛，引起出血坏死性淋巴结炎；若病变仅局限在淋巴结，称腺鼠疫。根据叮咬的部位不同，多发生在腋窝或腹股沟淋巴结。

（2）肺鼠疫：通过呼吸道吸入带菌的尘埃或飞沫引起，称原发性肺鼠疫，也可由腺鼠疫或败血症型鼠疫蔓延而致继发性肺鼠疫，患者有高热、咳嗽、咯血、胸痛、呼吸困难等症状，常因心力衰竭而死亡。

（3）败血症型鼠疫：重症腺型鼠疫或肺型鼠疫患者的病原菌可入侵血流，播散至几乎所有器官，引起败血症型鼠疫。患者体温高达 39～40℃，可发生休克和 DIC，皮肤黏膜见出血点及瘀斑，多迅速恶化而死亡。

4. 免疫性　机体病后能获得牢固免疫力，再次感染罕见。体内可出现多种针对主要抗原的抗体，发挥调理吞噬、凝集细菌及中和毒素等作用。

（三）微生物学检查

鼠疫耶尔森菌的检验必须严格执行烈性传染病的病原菌管理规则，应由专人在指定实验室内进行检查鉴定。

1. 标本采集　根据患者的不同病型采取相应标本，如血液、痰液及淋巴结穿刺液等。人或动物尸体取肝、脾、肺、病变淋巴结及心血管，陈旧尸体取骨髓。

2. 直接涂片镜检　各种标本直接涂片、干燥后用甲醇或乙醇乙醚混合液固定 5～10 min，再分别用革兰染色、亚甲蓝染色，镜检观察形态和染色特点。

3. 分离培养与鉴定　将标本接种于血琼脂平板或 0.025% 亚硫酸钠琼脂平板等，经 48 h 培养后挑取可疑菌落作涂片染色镜检、噬菌体裂解试验、血清凝集试验等。在液体培养基中 48 h 后观察是否出现"钟乳石"现象。

4. 血清学检查　在难以获得鼠疫耶尔森菌的情况下，可检测人或动物血清中的鼠疫耶尔森菌抗体或抗原。

5. 核酸检测　采用 PCR 技术测定鼠疫耶尔森菌的特异性基因。

（四）防治原则

控制人类鼠疫的根本措施是灭鼠灭蚤。我国应用 EV 无毒株制备活菌疫苗，进行皮下、皮内接种或皮上划痕，免疫力可维持 8～10 个月。此外，应加强出入境海关的检验检疫。

治疗必须早期足量使用抗生素。常用氨基糖苷类抗生素、氯霉素、链霉素及磺胺类药等。

二、小肠结肠炎耶尔森菌

小肠结肠炎耶尔森菌（*Y. enterocolitica*）是引起人类严重小肠结肠炎的病原菌。近年来本菌引起的肠道感染有上升趋势，受到重视。本菌为革兰染色阴性球杆菌，偶见两端浓染，无芽胞，无荚膜，25℃培养时有周鞭毛。兼性厌氧。最适生长温度 20～28℃，pH 7.6。营养要求不高，在普通琼脂培养基上生长良好。在肠道选择培养基上形成不发酵乳糖的无色半透明、扁平的小菌落。

小肠结肠炎耶尔森菌产生耐热肠毒素，与大肠埃希菌肠毒素 ST 相似；也能产生类似鼠疫杆菌的 V/W 抗原，具有抗吞噬作用。本菌天然定植于多种动物体内，人通过被污染牛乳、肉类等食物及水源经口感染。临床表现为腹痛、腹泻、发热等症状，易与志贺菌痢混淆。根据病变部位不同可分为四型：①胃肠炎（或称小肠结肠炎）型，最常见，多发生于 3 岁以下婴幼儿。②回肠末端炎、阑尾炎及肠系膜淋巴结炎型，多见于学龄儿童及青年人，急腹症样症状。③败血症型非常少见，多见于糖尿病、艾滋病或肿瘤等患者。④结节性红斑与关节炎型（自身免疫病）。

标本可采集粪便、血液、剩余食物等，先置 pH 7.4～7.8 的磷酸盐缓冲液中，于 4℃ 增菌 2～3 周，再接种于选择培养基 25℃培养 24～48 h，取可疑菌落进行生化反应及血清学鉴定等。治疗可用广谱的头孢菌素与氨基苷类联用。

第三节 芽胞杆菌属

芽胞杆菌属（*Bacillus*）是一群需氧、能形成芽胞的革兰阳性大杆菌。本菌属中主要致病菌为炭疽芽胞杆菌，可引起动物和人类炭疽病；蜡样芽胞杆菌可产生肠毒素引起食物中毒。其他大多为腐生菌，主要存在于土壤、水和空气中，如枯草杆菌、多黏杆菌、巨大杆菌等通常不致病，但当机体免疫力低下时，偶尔也能致病。多黏杆菌能产生多黏菌素类抗生素。

一、炭疽芽胞杆菌

炭疽芽胞杆菌（*B. anthracis*）俗称炭疽杆菌，是引起动物和人类炭疽病的病原菌。1876 年德国学者 Koch 首先分离出此菌，成为人类历史上第一个被发现的病原菌。主要引起绵羊、牛等食草类动物的感染，人可通过接触患炭疽病的动物或摄入畜产品而感染，常引起皮肤炭疽、肠炭疽和肺炭疽等。并作为最主要的生物战剂用于细菌战及恐怖活动，应予警惕。

（一）生物学性状

1. 形态与染色 炭疽芽胞杆菌菌体粗大，两端平截或凹陷，无鞭毛，大小为（1～3）μm×（5～10）μm，是致病菌中最大的革兰阳性大杆菌。取自患者或病畜的新鲜标本直接涂片时，常单个或短链状，经培养后形成长链如竹节状排列。在机体内或含血清的培养基中可形成荚膜，在有氧条件下可形成芽胞。芽胞呈椭圆形，位于菌体中央，直径小于菌体的宽度（图 11-1）。

2. 培养特性 需氧或兼性厌氧，最适生长温度为 30～35℃，最适 pH 为 7.2～7.4，营养要求不高，在普通培养基上培养 24 h，形成大而扁平的灰白色粗糙型菌落，边缘不整

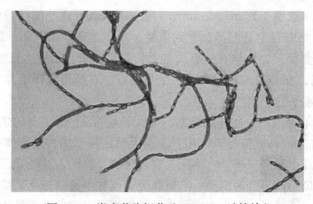

图 11-1 炭疽芽胞杆菌（1 000×，油镜检）

齐，在低倍镜下观察其边缘呈卷发状。在肉汤培养基中形成长链而呈絮状沉淀生长。有毒株在含 $NaHCO_3$ 血琼脂培养基上，置 37℃、含 5%CO_2 环境中培养 48 h 可形成黏液型菌落（有荚膜），用接种针挑取时可见拉丝状。

3. 抗原结构　炭疽杆菌抗原成分多而复杂。①荚膜多肽抗原：由 D- 谷氨酸多肽组成。具有抗吞噬细胞吞噬的作用，与细菌毒力有关。②菌体多糖抗原：由 N- 乙酰葡糖胺、D- 半乳糖组成，与毒力无关。但能与特异性抗体发生沉淀反应，称 Ascoli 试验。此抗原特异性不高，能与其他需氧芽胞杆菌、14 型肺炎链球菌多糖抗原及人类 A 血型抗原物质发生交叉反应。③芽胞抗原：由芽胞外膜、皮质组成，具有免疫原性和血清学诊断价值。④炭疽毒素：是由保护性抗原、致死因子和水肿因子三种蛋白质组成的复合物，注射实验动物可引起炭疽病的典型中毒症状。水肿因子或致死因子单独存在时，不呈现任何毒性反应，但与保护性抗原结合后可引起实验动物的水肿或致死。炭疽毒素具有抗吞噬作用和免疫原性，免疫注射后对动物的再感染具有一定的保护作用。

4. 抵抗力　繁殖体抵抗力不强，易被一般消毒剂杀灭，但芽胞抵抗力强，在室温干燥环境下能存活 20 余年，在皮毛中可存活数年。牧场一旦被污染，传染性可维持 20 ~ 30 年。1∶2 500 碘液和 0.5% 过氧乙酸 10 min 可杀死芽胞。对青霉素、头孢菌素、链霉素、卡那霉素等高度敏感。若在含微量（0.05 ~ 0.5 U/mL）青霉素的培养基上，细菌形态发生变异，形成大而均匀菌体呈串珠状排列，称串珠试验。对本菌有鉴别意义，因其他需氧芽胞杆菌无此现象。

（二）致病性与免疫性

1. 致病物质　主要是荚膜和炭疽毒素。荚膜有抗吞噬作用，有利于细菌在宿主组织内大量生长繁殖，蔓延扩散。炭疽毒素是造成感染者致病和死亡的主要原因。此毒素能直接损伤微血管内皮细胞，增加血管壁通透性，致微循环障碍，最后引起 DIC、休克、死亡。

2. 所致疾病　炭疽病主要是食草类动物的传染病。人对炭疽杆菌也易感，因侵入途径不同，临床类型有三种。

（1）皮肤炭疽：最常见，占炭疽病的 98%，多发生于屠宰、制革或毛刷工人及饲养员。细菌经皮肤破损处侵入，开始在局部形成小疖，继之变成水疱、脓疱，最后在病灶中心出现坏死、溃疡并形成特有的黑色焦痂，故名炭疽。患者常伴有高热、寒战等全身症状。

（2）肺炭疽：吸入炭疽杆菌芽胞所致，多发生于皮革工人。病初似感冒，但很快出现高热、呼吸困难、胸痛及严重的全身中毒症状。病死率高。

（3）肠炭疽：食入未煮熟的病畜肉类、奶或被污染食物而感染。起病急，出现连续的呕吐、血便及肠麻痹，全身中毒症状严重，发病后 2 ~ 3 天内死于毒血症。

以上三型均可并发败血症，偶见引起炭疽性脑膜炎，病死率极高。

3. 免疫性　炭疽病后可获得持久性免疫力，再感染者少见。一般认为与特异性抗体的产生和吞噬功能增强有关。

（三）微生物学检查

1. 标本采集　皮肤炭疽取水疱、脓疱的内容物、渗出液或血液；肺炭疽取痰液、胸腔渗出液及血液；肠炭疽取粪便、血液及畜肉等送检。炭疽动物尸体严禁屠宰解剖，以防芽胞形成，污染环境。可在无菌条件下割取耳朵或舌尖组织送检。

2. 直接涂片镜检 取标本直接涂片，新鲜组织切面可制成压印片。自然干燥、在10%甲醛溶液或1∶1 000氯化汞中固定5 min以杀死芽胞，再革兰染色镜检。若见到有荚膜呈典型竹节状排列的革兰染色阳性大杆菌，结合临床症状可作出初步诊断。

3. 分离培养与鉴定 将标本接种于NaHCO₃血琼脂培养基上，血液标本先增菌培养。37℃培养24 h后，根据炭疽杆菌的菌落特征，挑取可疑菌落作青霉素串珠试验和噬菌体裂解试验进行鉴定。必要时进行动物实验，有毒株炭疽芽胞杆菌培养物注射小鼠或豚鼠可致动物在1～3天内死亡。

4. 血清学试验 可用免疫荧光法测患者的荚膜抗体或用ELISA检测保护性抗体，恢复期抗体效价较急性期升高或单份血清抗体效价≥1∶32有诊断意义。

（四）防治原则

预防关键在于加强病畜的管理，一经发现，病畜应立即隔离、处死焚烧或深埋于2 m以下，并加大量生石灰。严禁宰杀食用，杜绝在无防护条件下现场剖解取材，流行区易感家畜进行疫苗接种。对有关人员可用炭疽活疫苗做皮上划痕接种，免疫力可维持一年。炭疽芽胞杆菌对多种抗生素敏感，以青霉素治疗为首选，也可用磺胺类及抗炭疽血清的综合治疗。对于以炭疽芽胞杆菌作为生物战剂污染地区的人群，应以多西环素或环丙沙星作预防性给药。

二、蜡样芽胞杆菌

蜡样芽胞杆菌（*B. cereus*）广泛存在于自然界中。该菌为机会致病菌，可通过土壤、污水、尘埃、淀粉制品及乳制品，引起食物中毒，甚至败血症。

本菌为革兰阳性大杆菌，大小（1.0～1.3）μm×（3.0～5.0）μm，两端平截，多呈链状，有周鞭毛，无荚膜，生长6 h后即可形成椭圆形芽胞，位于菌体中央或次极端，直径小于菌体宽度。营养要求不高，在普通琼脂平板上形成灰白色，大而粗糙似融蜡样菌落，不透明。在血琼脂培养基上形成浅灰白色似毛玻璃样菌落，有溶血环。耐热，引起食物中毒的游离芽胞在温度100℃、30 min才能被杀死。对青霉素、磺胺噻唑耐药，但对其他抗生素尚敏感。

人食入被蜡样芽胞杆菌严重污染的食物可致食物中毒。临床分为两种类型：①呕吐型，由耐热的肠毒素引起，进食后1～6 h发作，临床表现为恶心、呕吐，个别患者有腹泻，大多数在10 h左右恢复，类似葡萄球菌食物中毒。②腹泻型，由不耐热的肠毒素引起，进食后10～12 h后出现腹痛、腹泻和里急后重，一般在24 h恢复正常。少数免疫功能低下患者还可引起心内膜炎、败血症和脑膜炎等。

发生食物中毒时采用可疑食物或粪便及呕吐物进行检查。

小 结

动物源性细菌是以动物作为传染源，可引起人畜共患病的细菌，主要有布鲁菌，可引起母畜流产，生殖系统的炎症。人类因接触病畜分泌物或被污染的畜产品而感染引起布鲁菌病。鼠疫耶尔森菌主要寄生于啮齿类动物体内，引起人和动物鼠疫，人类表现为腺鼠疫、肺鼠疫和败血症型鼠疫，均为烈性传染病，死亡率极高。炭疽芽胞杆菌主要引起食草类动物的炭疽病，人因接触病畜、吸入炭疽杆菌芽胞和食入病畜肉类而引起人类皮肤炭疽、肺炭疽和肠炭疽。

复习思考题

一、名词解释

1. 波浪热
2. 黑死病
3. 炭疽病

二、简答题

1. 简述布鲁菌的致病物质及致病特点。
2. 简述鼠疫耶尔森菌的致病物质及所致疾病。
3. 简述炭疽芽胞杆菌的致病物质及所致疾病。

（陈薪安）

数字课程学习

▶ 微视频　　↧ 教学 PPT　　✎ 自测题　　◆ 拓展阅读

第十二章
其他致病菌

第一节　白喉棒状杆菌

白喉棒状杆菌属于棒状杆菌属（*Corynebacterium*），此属细菌种类较多，分布广泛，大多为机会致病菌。能引起人类疾病且具有传染性的主要为白喉棒状杆菌（*C. diphtheriae*），俗称白喉杆菌，是引起白喉的病原菌。

一、生物学性状

1. 形态与染色　白喉杆菌细长略弯，一端或两端膨大呈棒状，大小为 0.3～0.8 μm，排列不规则，常呈 L、V、X 形或排成栅栏状。无荚膜，无鞭毛，不产生芽胞。革兰染色阳性。用 Albert 染色，菌体内可见深染或与菌体着色不同的颗粒，称为异染颗粒。颗粒成分是核糖核酸和多偏磷酸盐，是本菌形态染色的主要特征之一，在细菌鉴定中有重要意义（图 12–1）。

2. 培养特性　需氧菌或兼性厌氧菌，在含凝固血清的吕氏血清斜面上生长迅速，12～18 h 即可形成细小、灰白色、有光泽、圆形突起的菌落，涂片染色异染颗粒明显。分离培养常用亚碲酸钾血琼脂培养基，亚碲酸钾能抑制杂菌生长，而白喉杆菌能吸收碲盐并还原为元素碲，使菌落呈黑色。

3. 抵抗力　对湿热和一般消毒剂敏感。煮沸 1 min 或 5% 苯酚中 1 min、3% 甲酚溶液 10 min 死亡。但对干燥、寒冷和日光的抵抗力较其他无芽胞的细菌强，在日常生活用品、玩具及衣服上可存活数日至数周，在干燥的白喉假膜上能存活 3 个月以上。本菌对青霉素、氯霉素、红霉素等敏感。

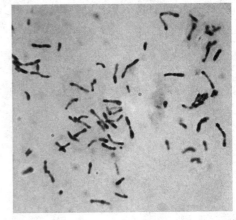

图 12–1　白喉棒状杆菌（油镜检，×1 000）

二、致病性与免疫性

（一）致病物质

致病物质主要是白喉外毒素。白喉杆菌本身没有产生白喉外毒素的基因，只有当感染了带有编码白喉外毒素的 *tox* 基因的 β 棒状杆菌噬菌体，在溶原阶段的 *tox* 基因整合到白喉杆菌的染色体上时，才能使白喉杆菌产生外毒素。此毒素有由 535 个氨基酸残基，由 A、B 两个亚单位组成。B 亚单位能与宿主易感细胞表面特异性受体结合，并嵌入宿主细胞膜的脂双层，形成管道，从而使 A 亚单位通过易位作用进入细胞内。其毒性作用是灭活细胞内延伸因子 2（elongation factor-2，EF-2）的活性，从而影响蛋白质的合成，引起细胞变性死亡或功能受损。

白喉外毒素的毒性强烈，致死量为 50～100 ng/kg 体重。一个毒素分子能使一个细胞内所有 EF-2 灭活，1～2 个毒素分子足以杀死 1 个细胞。现已证明成人与鼠对白喉毒素有一定的耐受性，而肿瘤细胞对其高度敏感，故有人提出将肿瘤细胞的单克隆抗体与白喉外毒素的 A 亚单位结合，制成生物导弹，借助抗体与肿瘤细胞的特异性结合，将 A 亚单位导入肿瘤细胞而将其杀死。

（二）所致疾病

引起白喉的传染源是白喉患者及恢复期带菌者。本菌存在于鼻咽腔或鼻分泌物内，主要通过飞沫，亦可经污染物品、玩具或食物传播。细菌侵入易感者上呼吸道，在咽部黏膜生长繁殖并分泌外毒素，引起局部渗出性炎症及全身中毒症状。由血管渗出的纤维蛋白将炎性细胞、黏膜坏死组织和细菌凝聚在一起形成灰白色膜状物，称为假膜。此假膜在咽部与黏膜下组织紧密粘连不易拭去。若假膜扩展至有纤毛结构的气管、支气管内，就容易脱落而引起呼吸道阻塞，成为白喉早期致死的主要原因。本菌不侵入深部组织或血流，但其产生的外毒素可被吸收入血，并迅速与易感组织细胞如心肌、神经细胞和肾上腺细胞等结合，引起各种表现，如心肌炎、软腭麻痹、声音嘶哑、肾上腺功能障碍等病症。心肌受损多发生在病后 2～3 周，成为白喉晚期致死的主要原因。偶可侵害眼结膜、外耳道、阴道和皮肤伤口等处，亦能形成假膜。

（三）免疫性

人对白喉普遍易感，儿童最易感，隐性感染、患病或预防接种后均可获得持久免疫力。机体主要依靠抗毒素（IgG 及 SIgA）对外毒素起到中和作用。抗毒素可阻止毒素 B 亚单位与易感细胞膜受体结合，使 A 亚单位不能进入细胞内发挥其毒性作用。新生儿可从母体获得被动免疫，出生后这种免疫力逐渐消失，1 岁时几乎全部易感。

调查人群对白喉的免疫状态可用白喉毒素做皮内试验，称为锡克（Schick）试验。该试验的原理为毒素中和，是以少量毒素测定机体有无抗毒素的一种方法。在一侧前臂皮内注射 0.1 mL 白喉毒素，若无反应，表示机体对白喉有免疫力；若 24～48 h 开始出现红肿，直径 1～2 cm，表示机体对白喉无免疫力，易感。

三、微生物学检查

1. 标本采集　白喉是急性传染病，一旦临床疑为白喉患者，应立即用无菌棉拭子从假膜及假膜边缘取材检查。

2. 涂片染色镜检　用棉拭子直接涂片，用革兰染色和 Albert 染色后镜检，如发现典型的革兰阳性棒状杆菌并有明显的异染颗粒，结合临床症状可作出初步诊断。

3. 分离培养　将标本接种于吕氏血清斜面或亚碲酸钾培养基上，置 37℃ 培养，待斜面或培养基上长出可疑菌落，根据形态染色、生化反应或毒力试验等作最后鉴定。

4. 毒力试验　可鉴定待检菌是否产生外毒素，也可区别其他棒状杆菌。可采用琼脂平板毒力试验、动物毒力实验和 SPA 协同凝集试验等方法。

四、防治原则

1. 特异性预防　注射白喉类毒素是预防白喉的主要措施。目前多采用白喉类毒素、百日咳菌苗和破伤风类毒素三联制剂，预防效果好。常于出生后 3 个月初次接种，3～4 岁和 6 岁时各加强免疫注射一次，以后每 10 年重复免疫一次。对密切接触过白喉患者的易感儿童，应肌内注射 1 000～3 000 U 白喉抗毒素作紧急预防，为避免用马血清制备的白喉抗毒素引起速发型超敏反应，注射前应做皮试。若皮试阳性，可改用青霉素或红霉素，而用于治疗则需进行脱敏疗法。

2. 治疗原则　早期足量使用白喉抗毒素和青霉素、红霉素等广谱抗生素。因毒素一旦与宿主易感细胞结合，则无法被抗毒素中和，故延迟 1 天使用抗毒素，心肌炎等并发症与病死率将增加 1 倍。

第二节　流感嗜血杆菌ⓔ

第三节　百日咳鲍特菌ⓔ

第四节　空肠弯曲菌ⓔ

第五节　幽门螺杆菌

幽门螺杆菌（*Helicobacter pylori*，*Hp*）是螺杆菌属（*Helicobacter*）的代表种，由 Marshall 与 Warren 于 1982 首次从胃黏膜标本中分离成功，并于 2005 年获得诺贝尔生理学或医学奖。本菌在人群中有较高的带菌率，与胃窦炎、十二指肠溃疡、胃溃疡、胃黏膜相关淋巴组织淋巴癌和胃癌关系密切，是一级致癌因子。

一、生物学性状

幽门螺杆菌的菌体螺旋或弧形弯曲呈 S 形或海鸥状，大小为（0.3～1.0）μm×（2.0～5.0）μm，最长可达 6 μm。在胃黏膜层中常呈鱼群样排列或聚集成团（图 12-2），在新鲜培养物中菌体变长、弯曲度小，呈多形态性。传代培养后变成球形或杆状，革兰染色阴性，一端或两端有 2～6 根鞭毛，运动活泼。微需氧，最适生长温度为 35～37℃，营养要求高，需血液或血清，生长时还需一定湿度。生长缓慢，培养 2~6 天可见针尖样半透明的细小菌落。生化反应不活泼，不分解糖类，氧化酶和过氧化氢酶均阳性，脲酶丰富，比普通变形杆菌活性高 100 倍，快速脲酶试验强阳性，是鉴定本菌的主要依据之一。

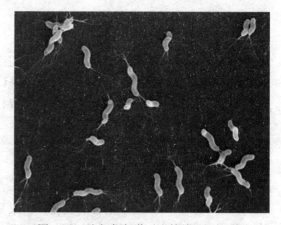

图 12-2　幽门螺杆菌（电镜检，×5 000）

二、致病性与免疫性

1. 致病物质

（1）鞭毛：幽门螺杆菌借助鞭毛运动，穿过浓稠的黏液层，扩散至胃上皮细胞表面。脲酶分解尿素，产生氨，中和菌体周围胃酸，有助于细菌的定植。

（2）黏附素：使细菌能牢固黏附到胃上皮细胞，此为致病所不可缺少的因素。

（3）脂多糖：促进幽门螺杆菌的黏附，在诱导宿主发生胃炎及细胞凋亡中起关键作用。

（4）毒素：主要是空泡细胞毒素 A（vacuolating cytotoxin，VacA）和细胞毒素相 关蛋白 A（cytotoxin associated protein A，CagA）。VacA 在体外能诱导多种哺乳类动物细胞胞质发生空泡变性，体内导致小鼠胃黏膜上皮细胞损伤和溃疡形成。约 50% 的菌株产生有活性的 VacA。CagA 无毒素活性，但能诱导胃黏膜上皮细胞癌基因的表达，促进细胞恶性转化，增加胃癌发生的风险。所以具有这两种毒素的菌株毒力强，与较严重的胃、十二指肠疾病相关。

2. 所致疾病　幽门螺杆菌感染较为普遍，感染率达世界人口的 50%。发展中国家的感染率比发达国家更高，有些地区甚至可高达 90% 以上。人是唯一的传染源，经消化道传播，儿童及接触幽门螺杆菌的医务人员是感染的高危人群。该菌存在于覆盖胃黏膜的黏液内，胃窦部是其定植的最佳部位。感染者大多无明显症状，少数可表现为：①功能性消化不良：本菌感染被认为是功能性消化不良发生的一种危险因子。②慢性胃炎：本菌感染后可出现急性胃酸缺乏伴有腹痛、恶心、胀气和呼吸不适等症状，若不彻底治疗，可引起的慢性胃炎、浅表性胃炎、弥漫性胃窦胃炎，多年后可进展为多灶性、萎缩性胃炎，增加了导致胃癌的危险。③消化性溃疡：感染是溃疡形成的先决条件，感染的清除可以使溃疡愈合，并阻止复发。④胃癌及胃淋巴瘤：本菌阳性的宿主常出现胃上皮细胞增生，胃内亚硝胺、亚硝基化合物增多，一氧化氮的合成可致 DNA 亚硝化脱氨作用，从而有可能使细胞发生突变，诱发胃癌的发生。在极少数情况下，还出现胃壁淋巴细胞浸润，继之淋巴组织增生，形成淋巴结和淋巴滤泡构成的黏膜相关淋巴组织（mucosa-associated lymphoid tissue，MALT），它的进一步恶化导致形成 MALT 淋巴瘤。⑤胃肠道外疾病：近年研究发现本菌感染与冠心病、自身免疫性甲状腺炎、血管神经性水肿等发生有关。

3. 免疫性　感染幽门螺杆菌后，患者血液和胃液中能查到特异性 IgG、IgM 和 IgA 抗体，但这些抗体只能作为感染或疾病的标志，对机体无保护作用。

三、微生物学检查

可用纤维胃镜采集胃、十二指肠黏膜组织标本。直接涂片染色镜检，见到革兰阴性、形态典型的弯曲菌即可初步诊断。快速脲酶试验可用于该菌的快速诊断。还可用 ^{13}C 呼气试验检测该菌的尿素酶，ELISA 法测定特异性抗菌体抗体与抗脲酶抗体，或用 PCR 法测定 DNA 等。

四、防治原则

目前尚无有效的预防措施，在进行临床试验的疫苗有：幽门螺杆菌菌体疫苗、表达脲酶的减毒伤寒沙门菌及重组脲酶疫苗，结果显示不仅有预防作用，同时还具有治疗作用。迄今为止，尚无单一药物能有效根除幽门螺杆菌，因而发展了将抗酸分泌剂或铋剂与两种抗生素联合的三联治疗法，使用的抗生素有四环素、甲硝唑、替硝唑、克拉霉素、阿莫西林等，2 周为 1 个疗程。应用抗生素治疗过程中要密切注意幽门螺杆菌的耐药性问题。

第六节　铜绿假单胞菌[e]

第七节　嗜肺军团菌[e]

✎ 小　结

白喉棒状杆菌、百日咳鲍特菌、嗜肺军团菌是引起急性呼吸道传染病白喉、百日咳和军团菌病的病原体；流感嗜血杆菌根据致病力不同可分两类，有荚膜的强毒株主要引起急性化脓性感染，无荚膜菌株为机会致病菌，主要引起呼吸道的继发感染；空肠弯曲菌、幽门螺杆菌与人类腹泻、胃炎、消化性溃疡等密切相关；铜绿假单胞菌是机会致病菌，在机体免疫功能低下时引起继发感染或混合感染。

复习思考题

一、名词解释

1. 锡克试验
2. 异染颗粒
3. 幽门螺杆菌
4. 军团菌

二、简答题

1. 白喉棒状杆菌的形态、染色各有何特点？

2. 简述白喉棒状杆菌外毒素的致病机制。

（陈薪安）

数字课程学习

▶ 微视频　⬇ 教学 PPT　✎ 自测题　◈ 拓展阅读

第十三章
支 原 体

支原体（mycoplasma）是一类能在无生命培养基中生长繁殖的最小的原核细胞型微生物。支原体无细胞壁，呈高度多形态性，可通过除菌滤器，由于能形成有分支的长丝，故称之为支原体。

支原体科又分为支原体属（Mycoplasma）和脲原体属（Ureaplasma）。目前已知与人类疾病有关的支原体属有 133 个种，脲原体属有 7 个种。其中对人类致病的支原体主要有肺炎支原体（M. pneumoniae）、嗜精子支原体（M. spermatophilum）、人型支原体（M. hominis）和生殖支原体（M. genitalium），机会致病性支原体主要有发酵支原体（M. fermentans）、解脲脲原体（U. urealyticum）、梨支原体（M. pirum）、穿透支原体（M. penetrans）和微小脲原体（U. parvum）。引起人类疾病的主要支原体的鉴别依据及致病情况见表 13-1。

表 13-1　引起人类疾病的主要支原体的鉴别依据及致病情况

支原体种类	葡萄糖	精氨酸	尿素	吸附细胞	致病性
肺炎支原体	+	-	-	红细胞	间质性肺炎和支气管炎
人型支原体	-	+	-	-	呼吸道、生殖道感染
生殖支原体	+	-	-	红细胞	泌尿生殖道感染
脲原体	-	-	+	红细胞	泌尿生殖道感染、流产及不孕症
嗜精子支原体	-	+	-	-	生殖道感染（不孕、不育）

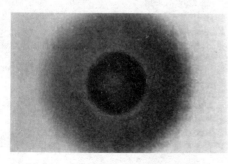

图 13-1　支原体的"油煎蛋样"菌落

支原体体积较小，由于缺乏细胞壁，有球形、杆状、丝状、哑铃状和分枝状等多种形态，呈高度多态性，可通过除菌滤器。革兰染色为阴性，但不易着色，一般以 Giemsa 染色较佳，染为淡紫色。有些支原体具有特殊的顶端结构，能黏附在上皮细胞表面，与致病性有关。繁殖以二分裂方式为主，亦有出芽、分枝或断裂等方式。在固体培养基上培养，形成"油煎蛋样"菌落（图 13-1）。

细菌在相对高渗的条件下，受抗生素、溶菌酶和补体等因素的影响，可形成细胞壁缺陷的 L 型细菌。支原体的许多生物学特性与 L 型细菌有相似之处，两者之间的比较与鉴别见表 13-2。

表 13-2　L 型细菌与支原体的比较

生物学特性与致病性	L 型细菌	支原体
培养特性	需要高渗	需要胆固醇
菌落	油煎蛋样，0.5 ~ 1.0 mm	油煎蛋样，0.1 ~ 0.3 mm
形态	高度多形态性	高度多形态性
大小	0.6 ~ 1.0 μm	0.2 ~ 0.3 μm
细胞壁	缺乏或无	无
细胞壁缺失的原因	青霉素、溶菌酶和胆汁等作用所致，去除条件可恢复	遗传
细胞膜	不含固醇	含高浓度固醇
通过除菌滤器	能通过除菌滤器	能通过除菌滤器
对青霉素的作用	抵抗	抵抗
液体培养	有一定的混浊度，可附壁	混浊度极低
致病性	引起慢性感染，如骨髓炎、尿路感染和心内膜炎等。	原发性非典型性肺炎，泌尿生殖感染和条件致病等。

第一节　肺炎支原体

在正常人和动物的呼吸道细胞黏膜表面可长期寄居多种支原体，其中能引起人类肺炎的只有肺炎支原体（*M. pneumoniae*）一种，所引起的肺炎占非细菌性肺炎的 50% 左右。

一、生物学性状

1. 形态结构与染色　肺炎支原体大小为 0.2 ~ 0.3 μm，最小的颗粒仅为 0.08 μm。由于没有细胞壁，呈高度多形态性，如球形、球杆状、棒状、分枝状和丝状等（图 13-2），可通过除菌滤器。肺炎支原体革兰染色为阴性，但不易着色，常用 Giemsa 染色法可将菌体染成淡紫色。

肺炎支原体最外面的是细胞膜，细胞膜可分为外、中、内三层，内外两层为蛋白质及糖类，中层为脂质，主要为磷脂。脂质层胆固醇含量较多，约占 36%。细胞膜外尚有一层由肽聚糖构成的荚膜，与毒力有关。胞质内含有核糖体（DNA 和 RNA），基因组为双链环状 DNA，分子量仅为大肠杆菌的 1/5，是基因组最小的原核细胞型微生物。

肺炎支原体末端都有一种特殊的顶端结构，能

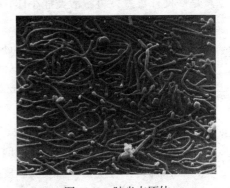

图 13-2　肺炎支原体

使支原体黏附在宿主黏膜上皮细胞表面，与致病性有关。

2. 培养特性 肺炎支原体营养要求较高，培养基中需加入 10%～20% 的人或动物血清，以提供支原体不能合成的胆固醇和长链脂肪酸。初次分离培养的支原体，尚须添加 10% 酵母浸膏，并置于 5% CO_2 的条件下生长较好。生长最适 pH 为 7.6～8.0，pH 降至 7.0 以下可致死亡。最适温度为 36～37℃。

肺炎支原体主要以二分裂方式繁殖，也能够以出芽、分枝或断裂等方式繁殖。肺炎支原体在 1.4% 琼脂培养基上培养 2～7 天可形成"油煎蛋样"菌落，其直径为 0.1～0.15 mm。在低倍镜下观察菌落呈圆形，中心致密隆起，周围薄薄一层颗粒区。

3. 抗原结构 肺炎支原体的抗原结构主要由细胞膜上的蛋白质和糖脂组成。细胞膜外层蛋白质是型特异性抗原，很少有交叉反应，对鉴定支原体有重要意义。

4. 抵抗力 肺炎支原体没有细胞壁，对理化因素敏感。

（1）不耐干燥，不耐热：50℃、30 min 或 55℃、5～15 min 可致死亡；耐寒，在 −20℃的条件下可存活 1 年，冷冻干燥可长期保存。

（2）对酸和有机溶剂及能作用于固醇的物质敏感：如两性霉素 B、皂苷、洋地黄毒苷等敏感；但对醋酸铊、结晶紫、亚碲酸钾有抵抗力，在培养基中加入适当浓度的上述物质可用于分离培养时抑制杂菌的生长。

（3）对作用于细胞壁的 β- 内酰胺类抗生素有抵抗力：由于无细胞壁结构，因此，对作用于细胞壁的 β- 内酰胺类抗生素有抵抗力，但对干扰蛋白质合成的抗生素敏感。

二、致病性与免疫性

（一）致病物质

肺炎支原体的致病物质主要有如下 3 种。

1. 黏附因子 P1 蛋白 其顶端结构中的 P1 表面蛋白能吸附于宿主呼吸道黏膜细胞受体神经氨酸酶上，起定植作用，继而在局部繁殖，获取宿主细胞膜固醇等脂类物质，导致宿主细胞功能受损。

2. 荚膜 具有抗吞噬作用。

3. 毒性代谢产物 如神经毒素、过氧化氢，以及由肺炎支原体脂蛋白刺激炎症细胞释放的 TNF-α、IL-1、IL-6 等促炎细胞因子可引起宿主黏膜上皮细胞的病理性损害，出现肿胀、坏死和脱落，微纤毛运动减弱或停止。社区获得性呼吸窘迫综合征（CARDS）毒素是一种外毒素，可激活炎症小体，分泌 IL-1β 引起炎症反应。

（二）所致疾病

肺炎支原体主要通过呼吸道飞沫传播。除能引起咽炎、气管炎等上呼吸道感染外，主要引起支原体肺炎，其病理改变以间质性肺炎为主，临床症状较轻，故又称原发性非典型性肺炎（primary atypical pneumonia）。起病缓慢，潜伏期 2～3 周，主要症状有咳嗽、发热、头痛、咽喉痛和肌肉酸痛等。X 线检查为间质性肺炎改变，一般经 5～10 天主要症状消失，但肺部 X 线改变持续 4～6 周才能消失。本病的临床症状轻重不一，婴幼儿病情较重，病程长，以呼吸困难为主，有时可并发支气管肺炎。个别病例引起肺外器官和组织病变，如心肌炎、心包炎、脑膜炎和皮疹等。

支原体肺炎一年四季都可发病，但秋冬季发病率较高，常在学校、幼儿园等人群密集的场所流行，以儿童及青少年多见，婴幼儿发病率最高，占 25% ~ 69%。支原体引起的呼吸道感染每隔 4 ~ 6 年出现一次流行高峰，严重患者可发生死亡。

（三）免疫性

血清中可检出特异性的 IgM、IgG 及 SIgA 等多种抗支原体抗体。IgM、IgG 抗体有调节作用，促进单核吞噬细胞的吞噬，激活补体。呼吸道黏膜分泌的 SIgA 有阻止肺炎支原体的吸附，起保护作用。肺炎支原体与人类心、肺、脑和肾等组织细胞有共同抗原，可引起Ⅱ型超敏反应，如溶血性贫血、血小板减少性紫癜、脑膜炎和吉兰－巴雷综合征等；IgG 与相应抗原组成免疫复合物引起Ⅲ型超敏反应，如心肌炎和肾炎等。肺炎支原体感染后可出现 IgE 介导的Ⅰ型超敏反应，促使哮喘病急性发作。

三、微生物学检查

在临床上，支原体肺炎常与其他类型肺炎相似，微生物学检查为明确诊断提供依据。

1. 分离培养　取可疑患者的痰或咽拭子接种于含血清和酵母浸膏的培养基上，在 5% CO_2 与 90% N_2 的环境中，37℃培养 1 ~ 2 周，挑选可疑菌落经形态、血细胞吸附、生化反应及特异性抗血清进行鉴定。

2. 血清学诊断　血清学诊断为常用方法，成本低，具有较高的特异性和敏感性，易于开展。

（1）冷凝集试验：将患者的血清与人 O 型红细胞混合，4℃过夜时发生凝集现象，放 37℃后其凝集又分散开，即冷凝集试验阳性。但仅 50% 左右患者出现阳性。此反应为非特异性，故只能作为辅助诊断。

（2）ELISA 法：采有 P1 蛋白和 P30 蛋白，单克隆抗体用 ELISA 双抗体夹心法检测支原体肺炎患者的痰、鼻洗液和支气管洗液中肺炎支原体抗原，以明确诊断。

（3）核酸检测：采用 PCR 法检测病人痰液标本中的肺炎支原体 16S rRNA 基因和 P1 基因。此法简便快速，且特异性和敏感性高，适合大量临床标本检测。

四、防治原则

肺炎支原体减毒活疫苗和 DNA 疫苗在动物实验中有一定的预防效果，但在人群中的应用尚未见报道。对肺炎支原体感染的治疗可选用大环内酯类抗生素如罗红霉素、克拉霉素、阿奇霉素或喹诺酮类药物，但易产生耐药性。

第二节　脲 原 体

脲原体属中有 7 个种，其中解脲脲原体（*U. urealyticum*）与人类泌尿生殖道感染有密切关系，解脲脲原体亦称溶脲脲原体，是人类泌尿生殖道常见的致病菌之一。解脲脲原体是 1954 年 Shepard 首次从非淋球菌性尿道炎患者的尿道分泌物中获得，近年来，解脲脲原体所致泌尿生殖道感染日益受到重视，现已被列为性传播疾病的病原体。

一、生物学性状

1. 形态与染色　解脲脲原体直径为 0.05 ~ 0.3 μm，单个或成双排列。革兰染色阴性，但不易着色，Giemsa 染色呈紫蓝色。

2. 培养特性 营养要求较高，需提供胆固醇和酵母浸液，微嗜氧，无动力，37℃生长良好，最适 pH 为 5.5 ~ 6.5。在固体培养基上，含 5% CO_2 与 90% N_2 的气体环境下，解脲脲原体形成的菌落微小，直径为 15 ~ 30 μm，需放大 200 倍以上才能观察到，故又称"T"株（tiny strain），菌落呈"油煎蛋样"或颗粒状。解脲脲原体能分解尿素后提供自身代谢的能源。在含有尿素的液体培养基中，因分解尿素产氨，使培养基 pH 升高，因此可作为鉴定依据之一。

3. 抵抗力 0.05% 醋酸铊、125 μg/mL 5- 碘 -2′ 脱氧尿苷、四环素、红霉素、庆大霉素和卡那霉素抑制其生长，但对青霉素不敏感。对热抵抗力差，低温或冷冻干燥可长期保存。

二、致病性与免疫性

（一）致病物质

致病机制尚不十分清楚，目前认为可能与其侵袭性酶和毒性产物有关。

1. 磷脂酶 解脲脲原体吸附宿主细胞后，可产生磷脂酶分解细胞膜中的卵磷脂，影响宿主细胞的生物合成，并从细胞膜获得脂类和胆固醇作为养料。

2. 尿素酶 在宿主细胞胞质中，能分解尿素产生大量毒性代谢产物氨类，损害细胞。

3. IgA 蛋白酶 各种血清型解脲脲原体都能产生 IgA 蛋白酶，能破坏泌尿生殖道黏膜表面的 SIgA，使局部抗感染作用降低，有利于解脲脲原体黏附于泌尿生殖道黏膜表面而致病。

4. 脲原体脂质相关膜蛋白（LAMPs） 刺激单核巨噬细胞分泌 TNF-α、IL-1β 和 IL-6，导致宿主 Th1/Th2 细胞失衡，引发细胞因子的级联反应，加重局部组织的炎性损伤。

（二）所致疾病

解脲脲原体有 14 个血清型，其中以第 4 型引起疾病概率最高。解脲脲原体可通过性接触或分娩时经产道感染人体，所致疾病最常见的是非淋球菌性尿道炎。解脲脲原体还可引起男性前列腺炎或附睾炎，女性阴道炎、宫颈炎等。

大量的研究证明解脲脲原体与自然流产、先天缺陷、死胎和不孕症有关。自然流产 1 ~ 8 次妇女的宫颈分泌物或流产胎儿组织解脲脲原体的检出率（68%）远高于正常妇女检出率（10.5%）。解脲脲原体感染与不孕症高度相关，其原因可能有以下四点：①吸附于精子表面，阻碍精子运动。②产生神经氨酸酶样物质，干扰精子与卵子的结合。③与精子有共同抗原，感染后刺激机体产生的抗体对精子造成免疫损伤。④能诱导生精细胞凋亡。

三、微生物学检查

解脲脲原体可采用以下方法检查。

1. 分离培养 将采集的新鲜标本接种在含青霉素、尿素和酚红的液体培养基中，青霉素抑制杂菌生长，解脲脲原体能合成尿素酶分解尿素产氨，使培养液中酚红变红，但液体澄清不出现混浊，表示阳性。固体分离培养可用低倍镜观察是否有微小"油煎蛋样"或颗粒状菌落生长。必要时为了进一步确诊，需用支原体特异性抗体做生长抑制试验（GIT）

和代谢抑制试验（MIT）以鉴定支原体，其特异性与敏感性均高。

2. 免疫斑点试验（immunodot test，IDT） 是将分离培养的待检标本滴在硝酸纤维素膜上，干燥后加特异性免疫血清，冲洗后，加酶标 SPA，再冲洗，加底物显色，有棕色斑点形成的为阳性。

3. 核酸检测可采用 PCR 法检测脲酶、多带抗原（MB–Ag）基因和 16S rRNA 基因，用于脲原体的诊断。

四、防治原则

加强宣传教育，注意性卫生，切断传染源。感染者可用喹诺酮类或四环素类药物治疗。

小　结

支原体是目前已知的最小的原核细胞型微生物，种类繁多，部分种类对人类致病。其中，肺炎支原体感染引起支原体肺炎，解脲脲原体感染与非淋球菌性尿道炎、自然流产和不孕症等高度相关，穿透支原体感染多发生在艾滋病患者和 HIV 携带者中。近年来的研究表明，支原体感染与肿瘤发生可能也有一定的相关性。

支原体多为表面寄生，很少侵入机体组织和血液，一般通过其表面蛋白黏附在呼吸道或泌尿生殖道上皮细胞并定居后，通过不同机制引起宿主细胞损伤。少数种类，如发酵支原体，相继在艾滋病患者组织和细胞内被检出，提示支原体也可侵入细胞内。这一现象已引起人们的重视。

支原体的诊断主要依赖病原体分离和血清学试验。支原体的减毒活疫苗尚在动物实验阶段，治疗上多采用红霉素、四环素类药物。

复习思考题

一、名词解释
1. 支原体
2. 脲原体
3. 冷凝集试验

二、简答题
1. 请列表比较支原体与 L 型细菌的主要区别点。
2. 简述肺炎支原体与脲原体的致病性。

（岳启安　付玉荣）

数字课程学习

微视频　教学 PPT　自测题　拓展阅读

第十四章
立 克 次 体

立克次体（Rickettsia）是一类以节肢动物作为传播媒介、严格细胞内寄生的原核细胞型微生物。1916 年巴西学者 da Rocha Lima 从一例斑疹伤寒患者的体虱中首次分离到该病原微生物。为了纪念因研究斑疹伤寒而献身的美国医生 Howard Taylor Ricketts，将新发现的这一类微生物统称为立克次体。对人类致病的立克次体的种类、所致疾病和流行环节见表 14-1。

表 14-1　常见立克次体的分类、所致疾病和流行环节

属	群	种	所致疾病	传播媒介	储存宿主
立克次体属	斑疹伤寒群	普氏立克次体（R. prowazekii）	流行性斑疹伤寒	人虱	人
		斑疹伤寒立克次体或称莫氏立克次体（R. typhi or R. mooseri）	地方性斑疹伤寒	鼠蚤	鼠
	斑点热群	立氏立克次体（R. rickettsii）	落基山斑点热	蜱	狗和野鼠等
		西伯利亚立克次体（R. sibirica）	北亚蜱传染斑疹伤寒	蜱	野兽和鸟
东方体属	恙虫病群	恙虫病东方体（O. tsutsugamushi）	恙虫病	恙螨	野鼠等
埃立克体属		查菲埃立克体（E. chaffeensis）	人单核细胞埃立克体病	蜱	啮齿类
新立克次体属		腺热新立克次体（E. sennetsu）	腺热病	蜱	啮齿类
无形体属		嗜吞噬细胞无形体（HGE）	人粒细胞无形体病	蜱	人、马和狗

立克次体的共同特点：①大多数是人畜共患的病原体。②以节肢动物为传播媒介或储存宿主，感染传播具有自然疫源性特点，具有明显的区域性和季节性。③有细胞壁，形态

以球杆状或杆状为主，大小介于细菌和病毒之间，革兰染色阴性。④专性细胞内寄生，以二分裂方式繁殖。⑤含有 DNA 和 RNA 两种核酸。⑥对多种抗生素敏感。

常见立克次体的主要生物学性状见表 14-2。

表 14-2 常见立克次体的主要生物学性状

立克次体种类	培养特性	二分裂	生长分布的位置	灭活温度（℃）	灭活时间（min）	外斐反应
普氏立克次体	活细胞内增殖	+	分散细胞质内	56	30	$OX_{19}+++OX_2+OX_K-$
斑疹伤寒立克次体	活细胞内增殖	+	分散细胞内外	56	30	$OX_{19}+++OX_2+OX_K$
立氏立克次体	活细胞内增殖	+	细胞质和核质区	56	30	$OX_{19}+++OX_2+OX_K-$
恙虫病东方体	活细胞内增殖	+	近核处成堆	56	30	$OX_{19}-OX_2-OX_K+++$
查菲埃立克体	活细胞内增殖	+	吞噬体内	56	30	$OX_{19}^-OX_2-OX_K-$
嗜吞噬细胞无形体	活细胞内增殖	+	吞噬体内	56	30	$OX_{19}-OX_2-OX_K-$

第一节 普氏立克次体

普氏立克次体（*R. prowazekii*）是流行性斑疹伤寒（亦称虱传斑疹伤寒）的病原体。流行性斑疹伤寒在世界各地均可发生流行。

一、生物学性状

1. 形态结构与染色 普氏立克次体呈多形态性，以短杆状为主，大小为长（0.6～2.0）μm×（0.3～0.8）μm，在胞质内呈单个或短链状存在。革兰染色阴性，但着色较淡。常用 Giemsa 法染色，呈紫色或蓝色；Macchiavello 法染色呈红色。

普氏立克次体的结构与革兰阴性菌相似，有细胞壁和细胞膜。细胞膜由脂双层构成，含有大量的磷脂。细胞壁由肽聚糖、蛋白质、脂质多糖和外膜组成，其脂质含量高于一般细菌，表面有多糖组成的微荚膜样黏液层，具有黏附宿主细胞和抗吞噬的作用，与致病性有关。

2. 培养特性 普氏立克次体为专性活细胞内寄生，以二分裂方式繁殖，生长速度缓慢，繁殖一代需要 6～10 h，最适温度为 37℃。培养立克次体的方法有动物接种、鸡胚接种和细胞培养。传统的动物接种分离法现较少使用，目前采用鸡胚成纤维细胞、L929 细胞和 Vero 单层细胞进行分离、传代和培养。

3. 抗原构造 立克次体细胞壁有两类抗原，一类为群特异性的可溶性抗原，可能是细胞壁的脂多糖成分，耐热；另一类为种特异性抗原，为细胞壁外膜蛋白，不耐热。立克次体的脂多糖成分与变形杆菌菌体抗原有共同成分，可引起交叉反应。故临床上利用易于制备的普通变形杆菌（OX_{19}、OX_2、OX_k 等菌株）的菌体抗原代替立克次体抗原，用于检测患者体内是否有抗立克次体抗体，以辅助诊断斑疹伤寒、斑点热和恙虫病，称外斐反应（Weil-Felix reaction）。

4. 抵抗力　普氏立克次体对热敏感，在水溶液中 4℃、24 h 失去活性。耐低温和干燥，在干虱粪中能保持活性 2 个月左右。0.5% 苯酚和甲酚溶液 5 min 可灭活。对四环素类和氯霉素类抗生素敏感。磺胺可刺激其增殖。

二、致病性与免疫性

（一）感染途径

普氏立克次体的储存宿主是患者，传播媒介是人虱，患者是唯一的传染源。感染方式是虱→人→虱途径。人虱叮咬患者并吸血，立克次体进入人虱体内，在肠管上皮细胞内生长繁殖，破坏肠管上皮细胞，并随粪便排出体外，感染 7～10 天后死亡。当被感染的人虱叮咬健康人时，立克次体随粪便排泄于人的皮肤伤口周围或由于瘙痒而抓伤的皮肤，便可侵入人体内致病（图 14-1）。由于立克次体在干燥的虱粪中能保持 2 个月左右的感染性，亦有可能通过呼吸道或眼结膜发生感染。

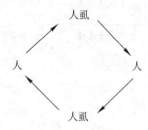

图 14-1　流行性斑疹伤寒的传播方式

（二）致病物质

1. 内毒素　其化学成分为脂多糖，具有与肠道杆菌内毒素相似的多种生物学活性。可刺激单核巨噬细胞产生 IL-1 和 TNF-α。IL-1 具有致热性，引起发热；TNF-α 引起血管内皮细胞损伤、微循环障碍、中毒性休克或 DIC 等。

2. 磷脂酶 A　能溶解宿主细胞膜或吞噬体膜，有利于立克次体穿入宿主细胞内生长繁殖。

此外，微荚膜样黏液层有利于黏附于宿主细胞，并具有抗吞噬作用。

（三）所致疾病

普氏立克次体所致疾病为流行性斑疹伤寒。其潜伏期为 10～14 天，发病急、高热、剧烈头痛和周身疼痛，4～7 天出现皮疹。婴幼儿发病率低，多见成年人感染，50 岁以上的人发病率高，60 岁以上的患者病死率高。

当普氏立克次体侵入机体后，与局部淋巴组织或小血管内皮细胞表面特异性受体结合而被吞入胞内，依靠磷脂酶 A 溶解吞噬体膜的甘油磷脂进入细胞质内大量增殖，导致细胞破裂，将立克次体释放到血液中，引起第一次立克次体血症。立克次体经血流扩散至全身组织器官的小血管内皮细胞，在其中大量增殖后再次释放入血，导致第二次立克次体血症。立克次体崩解释放内毒素等毒性物质，形成毒血症，损害血管内皮细胞，造成肿胀和坏死，通透性增加，血浆渗出，有效循环血量下降，可导致中毒性休克或 DIC 等。

（四）免疫性

普氏立克次体严格细胞内寄生，抗感染以细胞免疫为主，体液免疫为辅。CTL 细胞溶解杀伤感染立克次体的血管内皮细胞，Th1 细胞释放细胞因子，IFN-γ 增强吞噬细胞的吞噬和杀伤功能；B 细胞产生的特异性抗体有促进吞噬细胞的吞噬功能，中和立克次体的感染性和毒性物质的作用。病后获得牢固的免疫力，与斑疹伤寒立克次体的感染有交叉免疫力。

三、微生物学检查

普氏立克次体的微生物学检查主要为分离和鉴定，对临床确诊和流行病学调查有意义。由于立克次体具有较强的感染性，因此，不宜在一般临床实验室进行。

1. 标本采集 一般在发病期或急性期尚未用抗生素之前无菌采血以提高阳性分离率。流行病学调查则采取野生小动物、家畜脏器或节肢昆虫的组织悬液。

2. 分离培养 立克次体属的分离培养主要采用细胞培养方法，常用的细胞包括 Vero、L929、HEL 和 MRC5 细胞。经细胞培养法分离的立克次体通常以分子生物学法 PCR 基因扩增进行鉴定。

3. 血清学试验 诊断立克次体感染的"金标准"是用特异性外膜蛋白抗原或者脂多糖抗原通过间接免疫荧光法检测特异性抗体。也可用间接免疫过氧化酶法、酶免疫测定、乳胶凝集、外斐反应等。但由于外斐反应敏感性低，假阳性率高，目前已不再推荐该法用于立克次体病的诊断。

4. 分子生物学检测 可采用 PCR 或 Real-time PCR 法直接检测外周血、节肢动物等样本中外膜蛋白基因、脂蛋白基因或者 16S rRNA 基因进行立克次体感染的诊断。

四、防治原则

流行性斑疹伤寒的预防主要应改善生活条件，讲究个人卫生，消灭体虱，加强个人防护。该病在我国已基本消灭，但有新发和重新流行的可能。以前特异性预防采用由 γ 线辐射或甲醛处理的灭活鼠肺疫苗和鸡胚疫苗等，由于预防效果不明显，现已停止使用。立克次体重组的变异性外膜蛋白（VOMP）是候选的亚单位疫苗，目前尚处于实验研究阶段。

治疗可选用氯霉素和四环素类抗生素，禁用磺胺类抑菌剂治疗。

第二节 斑疹伤寒立克次体

斑疹伤寒立克次体（*R. typhi*）或称莫氏立克次体（*R. mooseri*）是地方性斑疹伤寒（亦称鼠型斑疹伤寒）的病原体。地方性斑疹伤寒可在世界各地散发，而主要发生在非洲和南美洲。

一、生物学性状

斑疹伤寒立克次体大小形态同普氏立克次体。染色性、结构、抗原构造、培养特性、抵抗力及易感细胞、易感动物方面与普氏立克次体相似，只是斑疹伤寒立克次体所致的豚鼠阴囊反应比普氏立克次体引起的更强。

二、致病性与免疫性

1. 感染途径 斑疹伤寒立克次体的主要储存宿主是鼠，主要传播媒介是鼠蚤和鼠虱，通过鼠蚤和鼠虱导致该病在鼠间流行。当鼠蚤吸病鼠血时，斑疹伤寒立克次体进入鼠蚤消化道并在肠上皮细胞内繁殖。破坏上皮细胞后将立克次体释出随蚤粪排出，带有立克次体的干燥蚤粪可经口、鼻及结膜进入人体而致病。鼠蚤也可通过直接叮咬人体造成人类的感染。若此时人体寄生人虱，可通过人虱在人群中传播（图 14-2）。

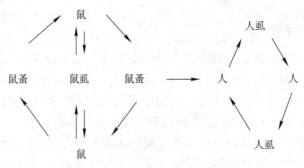

图 14-2　斑疹伤寒立克次体的传播方式

2. 所致疾病　致病物质同普氏立克次体，所致疾病为地方性斑疹伤寒，其临床症状与流行性斑疹伤寒相似，但发病缓慢，经过 8 ~ 12 天的潜伏期后出现发热和皮疹，病情较轻，很少累及中枢神经系统和心肌，病死率 <1%。

3. 免疫性　斑疹伤寒立克次体严格细胞内寄生，以细胞免疫为主，体液免疫为辅。病愈后能获得牢固的免疫力，与普氏立克次体的感染有交叉免疫力。

三、微生物学检查

接种雄性豚鼠腹腔，若有斑疹伤寒立克次体的感染可出现发热，同时伴有明显的阴囊红肿和鞘膜反应（Neill–Mooser reaction）。其他检查同普氏立克次体。

四、防治原则

预防措施主要是要改善居住条件，讲究个人卫生，灭鼠、灭蚤和灭虱，接种疫苗。治疗原则同流行性斑疹伤寒。

第三节　恙虫病东方体

恙虫病东方体（*O. tsutsugamushi*）只有一个种，是恙虫病的病原体。于 1920 年在日本由 Hayashi 首先发现恙虫病东方体，1930 年 Nagayo 分离成功，1931 年正式命名为恙虫病立克次体（现分类为东方体属）。1948 年我国国内（广州）分离出恙虫病东方体。该病主要流行于东南亚、西南太平洋岛屿、日本和我国的东南与西南地区。

一、生物学性状

1. 形态结构与染色　短杆状，多成对排列，平均长度为 1.2 μm，很少超过 1.5 μm。革兰染色阴性，其他染色特性与普氏立克次体相同。细胞壁的结构和抗原成分不同于其他立克次体，无微荚膜样黏液层，无肽聚糖和脂多糖。故恙虫病立克次体现另立为东方体属，与变形杆菌 OX_K 菌株有共同抗原。

2. 培养特性　恙虫病东方体对豚鼠不致病，对小白鼠敏感，故一般多采用小白鼠接种，也可在鸡胚卵黄囊和传代细胞中生长，常用的传代细胞有 Vero、L929 细胞等。

3. 抵抗力　在外环境中的抵抗力较立克次体为低，37℃、2 ~ 3 h 后其活力大为下降；

56℃、10 min 即被杀灭；低温可长期保存，–20℃能存活 5 周。对一般消毒剂极为敏感。

二、致病性与免疫性

1. 感染途径　恙虫病是一种自然疫源性疾病，主要流行于啮齿类动物之间。野鼠和家鼠感染后多无症状，但体内长期保留病原体，故为主要传染源。此外，携带恙螨的兔与鸟类等也可成为传染源。恙螨是恙虫病东方体的寄生宿主、储存宿主和传播媒介，恙虫病东方体寄居在恙螨体内可经卵传代，并借助于恙螨的叮咬在鼠和人间传播。

2. 所致疾病　所致疾病为恙虫病，是一种急性传染病，亦称丛林斑疹伤寒。人若被恙螨叮咬后，随血流扩散至血管内皮细胞中生长，经 7~10 天或更长的潜伏期，突然发病，高热，剧烈头痛略带耳聋。躯干先出现红斑样皮疹并蔓延至四肢。在叮咬局部，形成水疱，破裂后发生溃疡，周围红润，上盖黑色痂皮（称为焦痂），是恙虫病的特征之一。邻近淋巴结肿大和脾大，部分患者还可有神经及心血管系统等受损的症状。

3. 免疫性　以细胞免疫为主，病后获得较持久的免疫力。

三、微生物学检查

1. 病原体分离　取急性期患者血液接于小鼠腹腔，濒死时刮取小鼠腹壁黏膜细胞作涂片，经 Giemsa 染色或荧光抗体染色镜检。

2. 血清学试验

（1）外斐反应：由于该试验敏感性低，假阳性率高，目前已不建议用于立克次体病的诊断。

（2）ELISA 法：应用 ELISA 检测血清中特异性抗体。

（3）间接免疫荧光试验：测定血清抗体，于起病第 1 周末出现抗体，第 2 周末达高峰，阳性率高于外斐反应，抗体可持续 10 年，对流行病学调查意义较大。

四、防治原则

在流行区要加强个人防护，防止恙螨幼虫叮咬，灭鼠，加快疫苗研制。治疗同普氏立克次体。

小　结

立克次体是一类与节肢动物密切相关的严格细胞内寄生的原核细胞型微生物，其生物学特性与细菌类似，在生物学上的地位介于细菌和病毒之间。

立克次体病多为自然疫源性疾病，在我国有流行性斑疹伤寒、地方性斑疹伤寒、恙虫病等疾病流行。节肢动物既是储存宿主，又是传播媒介。人类多因节肢动物叮咬而感染立克次体病，目前已证实的致病物质主要有内毒素和磷脂酶 A。立克次体感染后，人体的免疫反应以细胞免疫为主，体液免疫为辅。病后一般能获得较强的免疫性。

立克次体病的病原学检测多在标本分离培养后，直接染色镜检。血清学检查常采用

ELISA、免疫荧光技术等。

　　预防立克次体病重点应针对其中间宿主及储存宿主加以控制和消灭。在特异性预防上，以接种灭活疫苗为主，接种后有一定的成效。减毒活疫苗尚处于试验阶段。立克次体病的治疗多选用氯霉素、四环素及多西环素类抗生素。

复习思考题

一、名词解释
1. 立克次体
2. 外斐反应

二、简答题
1. 简述引起我国三种主要立克次体病病原体的传播媒介及所致疾病。
2. 立克次体有哪些共同特征？

（岳启安　付玉荣）

数字课程学习

▶ 微视频　⤓ 教学 PPT　✎ 自测题　◈ 拓展阅读

第十五章
衣 原 体

衣原体（chlamydiae）是一类严格真核细胞内寄生，具有独特发育周期，能通过除菌滤器的原核细胞型微生物。在生物学分类的地位上处于立克次体与病毒之间。

根据 16S rRNA 和 23S rRNA 进化树同源性分析，衣原体属（*Chlamydia*）有流产衣原体（*C. abortus*）、鸟衣原体（*C. avium*）、豚鼠衣原体（*C. caviae*）、猫衣原体（*C. felis*）、家禽衣原体（*C. gallinacea*）、朱鹭衣原体（*C. ibidis*）、鼠衣原体（*C. muridarum*）、兽类衣原体（*C. pecorum*）、肺炎衣原体（*C. pneumoniae*）、鹦鹉热衣原体（*C. psittaci*）、猪衣原体（*C. suis*）和沙眼衣原体（*C. trachomatis*）12 个种，其中，鸟衣原体、家禽衣原体和朱鹭衣原体是新发现的衣原体种。对人类致病的衣原体主要有沙眼衣原体、肺炎衣原体、鹦鹉热衣原体。三种衣原体的性状比较见表 15-1。

表 15-1　三种衣原体的主要特点

性状	沙眼衣原体	肺炎衣原体	鹦鹉热衣原体
自然宿主	人、小鼠	人	鸟类、低等哺乳类
主要人类疾病	沙眼，性传播疾病，幼儿肺炎	肺炎，呼吸道感染	肺炎，呼吸道感染
衣原体形态	圆形、椭圆形	梨形	圆形、椭圆形
包涵体糖原	+	-	-
血清型	19 个	1（TWAR 株）个	9 个
同种 DNA 同源性（%）	> 90%	> 90%	14% ~ 95%
异种 DNA 同源性（%）	< 10%	< 10%	< 10%
对磺胺的敏感性	敏感	不敏感	不敏感

衣原体属具有以下共同特征：①有细胞壁，呈圆形或椭圆形，革兰染色阴性。②有独特的发育周期，二分裂方式繁殖。③含有 DNA 和 RNA 两种核酸。④有核糖体和独立的酶系统。⑤专性细胞内寄生。⑥对多种抗生素敏感。

第一节　沙眼衣原体

沙眼衣原体（*C. trachomatis*）除引起人类沙眼外，还可引起泌尿生殖道等的感染。根

139

据生物学性状和致病性的差异，对人类致病的沙眼衣原体又分为 3 个生物型，即沙眼生物型（biovar trachoma）、生殖生物型（biovar genital）和性病淋巴肉芽肿生物型（biovar lymphogranuloma venereum，LGV）。1956 年我国学者汤飞凡首次用鸡胚卵黄囊接种法从沙眼患者的分泌物中分离出沙眼生物型病原体，从此在国内外明确了引起沙眼的病原体不是病毒，而是一种新的致病微生物，为人类防治沙眼病做出了贡献。

一、生物学性状

1. 形态结构与染色　沙眼衣原体呈球形或椭圆形，直径为 0.2～0.4 μm，电镜下观察衣原体基本结构有细胞壁、细胞膜和拟核。细胞壁主要由肽聚糖、外膜和脂多糖组成，与革兰阴性菌细胞壁相似。

不同发育阶段，大小染色不一。原体中央有致密核质，Giemsa 染色为紫红色。始体的体积较大，核质疏松，Giemsa 染色呈深蓝色或暗紫色。沙眼衣原体感染结膜上皮细胞后可在细胞质内形成不同类型的沙眼包涵体。原体能合成糖原，掺入沙眼包涵体的基质中，故被碘溶液染成棕褐色。

2. 发育周期　沙眼衣原体为严格细胞内寄生，具有独特的发育周期（图 15-1）。可见到两种不同的形态，一种体积小而结构致密，称为原体（elementary body，EB），另一种体积大而结构疏松，称为始体（initial body，IB），也称为网状体（reticulate body，RB）。

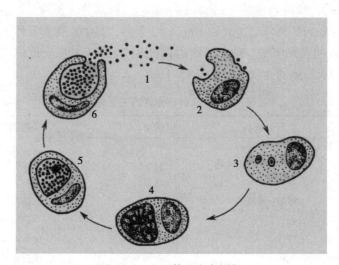

图 15-1　衣原体的发育周期

1. 原体吸附于易感细胞；2. 原体被易感细胞吞入；3. 8～12 h 后发育成始体；4. 24～36 h 后始体增殖；
5. 30～45 h 始体分化为原体；6. 48～72 h 易感细胞破裂释放原体

原体性质稳定，具有强感染性，通过表面受体吸附于易感细胞，并通过细胞膜凹陷包绕形成空泡，即吞噬体。原体在吞噬体内体积增大形成始体。始体是衣原体发育周期中的繁殖型，无感染性，在吞噬体内以二分裂的形式进行分裂繁殖出众多子代原体，逐渐发育成熟为感染性的原体后，从易感细胞中释放出来，再感染新的易感细胞。每个发育周期约为 48～72 h，沙眼衣原体在细胞内繁殖的过程中可形成包涵体。原体和始体的主要区别见表 15-2。

表 15-2　原体和始体的主要区别

特点	原体	始体
体积	小	大
细胞壁	有	无
胞外稳定性	+	-
感染性	+	-
毒性	+	-
核酸量	少	多
代谢活性	-	+
分裂能力	-	+

3. 培养特性　沙眼衣原体为严格细胞内寄生。大多数能在 6~8 日龄的鸡胚卵黄囊内繁殖，并可在原代细胞或传代细胞株中生长，常用传代细胞株有 HeLa-229、McCoy 和 HL 等细胞株。为了提高阳性培养率，可将接种衣原体标本的传代细胞离心，增加衣原体与传代细胞的接触机会，有利于吸附；亦可先用 X 线照射细胞使其处于非分裂状态，以提高细胞对衣原体的易感性。

4. 抗原构造　根据细胞壁的不同成分，可将沙眼衣原体分为属、种、型特异性抗原。

（1）属特异性抗原：为细胞壁中的脂多糖，类似革兰阴性菌的脂蛋白 - 脂多糖复合物，具有属特异性。

（2）种特异性抗原：大多数衣原体的种特异性抗原位于主要外膜蛋白（major outer membrane protein，MOMP）上，具有种特异性。

（3）型特异性抗原：根据 MOMP 表位氨基酸序列的差异，采用单克隆抗体微量免疫荧光法（MIF）可将沙眼衣原体分为 19 个血清型，其中沙眼生物型包括 A、B、Ba 和 C 4 个血清型；生殖生物型有 D、Da、E、F、G、H、I、Ia、J、Ja 和 K 共 11 个血清型；性病淋巴肉芽肿生物型包括 L1、L2、L2a 和 L3 共 4 个血清型。

5. 抵抗力　衣原体耐冷不耐热，在 -60℃可保持感染性 5 年，冷冻干燥可保存 30 年，但在 60℃仅能存活 5~10 min。对紫外线和常用消毒剂敏感，如 75% 乙醇 1 min 或 2% 甲酚溶液 5 min 即可灭活。四环素、氯霉素和红霉素等抗生素对其有抑制作用。

二、致病性与免疫性

（一）致病物质

1. 内毒素样物质　沙眼衣原体能产生类似革兰阴性菌的内毒素样物质，抑制宿主细胞代谢，直接破坏宿主细胞。这种毒素的作用可以被特异性抗体中和。

2. 主要外膜蛋白　能阻止吞噬体与溶酶体的融合，有利于衣原体在吞噬体内生长繁殖。主要外膜蛋白的表位易发生变异，能逃逸机体免疫系统的清除而继续感染细胞。

3. 热休克蛋白（heat shock protein，HSP）　能刺激机体巨噬细胞产生 TNF-α、IL-1、IL-6 等炎性细胞因子，从而介导炎症发生和瘢痕形成，直接损害宿主细胞。

（二）所致疾病

1. 沙眼生物型和生殖生物型　人类为自然宿主，主要引起以下疾病。

（1）沙眼：由沙眼生物型 A、B、Ba 和 C 血清型所引起。主要通过眼 – 眼或眼 – 手 – 眼的途径进行直接或间接接触传播。沙眼衣原体感染眼结膜上皮细胞后，在其中增殖并在胞质内形成包涵体，引起局部炎症。早期有黏液脓性分泌物、流泪、结膜充血及滤泡形成等症状。晚期出现结膜瘢痕、眼睑内翻、倒睫、角膜血管翳等损害，严重者影响视力或致盲。

（2）包涵体结膜炎：由沙眼生物型 B、生物型 Ba 和生殖生物型 D ~ K 血清型所引起。包括婴儿结膜炎及成人结膜炎两种。前者系婴儿经产道感染，引起急性化脓性结膜炎，不侵犯角膜，能自愈。成人感染可因性接触、经手至眼或污染的游泳池水的感染，引起滤泡性结膜炎。病变类似沙眼，无结膜瘢痕形成，不引起角膜血管翳，一般经数周或数月痊愈。

（3）泌尿生殖道感染：多由生殖生物型 D ~ K 血清型所引起，经性接触途径传播。引起非淋球菌性泌尿生殖道感染，是泌尿生殖道感染的主要病原体。在男性，通常引起的是尿道炎，未经治疗的患者可缓解，但多数转变成慢性感染，周期性加重，可合并附睾炎、前列腺炎、直肠炎等。在女性，可引起尿道炎、宫颈炎、输卵管炎和盆腔炎等。由于输卵管炎的反复发作，可导致不孕症或宫外孕等并发症。

（4）沙眼衣原体肺炎：生殖生物型 D ~ K 血清型均可引起婴儿肺炎。

2. 性病淋巴肉芽肿生物型　以人类为自然宿主。由性病淋巴肉芽肿生物型 L1、L2、L2a 和 L3 血清型所引起性病淋巴肉芽肿。通过性接触途径传播。主要侵犯男性腹股沟淋巴结，引起化脓性淋巴结炎和慢性淋巴肉芽肿，常形成瘘管。在女性可侵犯会阴、肛门和直肠，常形成肠 – 皮肤瘘管，也可引起会阴 – 肛门 – 直肠狭窄和梗阻。亦能引起结膜炎并伴有耳前、颌下和颈部淋巴结肿大。

（三）免疫性

沙眼衣原体为细胞内寄生的病原体，以细胞免疫为主。主要由 MOMP 活化的 CD_4^+T 细胞释放细胞因子激活单核巨噬细胞，破坏和清除被感染细胞。特异性中和抗体可以阻断衣原体与宿主细胞膜上的受体结合，但这种免疫力不持久，仍有再度感染的可能性。

三、微生物学检查

在检测沙眼衣原体时，标本的正确采集和运送方法十分重要。对不能进行明确诊断的患者，应作微生物学检查，为临床诊断提供重要依据。

1. 标本采集　结膜刮片、眼穹隆或结膜分泌物涂片；对泌尿生殖道患者可采用泌尿生殖道拭子、宫颈刮片、精液或尿液。性病淋巴肉芽肿生物型引起的淋巴结脓肿采集脓液、生殖器或直肠溃疡的组织标本等，快速送检。

2. 直接涂片　采用 Giemsa、碘液或荧光抗体等染色，镜下检查黏膜上皮细胞内是否有包涵体，其阳性结果可作为诊断的指标。

3. 分离培养与检查

（1）分离培养：将感染组织的刮取物或分泌物，接种于胚龄 6 ~ 9 天鸡胚的卵黄囊或传代细胞中，35℃培养 48 ~ 72 h 后，用直接免疫荧光法或 ELISA 检测培养物中的衣原体。

（2）分子生物学法：应用 PCR 等分子生物学技术检测沙眼衣原体。

四、防治原则

沙眼衣原体感染目前无特异性的预防方法，主要应注意个人卫生，禁用公共毛巾、浴巾，避免直接或间接接触传染源。应广泛开展性病知识的宣传，积极治疗衣原体感染的患者和其携带者。可选用大环内酯类和喹诺酮类抗生素治疗。

第二节 肺炎衣原体

肺炎衣原体是衣原体属中发现的一个新种。1965 年从台湾一名小学生的结膜标本中分离到一株衣原体，命名为 Taiwan-183（TW-183）；1983 年从美国西雅图患急性呼吸道感染的一名大学生的咽部标本中分离出一株衣原体，命名为 Acute respiratory-39（AR-39），后发现两株衣原体为同一菌株。1986 年，在伯杰分类手册中依据两株衣原体的前 2 个缩写字母被命名为 TWAR。

一、生物学性状

肺炎衣原体与沙眼衣原体和鹦鹉热衣原体的原体形态不同，原体平均直径为 0.38 μm，在电镜下呈典型的梨形，并有清晰的周质间隙，在胞质中还有数个电子致密的圆形小体。而始体的生活周期与沙眼衣原体和鹦鹉热衣原体类似。Giemsa 染色呈紫红色。目前常用 Hep-2 和 HL 细胞系培养肺炎衣原体。肺炎衣原体可能存在不同的血清型。

肺炎衣原体抗原主要有 2 种，即脂多糖抗原和蛋白质抗原。脂多糖抗原为衣原体属特异性抗原。蛋白质抗原中最受关注的是主要外膜蛋白，暴露于表面并具有较强的免疫原性，相对分子质量为 98 000 的蛋白为特异性抗原。其单克隆抗体与沙眼衣原体及鹦鹉热衣原体无交叉反应。

二、致病性与免疫性

1. 感染途径 人类是肺炎衣原体的唯一宿主。主要寄生于人类的呼吸道，是引起呼吸道感染的重要病原体之一。其感染途径系人与人之间经飞沫或呼吸道分泌物传播，约有 50% 的成人受过肺炎衣原体的感染，大部分为亚临床型。

2. 所致疾病 肺炎衣原体是呼吸道感染的重要病原体，主要引起青少年急性呼吸道感染。尤其是引起儿童的咽炎、鼻窦炎、支气管炎和肺炎等。潜伏期平均 30 天左右，起病缓慢，临床症状与肺炎支原体相似，表现为发热、咽痛、咳嗽等，一般症状较轻。还可引起心包炎、心肌炎和心内膜炎。目前认为，肺炎衣原体与冠心病、动脉粥样硬化等慢性病的发生密切相关，发病机制尚需进一步研究证实。

3. 免疫性 机体感染肺炎衣原体后的免疫性以细胞免疫为主，体液免疫为辅，但免疫力不持久。

三、微生物学检查

微生物学检查可为肺炎衣原体引起的各种临床感染提供确切的诊断依据。

1. 病原学检查 常采用痰液、咽拭子或支气管肺泡灌洗液标本，先直接涂片观察细胞内有无包涵体，再应用 ELISA 或直接免疫荧光法检测标本中是否有肺炎衣原体抗原，此法特异性高，与其他衣原体无交叉反应。必要时用 Hep-2 等细胞接种培养分离鉴定。

2. 血清学方法 应用微量免疫荧光试验检测患者血清中的特异性 IgM 和 IgG 抗体，有助于区别近期感染和既往感染；凡双份血清抗体滴度增高 4 倍或以上，或单份血清 IgM 滴度大于 1∶16，或 IgG 滴度大于 1∶512，可确诊为急性感染。

3. 分子生物学法 采用 PCR 技术，扩增肺炎衣原体 16 S rRNA 基因序列进行检测，可用于临床标本的快速诊断。

四、防治原则

目前尚无良好的预防方法，主要是隔离患者，避免直接接触感染人群，加强防护，切断传染源。可选用红霉素等大环内酯类抗生素和诺氟沙星等喹诺酮类抗生素治疗。磺胺类无效，禁用。

第三节 鹦鹉热衣原体

鹦鹉热是由鹦鹉热衣原体引起的一种自然疫源性疾病。鹦鹉热衣原体首先从鹦鹉体内分离出来，以后陆续从长尾鹦鹉、鸽子、鸭、火鸡、海鸥和相思鸟等 130 种鸟类的体内分离出来，是引起禽类呼吸道和消化道疾病的病原体。人类因接触感染有鹦鹉热衣原体的鸟或禽类后引起呼吸道感染。

一、生物学性状

鹦鹉热衣原体的基本形态、发育周期等特点与其他衣原体相同。鹦鹉热衣原体能产生一种红细胞凝集素，是一种卵磷脂核蛋白复合物，能凝集小鼠和鸡的红细胞，一旦与红细胞结合，便不能分离下来。特异性抗体和钙可抑制其凝集作用。

鹦鹉热衣原体在 6~8 日龄的鸡胚卵黄囊中生长良好，在 HeLa 细胞株、HL 细胞株和猴肾细胞中均可生长，用 X 线照射的细胞进行培养效果更好。易感动物为小鼠。

二、致病性与免疫性

鹦鹉热衣原体主要经呼吸道吸入鸟粪便、分泌物、羽毛的气雾或尘埃引起人类感染，也可经破损皮肤、黏膜或结膜感染。潜伏期为 1~3 周。临床表现多为非典型性肺炎，有发热、头痛、咳嗽、胸痛等症状，亦称鹦鹉热（psittacosis）或称鸟疫（ornithosis），为人畜共患病，一般不发生人与人之间的传播。

机体感染鹦鹉热衣原体后，获得的免疫力以细胞免疫为主。MOMP 可激活 CD4⁺T 细胞对清除衣原体和抵抗再次感染具有重要作用，同时还能刺激机体产生特异性抗体，抑制衣原体的繁殖。

三、微生物学检查

1. 病原学检查 鹦鹉热衣原体可用患者的痰液、血液或肺组织的标本涂片，采用 Giemsa 染色或免疫荧光染色进行鉴定。必要时接种小鼠或细胞培养进行增殖确认。

2. 血清学检查 可应用 ELISA 法检测特异性 IgM 抗体作为早期诊断。也可用 PCR 做快速诊断。

四、防治原则

主要的预防措施为严格控制传染源，对饲养的鸟类或禽类要加强管理，进口的禽类要检疫，从事禽类加工和运输工作的人员应注意个人防护，避免鹦鹉热衣原体的传播和流行。

采用四环素类、大环内酯类和喹诺酮类抗生素治疗。

小　结

衣原体是一类在真核细胞内专性寄生的微生物，有独特的发育周期，可有原体和始体两种形态，原体具有感染性。衣原体广泛寄生于人、哺乳动物及禽类体内，仅少数种类对人体致病。衣原体可引起人类沙眼、包涵体性结膜炎、男性非淋菌性尿道炎、性病淋巴肉芽肿和鹦鹉热等疾病。近年来的研究表明，衣原体感染与冠心病和动脉粥样硬化等疾病的发生密切相关。

衣原体的主要致病物质是内毒素样物质，但致病机制尚不完全清楚。衣原体感染后可诱发机体产生特异性的体液免疫和细胞免疫，以细胞免疫为主。机体的天然免疫力在抗衣原体感染中也具有一定作用。

衣原体感染多以临床诊断为主，对于早期和轻型感染者，可进行微生物学检查以辅助诊断。对衣原体的预防主要是改善卫生状况、普及卫生知识、控制畜禽的感染和减少与病禽的接触。治疗常选用利福平、四环素和多西环素等药物。

复习思考题

一、名词解释
1. 衣原体
2. 原体
3. 始体

二、简答题
1. 简述衣原体的共同特征。
2. 衣原体所致的人类疾病主要有哪些？
3. 试比较原体和始体的生物学性状。

（岳启安　付玉荣）

数字课程学习

▶ 微视频　⬇ 教学 PPT　✎ 自测题　◈ 拓展阅读

第十六章
螺　旋　体

螺旋体（spirochete）是一类细长、柔软、弯曲呈螺旋状、运动活泼的原核细胞型微生物。分类学上将螺旋体归入细菌学范畴。其基本结构及生物学形状与细菌相似，如有细胞壁、原始核质、二分裂方式繁殖和对抗生素敏感等。

螺旋体在自然界和动物体内广泛存在，种类繁多，其中部分螺旋体可引起人类疾病（表16-1）。分类的主要依据是其大小、螺旋数目、螺旋规则程度和螺旋间距。对人致病的螺旋体主要分布在3个属：①钩端螺旋体属（*Leptospira*），螺旋细密规则，一端或两端弯曲成钩状。②密螺旋体属（*Treponema*），螺旋较为细密规则，两端尖。③疏螺旋体属（*Borrelia*），有3～10个稀疏不规则的螺旋，呈波状。

表 16-1　致病性螺旋体

分属	代表	形态特点	所致疾病
密螺旋体属	梅毒螺旋体	有8～14个细密规则螺旋，两端尖直	梅毒
疏螺旋体属	伯氏疏螺旋体 回归热疏螺旋体 奋森疏螺旋体	有3～10个粗浅不规则螺旋，波纹状	莱姆病 回归热 条件致病
钩端螺旋体属	问号钩端螺旋体	螺旋更细密规则，菌体中间段僵硬， 两端较柔软，一端或两端弯曲成钩状	钩端螺旋体病

第一节　钩端螺旋体

钩端螺旋体属可分为问号钩端螺旋体（*L. interrogans*）和双曲钩端螺旋体（*L. biflexa*）两个种，前者引起人或动物的钩端螺旋体病，后者一般为无致病性微生物。我国绝大多数地区有不同程度钩端螺旋体病流行，尤以南方各省较为严重。

一、生物学性状

1. 形态与染色 菌体呈细长丝状，圆柱形，长（6~12）μm×（0.1~0.2）μm，无外鞭毛，其螺旋在螺旋体目中最为细密和规则，故光学显微镜下不易分辨清楚；一端或两端弯曲而使菌体呈问号状或"C、S"形（图16-1），运动活泼，故名钩端螺旋体。电子显微镜下可见钩端螺旋体的基本结构由外至内分别为外膜（outer envelope）、内鞭毛（inner flagellum）和柱形原生质体（cylindrical protoplast）。内鞭毛是螺旋体的运动器官。革兰染色阴性，但不易着色。常用Fontana镀银染色，菌体被染成棕褐色。也可用暗视野显微镜观察悬滴标本中菌体的形态和运动方式。

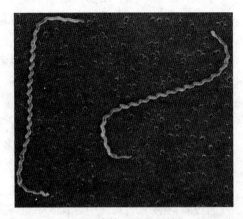

图16-1 钩端螺旋体（扫描电镜，×8 000）

2. 培养特性 需氧或微需氧，营养要求较高，常用含蛋白胨和10%兔血清的Korthof培养基。兔血清除提供营养并中和培养过程中产生的抑制因子。最适温度为28~30℃，对酸、碱均敏感，最适pH为7.2~7.4。钩端螺旋体在人工培养基中生长缓慢，约12 h分裂一次，需培养1~2周。在液体培养基呈半透明云雾状生长；固体培养基上形成透明、不规则、直径约2 mm的扁平菌落。生化反应不活泼，不分解糖类和蛋白质，可产生过氧化氢酶。

3. 抗原结构与分型 钩端螺旋体主要有属特异性蛋白抗原（genus-specific protein antigen，GP-AG）、群特异性抗原（serogroup-specific antigen）和型特异性抗原（serovar-specific antigen）。属特异性抗原可能是糖蛋白或脂蛋白，用于钩端螺旋体病的血清学诊断和钩端螺旋体属的分类。群特异性抗原系菌体类脂多糖复合物，型特异性抗原为菌体表面的多糖与蛋白复合物。应用显微镜凝集试验（microscopic agglutination test，MAT）和凝集吸收试验（agglutination absorption test，AAT）将钩端螺旋体属进行血清群和血清型的分类。目前国际上问号钩端螺旋体至少可分为25个血清群、273个血清型，其中我国至少存在19个血清群、74个血清型。

4. 抵抗力 钩端螺旋体抵抗力比细菌弱，但较其他致病性螺旋体强，在酸碱度中性的湿土或水中可存活数月，这在传播上有重要意义。56℃、10 min即死亡，在2~4℃中存活2周。用0.2%甲酚溶液或1%苯酚处理10~30 min即被杀灭，对青霉素等敏感。

二、致病性与免疫性

（一）致病物质

钩端螺旋体具有类似细菌外毒素和内毒素的致病物质。

1. 黏附素 致病性钩端螺旋体可以菌体顶端黏附于细胞，已知的黏附素有外膜蛋白和钩端螺旋体免疫球蛋白样蛋白，受体分别为胞外基质中的层粘连蛋白和纤维连接蛋白。

2. 内毒素 钩端螺旋体的细胞壁中含有类似革兰阴性菌内毒素的脂多糖物质。结构与典型的细菌内毒素有差异，毒性较低，在动物体内引起发热、炎症和坏死。

3. **溶血素** 不稳定，对氧敏感，类似磷脂酶作用，使红细胞溶解，注射入小羊体内可导致贫血、坏死、出血、肝大、黄疸和血尿。

4. **侵袭性酶类** 问号钩端螺旋体 ColA 胶原酶水解 Ⅰ、Ⅲ、Ⅳ 型胶原，其编码基因被敲除后，侵袭力和毒力菌显著下降。

5. **其他** 问号钩端螺旋体血小板激活因子乙酰水解酶可阻断血小板聚集，引起肺等组织器官出血。

（二）所致疾病

钩端螺旋体病是自然疫源性疾病，在动物中广泛流行，其中以鼠类和猪为主要传染源和储存宿主。动物感染钩端螺旋体后多呈隐性感染而不发病，但钩端螺旋体可在感染动物的肾小管中生长繁殖，持续随尿排出，污染水源和土壤。

接触钩端螺旋体污染的疫水或土壤是人类感染钩端螺旋体的主要途径；钩端螺旋体也可通过胎盘感染胎儿，引起流产；进食被污染的食物或饮水时，可经消化道黏膜感染；偶有因哺乳传给婴儿或经吸血昆虫传播。钩端螺旋体病主要在夏秋季节流行，若雨季造成水淹或洪水可引起暴发流行。

钩端螺旋体穿透力强，可穿透完整的皮肤、黏膜或其破损处侵入人体，在局部迅速繁殖，7~10 天潜伏期后，经淋巴系统或直接进入血循环引起钩端螺旋体血症，出现中毒症状，如发热、乏力、头痛、肌痛、结膜充血、浅表淋巴结肿大等。患者有全身毛细血管损伤和微循环障碍及肝、肺、肾功能损害。由于钩端螺旋体的血清型别不同等原因，临床表现相差甚大。临床上根据损伤脏器不同也相应地分为肺出血型、流感伤寒型、黄疸出血型、肾衰竭型等。

（三）免疫性

钩端螺旋体病的免疫主要依赖于特异性体液免疫。细胞免疫作用不强。发病后 1~2 周可产生特异性抗体，可通过激活补体，调理吞噬细胞等作用杀伤钩端螺旋体，从而清除血中的钩端螺旋体。但对肾内钩端螺旋体作用小，故患者痊愈后尿中排菌可达数周甚至数年。隐性感染后可获得同型持久免疫力。

三、微生物学检查

（一）病原学诊断

发病 7~10 天取血液，2 周后取尿液，有脑膜刺激症状者取脑脊液。

1. **直接镜检** 将标本差速离心集菌后作暗视野显微镜检查，或镀银染色后镜检。也可用免疫荧光法或免疫酶染色法检查。

2. **分离与鉴定** 将标本接种至 Korthof 培养基，28~30℃孵育 2~3 周。若见培养液呈轻度混浊，再用暗视野显微镜检查有无钩端螺旋体。如有钩端螺旋体，则用血清学试验鉴定其血清群、型。若无，则需继续培养 40 天方可报告阴性。

3. **动物实验** 适用于有杂菌污染的标本。将标本接种于幼龄豚鼠或金地鼠腹腔，一周后取心血检查并作分离培养。若动物发病死亡，解剖后可见皮下、肺部等有出血斑，肝、脾等内脏器官中有大量钩端螺旋体。

4. **核酸检测或分子生物学方法** PCR 或标记 DNA 探针可用于检测标本中钩端螺旋体 DNA 片段，较培养法快速、敏感。限制性核酸内切酶指纹图谱则可用于钩端螺旋体株的鉴定、分型、变异等研究。

（二）血清学诊断

应采取病程早、晚期双份血清，一般在病初和发病后第 3~4 周各采一次。有脑膜刺激症状者可采取脑脊液。

1. 显微镜凝集试验　是目前常用的方法。用当地常见的群、型或我国标准株的活钩端螺旋体作为抗原，分别与不同稀释度的患者血清 37℃孵育 2 h，暗视野显微镜检查有无凝集现象。若血清中存在同型抗体，可见钩端螺旋体凝集成不规则的团块，或呈蜘蛛状。以 50% 钩端螺旋体被凝集的最高血清稀释度作为效价判断终点。单份血清标本的凝集效价 1∶300 以上或双份血清标本效价增长 4 倍以上有诊断意义。本试验特异性和敏感性均较高。

2. 间接凝集试验　将可溶性钩端螺旋体抗原吸附于乳胶或活性炭微粒等载体上成为颗粒性抗原，待检血清作用，观察是否出现肉眼可见凝集颗粒，以检测血清标本中有无相应凝集抗体。该法快速简便，亦适用于动物钩端螺旋体病的诊断。

四、防治原则

防鼠、灭鼠工作，加强对带菌家畜的管理，保护水源是控制传播的根本措施。对易感人群接种钩端螺旋体多价全细胞死疫苗。接种的疫苗应包含当地流行的主要钩端螺旋体血清型。我国研制的钩端螺旋体外膜疫苗，有一定效果。

钩端螺旋体病的治疗首选青霉素，青霉素过敏者可用庆大霉素、多西环素等。

第二节　梅毒螺旋体

梅毒螺旋体（*Treponema pallidum*）又称苍白密螺旋体，是引起人类梅毒的病原体。梅毒是性传播疾病（STD）中危害性较严重的一种。

一、生物学性状

1. 形态与染色　大小为长（6~15）μm×（0.1~0.2）μm，有 8~14 个致密而规则的螺旋，两端尖直，运动活泼（图 16-2）。结构由外至内分别为外膜、内鞭毛和原生质圆柱体。有荚膜样结构，化学组成为黏性多糖。外膜和内鞭毛免疫原性强，在免疫学诊断和预防中起重要作用。用普通染料不易着色，用 Fontana 镀银染色法染成棕褐色。新鲜标本在暗视野显微镜下直接观察菌体形态和运动方式。

2. 培养特性　目前梅毒螺旋体的人工培养迄今尚未真正成功。有毒力的 Nichols 株接种家兔睾丸或眼前房，能保持毒力，但繁殖缓慢，30~35 h 分裂一次，此法多用于保存菌种。若将其转种至含多种氨基酸的兔睾丸组织碎片中，在厌氧

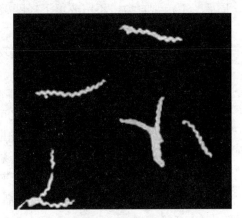

图 16-2　梅毒螺旋体

（暗视野显微镜，×1 000）

条件下培养，可缓慢生长，但失去致病力，此种菌株称为 Reiter 株。Nichols 株和 Reiter 株已广泛用作多种梅毒血清学的诊断抗原。

3. 抵抗力 梅毒螺旋体的抵抗力极弱，对温度和干燥特别敏感。离体后干燥 1~2 h 或 50℃加热 5 min 即死亡。血液中 4℃放置 3 天可死亡，故血库 4℃冰箱储存 3 天以上的血液无传染梅毒的危险。对化学消毒剂亦敏感，1%~2% 苯酚内数分钟即死亡。对青霉素、四环素、红霉素较为敏感。

二、致病性与免疫性

（一）致病物质

梅毒螺旋体有很强侵袭力，但尚未证明其具有内毒素和外毒素。

1. 荚膜样物质 为菌体表面的黏多糖和唾液酸，可阻止抗体等大分子物质与菌体结合、抑制补体的激活、干扰补体的杀菌作用，免疫抑制的结果有利于梅毒螺旋体在宿主内存活和扩散。

2. 黏附因子 为菌体外膜蛋白，主要受体是敏感细胞胞外基质中的纤维连接蛋白和层粘连蛋白。

3. 侵袭性酶 作为梅毒螺旋体受体与宿主细胞上的透明质酸结合，分解组织、细胞基质内和血管基膜的透明质酸，导致组织坏死、溃疡，形成梅毒特征性病理损害。病理性免疫反应参与了梅毒螺旋体致病过程，梅毒患者体内常出现多种自身抗体。

（二）所致疾病

在自然情况下，梅毒螺旋体只感染人类，人是梅毒唯一的传染源。梅毒可分为先天性和获得性两种。

先天性梅毒又称胎传梅毒，是梅毒孕妇患者的梅毒螺旋体通过胎盘进入胎儿，引起胎儿感染，导致流产、早产或死胎；或出生活的梅毒儿，呈现锯齿形牙、间质性角膜炎、先天性聋等症状。

获得性梅毒分为三期，表现为反复、潜伏和再发现象。

1. Ⅰ期梅毒 在感染后 3 周左右局部出现无痛性硬性下疳，多见于外生殖器，其溃疡渗出物中含大量梅毒螺旋体，传染性极强。2~3 周后梅毒血清学反应开始阳性。4~8 周后，下疳常自愈，不留或留下轻度瘢痕。进入血液中的梅毒螺旋体潜伏于体内，经 2~3 个月无症状的潜伏期后进入第Ⅱ期。

2. Ⅱ期梅毒 全身皮肤黏膜常出现梅毒疹、周身淋巴结肿大，有时亦累及骨、关节、眼及其他器官。在梅毒疹和淋巴结中，有大量梅毒螺旋体，如不治疗，一般 1~3 个月后体征可自然消退。但在感染后 1~2 年内，由于治疗不足或免疫力降低而发生复发性Ⅱ期梅毒。少数病例在潜伏 2~4 年后，又可被激活进入第Ⅲ期。

3. Ⅲ期梅毒 亦称晚期梅毒。此期不仅出现皮肤黏膜溃疡性坏死病灶，并侵犯内脏器官或组织，形成树胶肿，愈后形成瘢痕。严重者 10~15 年后，引起心血管及中枢神经系统病变，导致动脉瘤、脊髓痨或全身麻痹等。此期病灶中不易找到梅毒螺旋体，传染性小、病程长，但破坏性大，可危及生命。

（三）免疫性

梅毒的免疫为传染性免疫，即有梅毒螺旋体感染时才有免疫力。细胞免疫在抗梅毒螺旋体感染中较为重要。人感染梅毒螺旋体后，首先是中性粒细胞，继而是巨噬细胞进行吞噬和杀伤，当特异性抗体和补体存在时，其吞噬作用加强，随后逐渐产生特异性体液和细胞免疫。表现为硬性下疳不经治疗能自愈，若再感染亦不再出现下疳症状。但此免疫力是不完全的，多数患者不能完全清除体内的梅毒螺旋体，而转变为潜伏状态，并可发展为Ⅱ期和Ⅲ期梅毒。

在感染的所有阶段，梅毒患者或实验感染动物，都能产生两类抗体。一为特异性抗体，当补体存在时，可将梅毒螺旋体杀死或溶解，并对吞噬细胞具有调理作用。另一类为非特异性磷脂类抗体，称为反应素，能与正常组织中的脂质发生非特异性结合反应，反应素无保护作用，仅供梅毒血清学诊断。

三、微生物学检查

（一）病原学检查

最适标本是病灶组织（硬性下疳渗出液，梅毒疹渗出液），其次为局部淋巴结抽取液，在暗视野显微镜下观察活动的菌体，或用直接免疫荧光或ELISA法检查。组织切片标本可用镀银染色后镜检。

（二）血清学试验

有非梅毒螺旋体抗原试验和梅毒螺旋体抗原试验两类。

1. 非梅毒螺旋体抗原试验　用正常牛心肌的心脂质（cardiolipin）作为抗原，测定患者血清中的反应素。国内常用不加热血清反应素试验（unheated serum reagin test，USR）和快速血浆反应素试验（rapid plasma reagin，RPR）初筛，Ⅰ期梅毒阳性率约为70%，Ⅱ期梅毒可达100%，Ⅲ期梅毒阳性率较低。因上述试验其抗原为非特异性，所以除梅毒患者外，一些非梅毒疾病如红斑狼疮、类风湿关节炎、孕妇等均可出现假阳性，故应结合临床资料进行结果分析。

2. 梅毒螺旋体抗原试验　用梅毒螺旋体抗原检测患者血清中抗梅毒螺旋体特异性抗体，其特异性高。但其他密螺旋体感染后也可引起这类抗体的产生。

（1）荧光密螺旋体抗体吸收（fluorescent treponemal antibody-absorption，FTA-ABS）试验：为间接免疫荧光法。本试验特异性、敏感性均高，常用于早期梅毒的诊断。不足为操作繁琐，且患者经药物治疗后，仍持续数年甚至终生出现阳性反应，故不宜用于疗效的监测。

（2）梅毒螺旋体血凝试验（treponema pallidum hemagglutination assay，TPHA）试验：为一种间接凝集试验，简便、快速但特异性不及FTA-ABS。

（3）基于重组梅毒螺旋体抗原的血清学方法：近来有学者采用基因工程技术表达了多种梅毒螺旋体膜蛋白，如相对分子质量为47 000、17 000、15 000等的蛋白质，用以进行梅毒抗体的血清学检测。具较好的特异性和敏感性。目前更出现由单一梅毒螺旋体蛋白向多优势决定簇融合蛋白转变的趋势。

四、防治原则

梅毒是一种性传播疾病，应加强性卫生教育并严格社会管理，目前尚无疫苗预防。治疗首选青霉素，要求剂量足，疗程够，治疗3个月至1年，以血清中抗体转阴为治愈指标，否则需继续治疗。

第三节　疏 螺 旋 体

一、伯氏疏螺旋体

伯氏疏螺旋体（*B. burgdorferi*）是莱姆病（Lyme disease）的主要病原体。莱姆病最初于 1977 年在美国康涅狄格州的莱姆镇发现，5 年后由 Burgdorfer 从硬蜱及患者体内分离出伯氏疏螺旋体。莱姆病病原体存在着异质性，其分类也未统一，目前仍以伯氏疏螺旋体作为莱姆病病原体的统称。我国自 1988 年从患者血清中分离出病原体，迄今已有 27 个省区有该病发生。

（一）生物学性状

1. 形态与染色　是疏螺旋体中最细长者，（10 ~ 40）μm ×（0.1 ~ 0.3）μm，两端稍尖，有 2 ~ 100 根周质鞭毛（图 16–3）。运动活泼，可见有扭曲翻转运动。革兰染色阴性，但不易着色。Giemsa 或 Wright 染色效果较好。

2. 培养特性　营养要求高。常用 BSK 培养基（Barbour Stoenner-Kelly medium），该培养基含有长链饱和及不饱和脂肪酸、葡萄糖、氨基酸和牛血清白蛋白等。微需氧，5% ~ 10% CO_2 促进生长。适宜温度为 32 ~ 34 ℃，pH 7.5。生长缓慢，一般需培养 2 ~ 3 周，形成边缘整齐、直径 0.40 ~ 0.45 μm 的细小菌落。

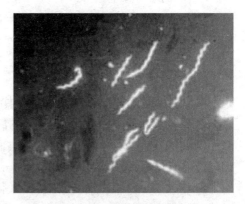

图 16–3　伯氏疏螺旋体
（暗视野显微镜 ×2 000）

3. 分类　由于莱姆病病原体存在异质性，其分类尚未统一，目前仍以伯氏疏螺旋体作为莱姆病病原体的统称。

用 DNA 同源性分析世界各地分离出的莱姆病菌株，发现引起莱姆病的疏螺旋体至少有 3 种：①伯氏疏螺旋体，多分布于美国和欧洲。②伽氏疏螺旋体（*B. garinii*），多分布于欧洲和日本。③埃氏疏螺旋体（*B. afelii*），多分布于欧洲和日本。

（二）致病性和免疫性

1. 流行环节　莱姆病是自然疫源性传染病。储存宿主多为野生和驯养的哺乳动物，包括鼠、兔、鹿及狗、牛、马等。主要传播媒介是硬蜱。已确定的有 4 种：美国的丹敏硬蜱、太平洋硬蜱，欧洲的蓖子硬蜱和亚洲的全沟硬蜱。人因被携带螺旋体的硬蜱叮咬而感染。

2. 致病物质　伯氏疏螺旋体的致病机制迄今尚无定论，其致病可能是某些致病物质以及病理性免疫反应等多因素作用的结果。

（1）侵袭力：伯氏疏螺旋体能黏附、侵入成纤维细胞及人脐静脉内皮细胞，并在胞质内生存。此黏附可被多价特异免疫血清或外膜表面蛋白 OspB 的单克隆抗体抑制。

（2）抗吞噬作用：伯氏疏螺旋体的临床分离株对小鼠毒力较强，在人工培养基中传代多次后毒力明显下降，易被小鼠吞噬细胞吞噬。与此同时，外膜表面蛋白 OspA 亦逐渐消失，故推测 OspA 与抗吞噬作用有关。

（3）内毒素样物质：伯氏疏螺旋体细胞壁中的 LPS 具有类似细菌内毒素的生物学活性。

3. 所致疾病　莱姆病，早期常以慢性游走性红斑为其特征性皮肤损害，并可伴有头痛、颈强直、发热、肌肉和关节疼痛及淋巴结肿大等症状，后期则可出现反复发作的关节炎、心脏和神经系统病变。

4. 免疫性　伯氏疏螺旋体感染后可产生特异性抗体。体内清除感染的伯氏疏螺旋体主要依赖于特异性体液免疫。在特异性抗体存在时，吞噬细胞有较为明显的吞噬伯氏疏螺旋体的作用，同时产生多种细胞因子及炎性介质，清除病原体同时可引起血管、关节的损害。

（三）微生物学检查

由于伯氏疏螺旋体在莱姆病的整个病程中数量较少，主要依靠血清学试验和分子生物学方法来诊断。

使用最广泛的是免疫荧光法和 ELISA。ELISA 方法简便，特异性和敏感性较高，为多数实验室所采用。特异性 IgM 抗体在移行性红斑出现后 2~4 周形成，6~8 周达峰值，4~6 个月后恢复正常。IgG 抗体出现较迟，其峰值在发病后 4~6 个月，并持续至病程的晚期。若脑脊液中查有特异抗体，则表示中枢神经系统已被累及。

ELISA 阳性时，需用免疫印迹技术分析其特异性，有助于排除 ELISA 的假阳性反应。由于伯氏疏螺旋体与梅毒螺旋体等有共同抗原、莱姆病的病原体多样化、不同菌株携带靶抗原的差异及其变异，故 ELISA 和免疫印迹的结果仍需结合临床资料判定。

近年来 PCR 也常用于莱姆病的诊断。

（四）防治原则

疫区工作人员要加强个人保护，避免硬蜱叮咬。灭活疫苗在 1992 年获准在美国家犬中使用。人用伯氏疏螺旋体重组蛋白疫苗（OspA、OspC）正在临床试验中。早期莱姆病用多环西素、阿莫西林或红霉素，口服即可。晚期莱姆病存在多种深部组织损害，一般用青霉素联合头孢曲松等静脉滴注。

二、回归热疏螺旋体

回归热是一种以急起急退的高热、周期性反复发作为临床特征的急性传染病。多种疏螺旋体均可引起回归热。根据回归热传播媒介昆虫的不同，可分为两类。一为虱传回归热，或称流行性回归热，其病原体为回归热疏螺旋体（*B. recurrentis*），传播媒介是虱。另一为蜱传回归热，又称地方性回归热，其病原体为杜通疏螺旋体（*B. duttonii*）、赫姆斯疏螺旋体（*B. hermsii*）等，主要通过软蜱传播，储存宿主是啮齿类动物。我国流行的回归热主要是虱传型。

回归热的免疫机制主要是以特异性抗体为主的体液免疫。

回归热的微生物学检查主要采集发热期血液，直接涂片后进行 Giemsa 或 Wright 染色，在光镜下可见比红细胞长数倍的螺旋体（图 16-4）。

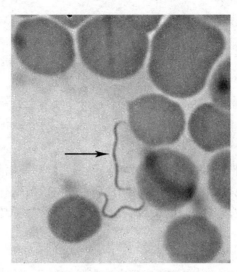

图 16-4　回归热疏螺旋体

目前尚无实际使用的疫苗。治疗时首选青霉素。

三、奋森疏螺旋体

奋森疏螺旋体（*B. vincentii*）的形态与回归热疏螺旋体类似，正常情况下与梭形梭杆菌（*Fusobecteriurn fusiforme*）寄居于人类口腔牙龈部。当机体免疫功能下降，这两种菌大量繁殖，协同引起樊尚咽峡炎、牙龈炎、口腔坏疽等。

微生物学检查可采取局部病变材料，直接涂片，革兰染色镜检，可观察到 G⁻ 奋森疏螺旋体和梭杆菌。

✎ 小　结

螺旋体是一类细长、柔软、弯曲呈螺旋状、运动活泼的原核细胞型微生物，分类上属于细菌学范畴。广泛分布与自然界和动物体内，种类繁多，部分种类可引起人类疾病。由钩端螺旋体引起的钩端螺旋体病、梅毒螺旋体引起的梅毒，以及疏螺旋体引起的莱姆病和回归热是危害较为严重的几种螺旋体病。

致病的螺旋体对宿主细胞均有很强的侵袭力，能黏附和侵入宿主细胞，部分螺旋体还可侵入宿主细胞核。但螺旋体的致病机制比较复杂，迄今尚未完全明了。多数螺旋体病的免疫反应以体液免疫为主，细胞免疫的抗螺旋体感染作用有争议，但一般认为也有一定的保护作用。

螺旋体病的病原学诊断多借助于暗视野显微镜，血清学诊断以检测患者体内的特异性抗体为多。螺旋体病的预防以加强卫生宣教和管理为主，部分螺旋体病已有预防效果良好的疫苗。治疗首选青霉素类抗生素。

一、名词解释

1. 螺旋体

2. 显微镜凝集试验

二、简答题

简述梅毒的传染源、传播方式和致病机制。

(孙晓雷)

数字课程学习

▶ 微视频　📥 教学 PPT　📝 自测题　◆ 拓展阅读

第二篇

病毒学

第十七章
病毒的基本性状

病毒（virus）是一类非细胞型微生物。其主要特征有：个体微小，一般需电镜放大几万至几十万倍观察；结构简单，只含有一种类型核酸（DNA 或 RNA）；严格的细胞内寄生，只能在活的易感细胞内以复制的方式进行增殖。

病毒在医学微生物中占有十分重要的地位。据统计，人类传染病约 75% 由病毒引起，而且很少有特效药。其中有些病毒传染性强，会引起世界性大流行，如流感病毒和 2019 新型冠状病毒；有些病毒可引起先天性感染，如风疹病毒可致先天性畸形；乙型肝炎病毒等会引起慢性持续性感染；有些病毒与人类恶性肿瘤的发生密切相关，如人乳头瘤病毒、EB 病毒等。

第一节　病毒的形态与结构

一、病毒的大小与形态

具有感染性的结构完整的成熟病毒颗粒称为病毒体（virion），是病毒在细胞外的典型结构形式。病毒体大小的测量单位为纳米（nanometer，nm，1 nm=1/1 000 μm）。各种病毒体的大小差别悬殊，可分大、中、小三型，大型病毒（如痘类病毒）约 200~300 nm；中型病毒（如流感病毒）最多见，直径约 100 nm；小型病毒（如脊髓灰质炎病毒）仅 20~30 nm（图 17-1）。

病毒体的形态因种而异，常见有五种：球形、杆形、子弹状、砖块形、蝌蚪形。动物病毒大多呈球形，少数呈砖块形（如痘病毒）、子弹状（如狂犬病病毒）等；植物病毒大多呈杆状；细菌病毒（噬菌体）大多呈蝌蚪形。

二、病毒的结构与化学组成

病毒结构简单，可分为基本结构和辅助结构。基本结构包括核心、衣壳，为所有病毒必备的；辅助结构，即包膜和纤维刺突等，是仅某些病毒具备的结构。最简单的病毒体由核心（core）、衣壳（capsid）构成，即核衣壳（nucleocapsid），又称为裸露病毒。多数人和动物病毒的核衣壳外有包膜，称为包膜病毒（图 17-2）。下面简单介绍病毒结构的化学

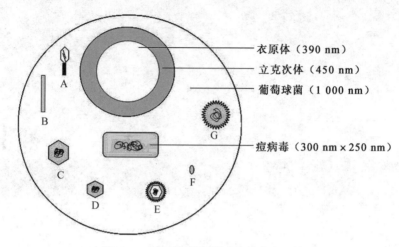

图 17-1　病毒与其他微生物的大小比较

A. 大肠埃希菌噬菌体（65 nm×95 nm）；B. 烟草花叶病毒（300 nm×18 nm）；C. 腺病毒（70 nm）；D. 脊髓灰质炎病毒（30 nm）；E. 乙脑病毒（40 nm）；F. 蛋白分子（10 nm）；G. 流感病毒（100 nm）

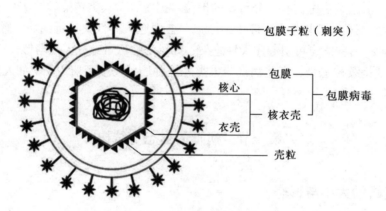

图 17-2　病毒体结构

组成和功能。

（一）核心

核心位于病毒体的中心，主要化学成分是核酸，一种病毒只含有一种类型核酸，即DNA 或 RNA，有些病毒还含有核酸聚合酶、反转录酶等。根据核酸类型把病毒分为两大类：DNA 病毒和 RNA 病毒。病毒核酸以环状、线状、双链（double-stranded，ds）、单链（single-stranded，ss）和分节段等多种形式存在。动物病毒中，DNA 病毒以 dsDNA 多见，而 RNA 病毒以 ssRNA 多见。

病毒核酸携带有病毒的全部遗传信息，构成病毒的基因组（genome），是病毒复制、遗传、变异、感染等的物质基础。部分失去衣壳的病毒核酸在进入宿主细胞后仍能增殖，有感染性，被称为感染性核酸，且由于不受衣壳蛋白和宿主细胞表面受体的限制，感染范围更广，但失去衣壳的保护，易被核酸酶降解，感染性较完整的病毒体低下。

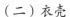

（二）衣壳

包围在病毒核心外面的蛋白质层称为衣壳。构成衣壳的基本单位是壳粒（capsomer），又称为形态亚单位。每一个壳粒均由一条或几条多肽组成，这些多肽又称为化学亚单位或结构亚单位。根据壳粒的数目和排列方式不同，衣壳形态可分为以下三种对称类型。

1. 螺旋对称型（helical symmetry） 壳粒沿着螺旋形盘旋的病毒核酸链对称排列，称螺旋对称型。螺旋对称型衣壳不坚固，其外常有包膜（envelope）包围，如流感病毒、狂犬病病毒等。

2. 二十面体对称型（icosahedral symmetry） 病毒核酸浓集成球状或近似球状结构。壳粒围绕在外，排列成一个由12个顶、30个棱、20个面构成的，且每个面均为等边三角形的立体对称形式，如腺病毒、脊髓灰质炎病毒等。二十面立体对称型衣壳最为坚固，并且其内部空间容积最大。

3. 复合对称型（complex symmetry） 壳粒排列同时具有螺旋对称方式和二十面体对称方式，如痘病毒与噬菌体。

衣壳蛋白的主要功能：①维持病毒体外形作用。②保护作用：保护病毒核酸免遭外环境（如血流）中核酸酶等的破坏作用。③介导感染作用：病毒通过衣壳蛋白与易感细胞表面的相应受体发生特异性结合，介导病毒感染宿主细胞。④决定抗原性：衣壳蛋白具有很强的抗原性，刺激机体产生适应性的体液免疫和细胞免疫。

（三）包膜

包膜（envelope）为某些病毒衣壳外包裹着的一层脂双层膜，是病毒核衣壳在成熟过程中，以出芽方式向宿主细胞外释放时获得的。病毒包膜的主要成分是脂质和蛋白质，前者来自宿主细胞的细胞膜或核膜等，后者是病毒基因的编码产物，呈各种形态的突起排列于包膜表面，称为刺突（spike）或包膜子粒（peplomere）。包膜的主要功能是维护病毒结构的完整性。包膜具有介导感染的作用，如流感病毒的血凝素（hemagglutinin，HA）对呼吸道上皮细胞有特殊的亲和力，介导流感病毒吸附和侵入。包膜脂蛋白也是引起机体发热、中毒症状的主要原因。包膜糖蛋白具有很强的抗原性，可刺激机体产生特异性的免疫应答，并作为病毒鉴定和分型的依据之一。此外，某些包膜病毒在核衣壳外层和包膜内层之间存在基质蛋白，与子代病毒在细胞内的装配释放等相关。包膜病毒（如呼吸道病毒）因可被胆汁灭活，故一般不能经消化道感染。

（四）其他辅助结构

一些裸病毒还包含有其他的辅助结构，如腺病毒的二十面体各个顶角上都有触须样纤维（antennal fiber），也称为纤维刺突或纤突，可以凝集某些动物红细胞或者参与损伤宿主细胞。

第二节 病毒的增殖

病毒结构简单，缺乏增殖所需的酶系统，只能在活的易感细胞内进行增殖，这种以病毒核酸为模板进行复制的方式称为自我复制（self replication），即以病毒核酸为模板，在DNA聚合酶或RNA聚合酶及其他必要因素作用下，复制子代病毒的基因组，然后经过转录、翻译等过程，合成大量的子代病毒蛋白，最后装配释放大量的子代病毒。

一、病毒的复制过程

病毒自我复制的全过程又称为一个复制周期（replication cycle）。人和动物病毒的复制周期依次分为吸附、穿入、脱壳、生物合成及装配释放等 5 个步骤（图 17-3）。

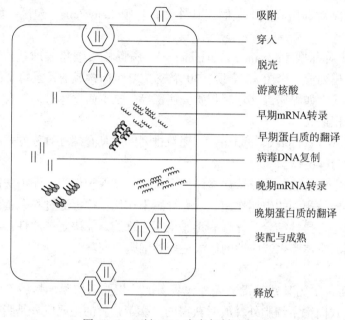

吸附
穿入
脱壳
游离核酸
早期mRNA转录
早期蛋白质的翻译
病毒DNA复制
晚期mRNA转录
晚期蛋白质的翻译
装配与成熟
释放

图 17-3 双链 DNA 病毒复制示意图

（一）吸附

病毒吸附于宿主细胞表面是病毒感染的第一步。吸附（adsorption）包括非特异性吸附和特异性吸附。因偶然碰撞或静电作用等引起病毒与宿主细胞的结合为可逆的非特异性吸附，与 Na^+、Mg^{2+}、Ca^{2+} 等阳离子浓度相关；因病毒表面蛋白与宿主细胞表面相应受体吻合引起的结合为不可逆的特异性吸附。不同细胞表面有不同受体，它决定了病毒的不同嗜组织性和感染宿主的范围。如人类免疫缺陷病病毒（HIV）包膜糖蛋白 gp120 的受体是 CD4 分子，故不感染无 CD4 分子的细胞。整个吸附过程需几分钟到几十分钟。

阻止病毒吸附的主要措施：①去除易感细胞表面的病毒受体，使病毒无法完成特异性吸附，这已成为研究预防病毒感染的重要方向。②利用病毒受体的相应抗体，与病毒竞争受体的作用，使病毒无法完成特异性吸附。

（二）穿入

病毒体穿过细胞膜进入细胞内的过程称为穿入（penetration）。病毒主要以融合和吞饮方式穿入细胞。①融合（fusion）：是指病毒包膜与易感细胞膜密切接触并融合，而病毒的核衣壳被释放至细胞质内，如麻疹病毒、疱疹病毒等有包膜病毒均通过融合方式穿入宿主细胞。②吞饮（pinocytosis）：病毒与易感细胞结合后，易感细胞的细胞膜内陷，将病毒包囊在内，形成一个类吞噬体，然后病毒进入宿主细胞质内，多数无包膜病毒以吞饮形式进入易感细胞内。某些无包膜病毒核酸还可直接穿入宿主细胞，如噬菌体等无包膜病毒，与相应受体接触后，蛋白衣壳仍留在胞膜外，而病毒核酸直接穿越细胞膜，注入细胞质中。

（三）脱壳

穿入宿主细胞的病毒只有脱去蛋白衣壳，其核酸才能发挥作用。多数病毒在宿主细胞溶酶体酶的作用下脱壳（uncoating）。痘类病毒等少数病毒的脱壳过程较复杂，其宿主细胞溶酶体酶仅使部分衣壳脱去，病毒脱壳酶基因经转录，然后翻译脱壳酶，才能完成脱壳并释放出病毒的基因组。

（四）生物合成

病毒基因组一旦释放，就利用宿主细胞的场所、低分子物质、能量等大量合成病毒核酸和蛋白，即进入病毒的生物合成（biosynthesis）时期。该时期电镜下未见完整病毒颗粒，因此曾被称为隐蔽期。各病毒隐蔽期长短不一，如脊髓灰质炎病毒为 3~4 h，而腺病毒为 16~17 h。按照核酸类型，将病毒的生物合成方式分为六大类：双链 DNA 病毒、单链 DNA 病毒、正链单链 RNA 病毒、负链单链 RNA 病毒、双链 RNA 病毒和反转录病毒。

1. 双链 DNA 病毒的生物合成　人和动物 DNA 病毒大多为双链 DNA（dsDNA）病毒，它们在细胞核内复制病毒 DNA（痘病毒例外），在细胞质内合成病毒蛋白。生物合成的过程分三个阶段：①早期转录和翻译：在宿主细胞核内，利用宿主细胞的依赖 DNA 的 RNA 聚合酶，转录出早期 mRNA，然后在宿主细胞质的核糖体上翻译与复制相关的早期蛋白质，如依赖 DNA 的 DNA 聚合酶，脱氧胸腺嘧啶激酶等。② dsDNA 复制：dsDNA 以半保留复制形式进行 DNA 的复制，即在解链酶的作用下，亲代 dsDNA 解链为正、负两个单链，然后分别以这两条单链为模板，在依赖 DNA 的 DNA 聚合酶的作用下，合成互补的 DNA 链，最后形成大量子代 dsDNA。③晚期转录和翻译：以子代 DNA 分子为模板，经转录合成晚期 mRNA，后者在宿主细胞质核糖体上翻译出晚期蛋白。晚期蛋白主要为衣壳蛋白（图 17-4）。

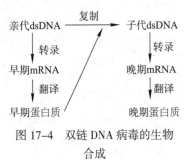

图 17-4　双链 DNA 病毒的生物合成

2. 正链单链 RNA 病毒生物合成　人和动物 RNA 病毒大多为单链 RNA 病毒，包括正链单链 RNA（+ssRNA）病毒、负链单链 RNA（-ssRNA）病毒，它们大多在细胞质内进行生物合成（正黏病毒、个别副黏病毒除外）。+ssRNA 病毒不含 RNA 聚合酶，但其 +ssRNA 就具有 mRNA 的功能，直接附着在宿主细胞的核糖体上翻译蛋白质，并迅速被蛋白水解酶降解为结构蛋白（衣壳蛋白）和功能蛋白（如依赖 RNA 的 RNA 聚合酶等），在依赖 RNA 的 RNA 聚合酶的作用下，以亲代正链 RNA 为模板，复制出互补的负链 RNA，并且相互结合形成双链 RNA（dsRNA），称为复制中间型（replicative form，RF）。然后 RF 解链，以互补的负链 RNA 为模板，复制出子代病毒核酸（+ssRNA）。常见的 +ssRNA 病毒有脊髓灰质炎病毒、甲型肝炎病毒等（图 17-5）。

3. 反转录病毒的生物合成　反转录病毒（retrovirus）的主要特征是含有反转录酶，即依赖 RNA 的 DNA 聚合酶，属于 +ssRNA 病毒，但基因组独特，由 2 条相同的正链 RNA 构成，故称为单正链双体 RNA。反转录病毒的生物合成过程较复杂。首先，以病毒亲代 +ssRNA 为模板，在反转录酶的作用下，转录出互补的负链 DNA（cDNA），形成 RNA：DNA 杂交中间体。在 RNA 酶 H 作用下，+ssRNA 被水解，以负链 DNA 为模板，复制出正

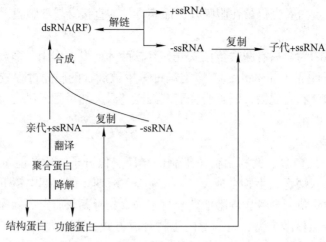

图 17-5 正链单链 RNA 病毒生物合成

链 DNA，形成 dsDNA，然后整合到宿主细胞的 DNA 上，此时称为前病毒。前病毒 DNA 作为模板，转录出病毒 mRNA 和子代病毒的 RNA，前者翻译出病毒蛋白质（图 17-6）。常见的反转录病毒有人类免疫缺陷病毒（HIV）等。

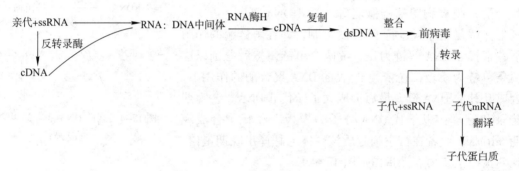

图 17-6 反转录病毒的生物合成

（五）装配与释放

DNA 病毒（痘病毒除外）的核衣壳在胞核内装配（assembly），大多 RNA 病毒（正黏病毒除外）在胞质内装配。无包膜病毒的核衣壳即成熟的病毒体，而有包膜病毒需在核衣壳上包上一层包膜才能成熟为完整的病毒体。成熟的病毒体主要通过以下 2 种方式释放（release）：① 宿主细胞破坏方式：一般裂解宿主细胞，一次性释放出所有的子代病毒，如腺病毒、脊髓灰质炎病毒等无包膜病毒。② 出芽方式：子代病毒以出芽的方式，逐个或分批释放到胞外，同时从细胞膜系统（胞膜或核膜）获得包膜，而宿主仍能进行正常的新陈代谢，如流感病毒、疱疹病毒等有包膜病毒；有些病毒通过融合，在细胞间传播，如巨细胞病毒；有些病毒基因组与宿主细胞染色体整合，随宿主细胞分裂而传代，如 EB 病毒。

二、病毒的异常增殖与干扰现象

（一）病毒的异常增殖

病毒在宿主细胞内增殖的过程中，可能出现异常结果，即并非所有的病毒成分都能组装成完整的病毒体，这种情况称为病毒的异常增殖。病毒异常增殖的常见原因如下。

1. 病毒方面　由于病毒基因组不完整或某一基因位点改变，导致病毒不能在宿主细胞内进行正常增殖，不能复制出完整的有感染性的病毒颗粒，这种病毒称为缺陷病毒（defective virus）。缺陷病毒与其他病毒共同感染细胞时，若其他病毒能为缺陷病毒提供增殖所需要的条件，缺陷病毒则又能完成正常增殖而产生完整的子代病毒，这种具有辅助缺陷病毒增殖的病毒称为辅助病毒（helper virus），如丁型肝炎病毒就是一种缺陷病毒，若丁型肝炎病毒与乙型肝炎病毒共同感染细胞时，丁型肝炎病毒即能增殖，故乙型肝炎病毒是丁型肝炎病毒的辅助病毒。缺陷病毒虽不能增殖，但却具有干扰同种病毒增殖的作用，又称为缺陷干扰颗粒（defective interfering particle，DIP），故疫苗中含有大量缺陷干扰颗粒会影响活疫苗的免疫效果。

2. 宿主细胞方面　由于宿主细胞不能为病毒提供酶、能量等复制的必要条件，导致病毒不能增殖，或者病毒虽能合成部分或全部病毒成分，但不能组装和释放具有感染性的病毒颗粒。这种感染过程称为顿挫感染或流产感染（abortive infection），这种宿主细胞称为非容纳性细胞（non-permissive cell），反之，则称为容纳性细胞（permissive cell），如猴肾细胞为人腺病毒的非容纳性细胞，而人胚肾细胞为容纳性细胞。

（二）干扰现象

两种病毒同时或先后感染同一细胞时，表现出的一种病毒抑制另一种病毒增殖的现象称为病毒的干扰现象（interference）。同种病毒的不同型、不同株及同株病毒之间也可发生干扰现象。干扰现象在活病毒间、死活病毒间、完整病毒与缺陷病毒间均可发生。干扰现象能终止感染，促进宿主恢复健康，也可能降低减毒活疫苗接种效果。干扰现象产生的主要机制是：病毒诱导宿主细胞表达干扰素（interferon，IFN），然后抑制另一种病毒的复制。

第三节　理化因素对病毒的影响

病毒受到物理、化学因素作用后失去感染性，称为灭活。能破坏病毒组成成分及结构的理化因素均可导致病毒灭活。灭活病毒的抗原性、红细胞吸附、细胞融合等生物学特性仍保留。

一、物理因素

1. 温度　大多病毒耐冷不耐热，在0℃以下，尤其在干冰温度（-70℃）和液态氮温度（-196℃）下，其感染性可长期保持，故保存病毒一般采用低温真空干燥法，而加热56℃、30 min病毒即被灭活（肝炎病毒除外）。热导致病毒灭活的主要机制：①衣壳蛋白、包膜蛋白等变性，导致病毒无法吸附于宿主细胞表面。②病毒增殖所需的酶类变性，影响病毒的生物合成等。

2. pH　多数病毒在pH 5～9的环境比较稳定，在pH 5.0以下或pH 9.0以上环境中迅速被灭活，但肠道病毒在 pH 3~5 的环境稳定，披膜病毒在 pH 8 时保持稳定，故可利用对 pH 的稳定性来鉴别病毒。1%~3% HCl 溶液等也是病毒实验室常见的消毒剂。

3. 射线　γ 射线、X 射线等电离辐射及紫外线均可使病毒灭活。电离辐射灭活病毒的机制是使核苷酸链损伤甚至断裂，紫外线可引起病毒的核苷酸形成双聚体，从而抑制病毒核酸的复制和转录，导致病毒的灭活。脊髓灰质炎病毒等经紫外线灭活后，可见光照射能使其复活，称为光复活，故不宜使用紫外线照射法来制备灭活病毒疫苗。

二、化学因素

1. 脂溶剂　其灭活病毒的机制是溶解包膜病毒表面的包膜脂质，常见脂溶剂有乙醚、三氯甲烷、去氧胆酸盐等。乙醚是破坏作用最大的脂溶剂，鉴别包膜病毒和无包膜病毒常用乙醚灭活试验。

2. 甘油　50% 甘油盐水常用于保存病毒感染的组织，因病毒体中含游离水，不受甘油脱水作用的影响。

3. 化学消毒剂　酚类、氧化剂、烷化剂、卤类、醇类、酸碱类等化学消毒剂能灭活病毒，常见的有戊二醛、次氯酸盐、过氧乙酸、碘酊、乙醇、含氯石灰（漂白粉）等，但效果不如细菌。醛类消毒剂虽能使病毒灭活，但仍能保持抗原性，故甲醛常用于制备灭活病毒疫苗。

4. 其他　抗生素不能抑制病毒增殖，待检标本中加抗生素可抑制杂菌生长，有利于病毒分离。板蓝根、大青叶、大黄、贯众等中草药对某些病毒增殖有一定抑制作用，机制还有待于进一步研究。

小　结

病毒（virus）是一类个体微小、结构简单、只含有一种类型核酸（DNA 或 RNA），必须在活的易感细胞内以复制方式增殖的非细胞型微生物。具有传染性的结构完整的病毒颗粒称病毒体。病毒的基本结构包括核心和衣壳两部分，两者构成核衣壳，病毒的辅助结构主要为包膜。病毒复制周期依次分为吸附、穿入、脱壳、生物合成及装配释放 5 个阶段，在增殖过程中可能形成缺陷病毒、出现顿挫感染和干扰现象等异常结果。病毒还具备耐冷不耐热、对抗生素不敏感，对干扰素敏感等特性，多种理化因素能灭活病毒。

复习思考题

一、名词解释
1. 病毒体
2. 复制周期
3. 缺陷病毒
4. 顿挫感染

5. 灭活

二、简答题

1. 什么是病毒的干扰现象？有何医学意义？

2. 病毒结构由哪几部分组成？各部分主要功能是什么？

（蒋朋飞）

数字课程学习

▶▶微视频   ↓教学 PPT   ✎自测题   ◆拓展阅读

第十八章
病毒的感染与免疫

第一节　病毒的感染

病毒经多种途径侵入机体，并在易感细胞内增殖的过程称为病毒感染。病毒感染是一个病毒与机体易感细胞相互作用的过程，结局取决于病毒种类、机体免疫状态等因素，表现为轻重不一的损伤或病毒性疾病。

一、病毒的传播方式

患者、病毒携带者、患病及携带病毒的动物或中间宿主等均是病毒感染的传染源，其中病毒携带者是非常重要的传染源，此外，医源性感染也不容忽视。病毒侵入机体的方式和途径常决定感染的发生和发展，皮肤、黏膜是病毒入侵机体的主要门户。病毒的传播方式分为水平传播和垂直传播两种。

（一）水平传播

水平传播（horizontal transmission）是指病毒在人群中不同个体之间，以及受染动物与人群之间的传播。大多数病毒性传染病通过水平传播方式感染易感人群，又称为水平感染（horizontal infection）。水平感染的主要途径有呼吸道、消化道、泌尿生殖道、输血、注射、破损皮肤、昆虫叮咬等。

（二）垂直传播

垂直传播（vertical transmission）是指病毒经胎盘、产道等途径，由亲代传给子代的传播方式。垂直传播方式产生的感染称垂直感染（vertical infection），垂直感染是病毒感染的重要特点。乙型肝炎病毒、巨细胞病毒、人类免疫缺陷病毒和风疹病毒等多种病毒可引起垂直感染，如风疹病毒经垂直感染可导致早产、流产、死胎及新生儿聋、双目失明、心脏病等先天性畸形。垂直感染后果严重，关键是作好妊娠期和围生期预防保健工作。

二、病毒在机体内的播散方式

病毒侵入机体后，主要通过以下 3 种方式播散。

1. 局部播散　病毒在入侵部位的细胞中增殖后，扩散到邻近细胞，或经过细胞－细胞接触播散至相邻细胞，结局是局部炎症。如流感病毒、鼻病毒等。

2. 血液播散 病毒在入侵部位的细胞中增殖，然后经血液循环，最后到达靶器官的播散方式。整个过程可出现一次或两次病毒血症，如腮腺炎病毒、风疹病毒等出现一次病毒血症，脊髓灰质炎病毒、乙型脑炎病毒等有两次病毒血症。

3. 神经播散 某些嗜神经性的病毒，其先在入侵部位的细胞中增殖，然后由神经末梢沿神经轴索散播至中枢神经系统增殖，最后沿传出神经散播到外周组织器官。如狂犬病毒。

三、病毒的感染类型

病毒感染受到病毒的种类、毒力和机体免疫状态等因素的影响，根据病毒感染后机体是否出现临床症状，分为隐性感染和显性感染两种类型。

（一）隐性感染

病毒进入机体后，不引起临床症状的感染称隐性感染（inapparent infection）或亚临床感染（subclinical infection），是由于病毒毒力弱、侵入数量少或机体免疫力强等原因，导致病毒不能大量增殖，或不能到达靶细胞，因而不表现明显的临床症状。病毒隐性感染非常多见，如脊髓灰质炎、流行性乙型脑炎等病毒性疾病流行时，此型感染占99%，也是机体获得特异性免疫的主要来源，同时病毒在体内持续增殖并排出，而传染他人，成为重要的传染源，所以隐性感染在流行病学上具有十分重要的意义。

（二）显性感染

病毒进入机体后，引起明显临床症状的感染称显性感染（apparent infection）或临床感染。显性感染的发生可能是由于病毒毒力强、侵入数量多或机体免疫力弱等原因，使病毒在宿主细胞内大量增殖，引起机体组织细胞不同程度病理损伤、生理功能紊乱，并出现一系列的临床症状和体征。根据发病急缓和病毒在体内滞留的时间长短，显性感染可分为急性感染和持续性感染。

1. 急性感染（acute infection） 病毒侵入机体，在靶细胞内大量增殖后，突然发病，称急性感染。急性感染具有潜伏期短、发病急、进展快、病程短（数日或数周）等特点，病愈后机体内往往不再有病毒，故又称病原消灭型感染。临床所见的绝大多数病毒感染，如麻疹、乙型脑炎、脊髓灰质炎、水痘等都为急性感染，病后机体常获得特异性免疫力。

2. 持续性感染（persistent infection） 病毒侵入机体后持续存在数月、数年甚至数十年，称持续性感染。机体可出现症状，或不出现症状但向外排出病毒，为重要的传染源。机体免疫力低下、病毒抗原性弱、病毒发生突变等是形成持续性感染的主要原因。病毒持续感染可分为慢性感染、潜伏性感染、慢发病毒感染、急性病毒感染的迟发并发症等4种类型。

（1）慢性感染（chronic infection）：显性或隐性感染后，病毒持续存在于血液或组织中，并不断排出体外，或经输血、注射等传播，病程可长达数月至数十年，临床症状时有时无、时轻时重，称慢性感染。常引起慢性感染的病毒有乙型肝炎病毒、丙型肝炎病毒、巨细胞病毒和EB病毒等。

（2）潜伏性感染（latent infection）：原发感染后，病毒未完全清除，而是潜伏于某些特定的组织或器官内，不增殖也无排毒，常规方法不能分离出病毒，机体也不表现临床症状，当机体因劳累、感染等原因导致免疫力下降时，病毒被激活并增殖而出现症状，并可以检测出病毒，称潜伏性感染。水痘-带状疱疹病毒的感染即属于潜伏性感染，其原发感染后潜伏于脊髓后根神经节或脑神经的感觉神经节细胞中，在一定条件下，病毒可被激活、增殖并扩散至皮肤发生带状疱疹，病愈后，病毒又返回潜伏部位，可出现多次复发感染。

（3）慢发病毒感染（slow virus infection）：病毒感染后，经历很长的潜伏期（数月、数年至数十年）后才发病，一旦症状出现，呈进行性加重，直至死亡，称慢发病毒感染。该感染类型少见，但后果严重，如 HIV 引起的 AIDS、麻疹病毒引起的亚急性硬化性全脑炎（subacute sclerosing panencephalitis，SSPE）、朊粒引起的人克雅病（C-J 病）、库鲁病（Kuru disease）和羊瘙痒病等。有学者认为多发性硬化（multiple sclerosis）等病因未知的疾病也可能是一种慢发病毒感染疾病。

四、病毒的致病机制

病毒具有严格的细胞内寄生性，其通过侵入易感细胞并在细胞中增殖，损伤或改变宿主细胞的功能而致病。病毒的致病机制包括两个方面：①病毒对宿主细胞的直接损伤。②病毒感染激发过强的免疫应答所引起的免疫病理损伤。

（一）病毒对宿主细胞的直接损伤

1. 杀细胞效应（cytocidal effect） 病毒在宿主细胞内完成增殖后，大量子代病毒于短时间内一次释放，导致宿主裂解死亡，称病毒的杀细胞效应，这种感染称杀细胞感染。脊髓灰质炎病毒、腺病毒等无包膜病毒引起的急性感染即为杀细胞感染，对宿主细胞具有很强的杀伤力。杀细胞效应的主要机制为：①阻断宿主细胞大分子合成：病毒基因编码的早期蛋白，通过多种途径抑制、阻断或降解宿主细胞核酸复制及蛋白质合成，使细胞新陈代谢紊乱，导致细胞病变或死亡。②改变宿主细胞溶酶体膜的通透性：病毒感染可使溶酶体膜通透性增高或破坏，释放大量溶酶体酶，细胞出现自溶现象。③损伤宿主细胞器：病毒感染可造成多种细胞器（内质网、线粒体等）的损伤，常使细胞出现浑浊、肿胀、团缩等改变，发展到一定范围和程度，靶器官会出现严重的病理改变。体外实验发现，病毒感染的细胞经一定时间培养后可出现细胞变圆、脱落、坏死等现象，称为致细胞病变作用（cytopathic effect，CPE）。若杀细胞效应发生在中枢神经系统等重要系统，则会导致严重的后遗症，甚至危及生命。

2. 稳定状态感染 流感病毒、疱疹病毒等包膜病毒在增殖过程中，对宿主细胞的代谢、溶酶体膜的通透性没有明显的破坏作用，子代病毒以出芽方式释放，仅改变宿主细胞膜，但短时间内不造成细胞裂解死亡，主要表现为宿主细胞表面出现新抗原及细胞融合。

（1）细胞融合：病毒酶或受染细胞溶酶体酶能改变受染细胞膜，导致受染细胞与邻近正常细胞融合，形成多核巨细胞。细胞融合是病毒扩散的常见方式之一，同时多核巨细胞还具有病理学诊断价值，如麻疹病毒引起的肺炎，在肺部可出现融合的多核巨细胞，有诊断价值。

（2）细胞表面出现新抗原：病毒感染细胞后，宿主细胞膜构型可发生改变而暴露隐蔽的自身抗原，或表达由病毒基因编码的新抗原，如流感病毒血凝素表达于受染细胞膜表面，因而受染细胞具有吸附某些动物红细胞的功能。

稳定状态感染的细胞，由于病毒长期增殖、多次释放而造成细胞损伤，或由于表达的新抗原成为免疫应答的靶细胞，最终仍不免死亡。

3. 包涵体的形成　光镜检查某些受病毒感染细胞，于其细胞质或细胞核内，可见嗜酸或嗜碱性、大小和数量不等的圆形、椭圆或不规则的斑块结构，即包涵体（inclusion body）。经研究证明，包涵体是病毒颗粒的聚集体、病毒增殖留下的痕迹或病毒感染引起的细胞反应物。包涵体与病毒增殖、分布等相关，可破坏宿主细胞的结构和功能，且不同病毒包涵体的形态、大小、数目、位置及染色特性不一，故可作为病毒感染的诊断依据（表18-1）。

表 18-1　病毒包涵体的类型

染色特性	存在部位	常见病毒
嗜酸性	细胞核	单纯疱疹病毒、水痘–带状疱疹病毒
	细胞质	狂犬病毒（内基小体）、脊髓灰质炎病毒
	细胞核及细胞质	麻疹病毒、巨细胞病毒
嗜碱性	细胞核	腺病毒

4. 基因整合与细胞转化　病毒基因组插入宿主细胞染色体 DNA 中的现象，称为基因整合。整合方式有两种。①全基因组整合：反转录病毒复制过程中合成的 dsDNA 全部整合于宿主细胞染色体 DNA 中，如 HIV。②失常式整合：DNA 病毒在复制过程中，偶然将部分 DNA 片段随机整合于宿主细胞染色体 DNA 中，如单纯疱疹病毒。

两种整合方式均可导致细胞增殖变快，失去细胞间的接触抑制而成堆生长，这些细胞生物学行为的改变称为细胞转化（transformation）。部分转化细胞可变成肿瘤细胞，可能是某些病毒整合片段携带癌基因，或因病毒基因整合，导致整合部位及附近可能存在的宿主细胞抑癌基因失活、癌基因激活，如 HBV、EBV、HPV 的某些型别感染可导致肿瘤的发生，分别为原发性肝癌、鼻咽癌、宫颈癌等。

5. 细胞凋亡（cell apoptosis）　由细胞基因控制的程序性细胞死亡，称细胞凋亡，属正常的生物学现象。细胞凋亡的机制是病毒或其表达的蛋白激活细胞凋亡基因，从而导致细胞凋亡。研究证实，反转录病毒、腺病毒等感染细胞，可直接或间接激活凋亡基因，引发宿主细胞凋亡。凋亡的主要特征为细胞膜出现鼓泡、细胞核浓缩并形成凋亡小体等。

（二）病毒感染的免疫病理损伤

病毒蛋白及受染细胞表面表达的新抗原均具有很强的抗原性，可刺激机体产生过强的免疫应答，结果导致组织损伤，称病毒感染的免疫病理损伤，简述如下。

1. 体液免疫病理损伤　由Ⅱ、Ⅲ型超敏反应所致。许多包膜病毒感染细胞，能诱发宿主细胞表面出现免疫原性很强的新抗原，当这些新抗原与相应的特异性抗体结合后，通过激活补体等途径，引起Ⅱ型超敏反应，最终导致感染细胞的破坏，这也是 HBV 感染导致肝细胞损伤的机制之一。

病毒抗原抗体结合形成的免疫复合物可长期存在于血液循环中，若沉积在毛细血管基膜，进而激活补体，则引起Ⅲ型超敏反应，导致炎症反应和组织损伤。如婴儿感染呼吸道合胞病毒引起的细支气管炎和肺炎，慢性病毒性肝炎患者并发关节炎。

2. 细胞免疫病理损伤　是由Ⅳ型超敏反应所致。因病毒感染后，宿主细胞表面出现病毒抗原或自身抗原的免疫原性很强，能刺激机体产生大量的细胞毒性T细胞（CTL）和CD4$^+$T细胞（Th1细胞），CTL直接杀伤靶细胞或诱导靶细胞凋亡，Th1细胞通过释放细胞因子，发挥活化巨噬细胞等作用，最终引起组织损伤。如乙型肝炎病毒感染导致的重症肝炎。

3. 免疫抑制作用　某些病毒感染可抑制免疫功能。如流感病毒等可以通过下调机体干扰素或其受体的表达水平或通过表达微小RNA等机制，抑制机体固有免疫。又如麻疹病毒等可以破坏抗原提呈细胞，抑制效应细胞，从而降低机体适应性免疫的功能。

4. 致炎性细胞因子的病理作用　病毒感染导致IL-1、IFN-γ、TNF-α等细胞因子的大量产生，引发代谢紊乱，并活化血管活化因子，引起休克、DIC等，严重者可危及生命。

第二节　抗病毒感染的免疫机制

抗病毒免疫的组成：非特异性免疫、特异性免疫，两者配合，阻止病毒入侵及损伤组织。由于病毒的专性细胞内寄生等特性，使之抗感染免疫具有独特性，简述如下。

一、非特异性免疫

非特异性免疫在病毒感染的早期发挥主要的作用，包括皮肤黏膜的屏障作用、吞噬细胞和NK细胞的吞噬杀伤作用、体液中的补体及干扰素等抗病毒作用。其中干扰素和NK细胞尤为重要。

（一）干扰素

1. 概念　干扰素（interferon，IFN）是由病毒或干扰素诱生剂（人工合成的双链RNA等）诱导人或动物细胞产生的一类糖蛋白，具有抗病毒、抗肿瘤和免疫调节等生物学活性，是Isaac等在1957年研究病毒干扰现象时发现的，并且也是最先发现的一种细胞因子。

2. 种类与性质　人类细胞产生的干扰素，根据其抗原性的不同可分为α、β和γ三种，分别由白细胞、成纤维细胞和活化的T细胞产生，故又分别称白细胞干扰素、成纤维细胞干扰素和免疫干扰素，前两种属Ⅰ型，其抗病毒作用较免疫调节作用强，后一种属Ⅱ型，其免疫调节作用比抗病毒作用强。

3. 干扰素的诱生　正常情况下，干扰素编码基因处于抑制状态。当病毒感染或在干扰素诱生剂作用下，通过解除抑制物而激活干扰素编码基因，转录出干扰素mRNA，进而翻译出干扰素。

4. 干扰素抗病毒机制　干扰素不能灭活病毒，其抗病毒作用是通过与邻近正常细胞上的干扰素受体结合，形成的配体受体内化，激活该细胞的抗病毒蛋白编码基因，表达多种抗病毒蛋白，抑制病毒蛋白质的合成，于是发挥抗病毒作用。常见的抗病毒蛋白有依赖RNA的蛋白激酶（RNA-dependent protein kinase R，PKR）、2′-5′腺嘌呤核苷合成酶（2′-5′AS）等。

干扰素的抗病毒作用还表现在抑制病毒吸附、穿入、脱壳、生物合成、装配与释放等阶

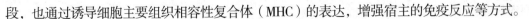

段，也通过诱导细胞主要组织相容性复合体（MHC）的表达，增强宿主的免疫反应等方式。

5. 干扰素抗病毒特点 ①广谱性：干扰素几乎可以抑制所有种类病毒的增殖，但对已整合的病毒无作用。②间接性：干扰素不能直接抑制病毒的增殖，而是通过诱导细胞产生抗病毒蛋白间接发挥作用。③种属特异性：即一种动物所产生的干扰素只能在该种动物体内发挥其抗病毒作用，但也有交叉现象存在，如猴干扰素在人体内也有抗病毒作用。

6. 干扰素应用 目前，采用基因工程技术生产的干扰素制剂和干扰素诱生剂，已广泛用于治疗 HBV、HCV 和疱疹病毒感染，其中 IFN-α 是目前唯一证实有效的慢性乙型病毒性肝炎的免疫治疗药物。

（二）NK 细胞

NK 细胞能直接杀伤靶细胞，其机制：①释放穿孔素：在吞噬细胞等分泌的细胞因子作用下，NK 细胞活化，并释放穿孔素，导致靶细胞裂解。②释放肿瘤坏死因子（TNF）：NK 细胞活化后释放肿瘤坏死因子，引起靶细胞溶酶体膜的稳定性改变，水解酶释放从而引起细胞溶解及细胞凋亡等。由于 NK 细胞的杀伤作用不需抗体参与，也没有 MHC 限制性，因此，在感染早期就能发挥抗病毒作用，同时具有范围广和作用强等特点。

二、特异性免疫

病毒的抗原性强，能刺激机体产生特异性体液免疫应答和细胞免疫应答。体液免疫作用于胞外病毒，主要起着预防再感染的作用；细胞免疫作用于胞内病毒，主要起着终止病毒感染的作用。

（一）体液免疫

1. 中和抗体 指能与病毒结合使之失去感染性的抗体，是由病毒表面的包膜蛋白、衣壳蛋白刺激机体产生的。

（1）中和抗体的作用机制：①与宿主细胞表面的病毒受体竞争病毒抗原表位，阻止病毒吸附。②中和抗体与病毒形成的免疫复合物，可被巨噬细胞吞噬清除。

（2）中和抗体的主要类型：包括 IgG、IgM、SIgA。①IgG：出现较晚，持续时间长，且中和作用强，是主要的病毒循环中和抗体。IgG 的相对分子质量小，经胎盘进入胎儿血液循环，使新生儿获得自然被动免疫。②IgM：具有消除病毒血症和阻碍病毒扩散的作用，其中和作用比 IgG 弱，但激活补体能力比 IgG 强。IgM 出现较早、持续时间短，是近期感染的诊断依据。IgM 的相对分子质量大，又称巨球蛋白，不能经胎盘进入胎儿血液循环，如脐血或新生儿血中出现特异性 IgM，可诊断为宫内感染。③SIgA：SIgA 比 IgM 稍晚出现，存在于黏膜分泌液中，是抵抗呼吸道和消化道病毒入侵的重要因素。

2. 补体结合抗体 由病毒内部抗原或病毒表面具有细胞融合作用的酶等刺激机体产生的抗体，其不能使病毒失去感染性，但可增强吞噬细胞的吞噬作用，即具有调理作用。补体结合抗体的检测对某些病毒性疾病的诊断具有较大的意义。

（二）细胞免疫

参与细胞免疫的效应细胞是：杀伤性 T 细胞（CTL）、CD4⁺T 细胞（Th1）。在病毒感染的局部，通过这两类免疫细胞和靶细胞的接触后，直接杀伤或释放细胞因子间接清除细胞内病毒。

1. 杀伤性 T 细胞（CTL）　表面的抗原受体与靶细胞的抗原表位结合后，通过穿孔素 / 颗粒酶和 Fas/FasL 途径，直接杀伤靶细胞，达到清除病毒的作用，也可能释放正在细胞内复制的病毒体，然后在抗体的配合下由巨噬细胞清除，因此目前认为 CTL 在终止病毒感染的过程中起着重要作用。

2. CD4$^+$T 细胞（Th1）　Th1 表面的抗原受体与靶细胞的抗原表位结合后，释放 IL-2、TNF 和 IFN-γ 等多种细胞因子，使淋巴细胞、单核细胞和巨噬细胞等聚集在病毒感染的部位，有效地清除病毒，尤其是 IFN-γ，作用在聚集的单核细胞，使之活化为最具杀伤力和清除力的巨噬细胞。

小　结

病毒的传播方式分水平传播和垂直传播。垂直感染是病毒感染的重要特点，感染后会引起先天性畸形、早产、流产、死胎等严重的后果。病毒侵入机体后，主要通过局部播散、血液播散和神经播散三种方式播散。病毒的感染类型分隐性感染和显性感染，其中显性感染又分为急性感染、慢性感染、潜伏性感染、慢发病毒感染等。病毒对宿主细胞的直接损伤和免疫病理损伤是病毒的主要致病机制，前者分杀细胞效应、稳定状态感染、包涵体形成、基因整合与细胞转化、细胞凋亡等方面；后者包括体液免疫病理损伤和细胞免疫病理损伤。抗病毒免疫由非特异性免疫和特异性免疫两方面组成。前者包括皮肤黏膜的屏障作用、吞噬细胞和 NK 细胞的吞噬杀伤作用、体液中的补体及干扰素等抗病毒作用，其中 IFN 与 NK 细胞占有重要的地位；后者包括特异性体液免疫应答和细胞免疫应答，主要起着预防再感染的作用。

复习思考题

一、名词解释
1. 垂直传播
2. 包涵体
3. 潜伏性感染
4. 慢发病毒感染
5. CPE

二、简答题
1. 简述病毒的致病机制。
2. 简述干扰素抗病毒机制及作用特点。
3. 举例说明病毒持续性感染的种类及其特点。

（蒋朋飞）

数字课程学习

▶ 微视频　📥 教学 PPT　✎ 自测题　◆ 拓展阅读

第十九章
病毒感染的检查方法与防治原则

第一节 病毒感染的检查方法

病毒感染的实验室检查方法包括病毒分离与鉴定、病毒核酸与蛋白质抗原的检测及病毒特异性抗体的检测。病毒分离与鉴定是病毒学诊断的金标准，但方法复杂、要求严格且周期较长，不能广泛应用于临床诊断，一般用于实验室研究和流行病学研究。随着分子病毒学的发展，新的快速诊断技术不断建立，在治疗病毒性疾病、流行病学监测等方面具有重大意义。为了提高阳性检出率，在标本的采集与送检过程中，应注意以下几点：①适当部位取材。②早期取材。③无菌操作。④青霉素、链霉素等抗生素处理标本。⑤及时送检，并且注意冷藏。⑥采取双份血清，即检测特异性抗体时需要采取急性期与恢复期血清各1份。

一、病毒的分离与鉴定

（一）病毒的分离培养

1. 动物接种　是最早采用的病毒分离法，目前使用较少，但狂犬病毒、乙型脑炎病毒等嗜神经性病毒的分离鉴定仍采用此法。常用动物有小鼠、大鼠、豚鼠、家兔、猴等，接种途径有鼻内、皮内、脑内、腹腔及静脉等。接种病毒后每日观察动物，如动物发病或死亡，即视为病毒感染，或作进一步检查鉴定。

2. 鸡胚培养　鸡胚价格低廉，对多种病毒敏感，因此可采用 9～12 天胚龄的鸡胚分离某些病毒，常用的接种部位有绒毛尿囊膜、尿囊腔、羊膜腔及卵黄囊，如 HSV 等疱疹病毒的分离采用绒毛尿囊膜接种，腮腺炎病毒的分离采用尿囊腔接种，流感病毒的初次分离培养采用羊膜腔接种，某些嗜神经病毒的培养采用卵黄囊接种。但目前其他病毒的分离基本被细胞培养取代，仅流感病毒除外，并用血凝或血凝抑制试验以鉴定病毒。

3. 细胞培养　在一定条件下，用离体的活细胞培养病毒的方法，称为细胞培养。细胞培养适于绝大多数病毒生长，是病毒分离鉴定中最常用的方法。细胞培养可分为单层细胞培养和悬浮细胞培养两种类型。用于培养病毒的细胞主要有三种类型。①原代细胞：来自动物或引产人胚组织等的细胞，其第一次在玻璃容器壁上经培养可长出单层细胞，如猴肾细胞、人胚肾细胞等。原代细胞对多种病毒敏感，但来源困难。②二倍体细胞：在体外连续传代 50～100 代后仍保持其二倍染色体数目的细胞。常用二倍体细胞株有人胚肺 WI-26 与 WI-38 株，可用于病毒分离及制备疫苗。③传代细胞：在体外可连续无限期传代的细胞，这种细胞多数来自恶性肿瘤细胞或已转化的二倍体细胞。常用的传代细胞有 HeLa 细胞、Vero 细胞等，对病毒的感染性稳定，被广泛用于病毒的分离培养。然后采用光镜检查细胞的变化、红细胞吸附试验等方法判断病毒是否增殖。

（二）病毒的鉴定

1. 病毒在细胞中的增殖指标　主要有细胞病变效应（cytopathic effect，CPE）、红细胞吸附和病毒干扰现象。①细胞病变效应：为病毒增殖最重要的指标，主要表现为细胞圆缩、聚集、拉丝、坏死和脱落等。②红细胞吸附：流感病毒和某些副黏病毒感染细胞 24～48 h 后，受染细胞膜上表达病毒血凝素，可结合豚鼠等动物及人的红细胞，称红细胞吸附现象。若加入相应的抗血清，受染细胞膜上的病毒血凝素被中和，红细胞吸附现象不再出现，称为红细胞吸附抑制试验。③病毒干扰现象：某些病毒感染细胞后不出现 CPE，但可以干扰另一种病毒在该细胞中的增殖，从而阻抑后者特有的 CPE，如风疹病毒感染 Vero 细胞时无明显 CPE，但能干扰后感染的 ECHO 病毒增殖，因而不再出现 CPE，故此法可用于检测风疹病毒。

2. 病毒数量与感染性测定

（1）空斑形成试验（plaque formation test）：是一种检查和确定感染性病毒滴度的方法。将适当浓度的病毒液接种于单层细胞的培养瓶中，待病毒完成吸附后，覆盖一层融化的半固体营养琼脂，使病毒复制后只能作有限扩散，于是单层细胞中可出现肉眼可见的空斑。一般情况下，一个空斑由一个感染性病毒体复制所致，称为蚀斑形成单位（plaque forming unit，PFU），所以病毒悬液的感染性病毒量滴度可用 PFU/mL 来表示。

（2）50% 组织细胞感染量（50% tissue culture infectious dose，TCID50）测定：该方法是测定病毒能使 50% 组织细胞发生感染的最小量。一般将病毒悬液作 10 倍连续稀释，分别接种单层细胞，经一定时间后，观察 CPE 等病毒增殖指标出现与否，然后用统计学方法计算出引起 50% 组织细胞发生感染的最小量，即 TCID50。

二、病毒核酸与蛋白质抗原的检测

（一）病毒核酸的检测

1. 核酸扩增技术　目前许多病毒的核苷酸序列已明确，故当标本中核酸极微量难以检出时，可采用特异并保守的片段作为扩增的靶基因，用特异引物序列体外扩增，使 pg 水平的病毒核酸于短时间内达到 ng 水平而被检出。近年来还发展成系列检测方法，主要有：聚合酶链反应（polymerase chain reaction，PCR）、RT-PCR、定量实时荧光 PCR（real-time PCR）、连接酶链反应等。

2. 核酸杂交（nucleic acid hybridization）　用放射性核素或生物素、地高辛苷原等标记的单链 DNA 片段基因探针（probe），与标本中靶序列结合，用放射自显影技术或其他显色法来检测上述标记物，根据碱基互补规律，即可判断某种病毒的特异核苷酸序列存在与否。检测病毒的常用核酸杂交方法有：斑点杂交（dot blot hybridization）、原位杂交（in situ hybridization）、DNA 印迹杂交（southern blot hybridization）和 RNA 印迹杂交（northern

blot hybridization）等。

（二）病毒蛋白质抗原检测

用免疫标记技术检查病毒抗原，常见的方法有免疫荧光（IF）技术（如呼吸道合胞病毒的检测）、放射免疫测定法（RIA）（如 HBsAg 等的检测）、酶联免疫吸附试验（ELISA）（如 HBsAg 等的检测）等。其中 ELISA 的敏感性接近 RIA，并且没有放射性污染，使用最为广泛。

三、病毒特异性抗体的检测

病毒感染机体后通常诱发针对病毒的一种或多种抗原免疫应答，故可用已知病毒抗原来检测患者血清中相应的特异性抗体是否存在，有辅助临床诊断的价值。特异性 IgM 出现于病毒感染的早期或病毒感染的活动期，单份血清中 IgM 抗体的检测可用于病毒性疾病的早期诊断。IgG 抗体的检测必须同时检测急性期和恢复期双份血清，恢复期血清抗体效价比急性期的增高 4 倍或以上有诊断意义。常用血清学诊断方法有以下几种。①中和试验：用于鉴定未知病毒等。②补体结合试验：用于病毒感染的早期诊断。③血凝抑制试验：用于流感病毒、乙型脑炎病毒等感染的辅助诊断。④对流免疫电泳和火箭电泳等：用于乙型肝炎病毒、乙型脑炎病毒等感染的诊断。⑤ IgM 捕捉 ELISA 法（Mac ELISA）：是病毒感染实验室早期诊断的可靠方法，常用于乙型肝炎病毒等病毒感染的诊断。⑥ Western blot 法：可用于人类免疫缺陷病毒感染的确诊。

四、病毒感染的快速诊断

病毒感染的快速诊断主要是指在数小时内，从含有病毒的标本及感染病毒机体的血清中检测病毒颗粒、核酸、蛋白质抗原及 IgM 特异性抗体等的诊断方法。临床检查一般多采用快速诊断。快速诊断包括形态学检查、核酸与蛋白质抗原的检测，以及特异性早期抗体（IgM）的检测。病毒的形态学检查简述如下。

1. 光学显微镜检查法　用光学显微镜直接观察大型病毒（如痘类病毒），也可以观察包涵体，根据包涵体的形态、大小、位置、染色性来辅助诊断。

2. 电子显微镜检查法　疱疹病毒等感染的疱疹液中，由于含有高浓度病毒颗粒，在电镜下可以直接观察到病毒颗粒。甲型肝炎病毒、轮状病毒等的检查可以采用将标本制成悬液，然后加入相应的特异性抗体，使病毒颗粒凝集成团后，再用电镜观察，即免疫电子显微镜检查法。

第二节　病毒感染的防治原则

一、病毒感染的预防

目前对大多数病毒感染尚无特效药物来控制，因此人工免疫对预防病毒性感染具有重要意义。人工免疫分为人工主动免疫和人工被动免疫两种。

（一）人工主动免疫

人工主动免疫是采用人工方法接种免疫原，使机体产生特异性免疫力的方法。人工主动免疫的生物制品主要有以下几类。

1. 活疫苗 采用人工变异或直接从自然界筛选出来的毒力高度减弱或基本无毒的活病毒制成的制剂，也称减毒疫苗（attenuated vaccine）。目前生产这类疫苗最常用的方法是从长期细胞培养中提取，采用物理或化学等方法固定获得，如麻疹疫苗、脊髓灰质炎疫苗、风疹疫苗、甲型肝炎疫苗等。

2. 灭活疫苗 将纯化的病毒用甲醛处理灭活其感染性，而不损伤病毒结构蛋白制备成的疫苗。常用的灭活病毒疫苗有流行性乙型脑炎疫苗、人用狂犬病疫苗、森林脑炎疫苗、流感疫苗等。

3. 亚单位疫苗 用化学方法裂解病毒，提取病毒衣壳或包膜上有效免疫原成分制成的疫苗，称亚单位疫苗（subunit vaccine），如以乙型肝炎病毒的表面抗原制成的乙肝亚单位疫苗等。

4. 基因工程疫苗 基因工程疫苗包括重组抗原疫苗（recombinant antigen vaccine）和重组载体疫苗（recombinant vector vaccine）。

（1）重组抗原疫苗：利用基因工程重组技术，将编码某种病毒抗原的 DNA 片段，插入大肠埃希菌、酵母菌等细胞中，使之表达，表达的产物经纯化后制备成的制剂称重组抗原疫苗。如在酵母菌中表达的 HBsAg，已投放市场。

（2）重组载体疫苗：痘苗病毒等作为载体，将编码病毒有效免疫原的基因插入载体基因组中，接种人体后可诱导表达出有效免疫原，称重组载体疫苗。

5. DNA 疫苗 是由可在真核细胞中表达的载体（如质粒 DNA）和编码病毒有效免疫原的基因重组而成，换言之，是将编码病毒有效免疫原的基因克隆到真核质粒表达的载体上，然后将重组基因或表达载体接种到人体，并在机体内表达出病毒的抗原，从而刺激机体产生特异性免疫应答。

6. 新型多价联合疫苗 最理想的疫苗应该在新生儿出生时立即进行免疫接种，且仅需一次接种即可预防所有重要疾病，多价联合疫苗成为当今世界疫苗发展的重要方向。目前临床使用或正处于实验室研究阶段的多价联合疫苗有百白破（DPT）和脊髓灰质炎疫苗的联合疫苗、DPT 和乙肝疫苗的联合疫苗、DPT 和狂犬疫苗的联合疫苗等。

（二）人工被动免疫

人工被动免疫是采用人工方法接种免疫球蛋白、细胞因子等，使机体即刻获得特异性免疫力的方法，用于病毒性疾病的紧急预防和治疗。如丙种球蛋白能紧急预防甲型肝炎、麻疹和脊髓灰质炎等；抗病毒血清用于疱疹病毒、麻疹病毒、狂犬病病毒、乙型脑炎病毒等感染的紧急预防；高效乙型肝炎免疫球蛋白可阻断母婴垂直传播，有保护高危人群的作用。

二、病毒感染的治疗

病毒感染机体引起疾病是病毒与机体相互作用的结果，因此，抗病毒感染的治疗应采取直接中断病毒增殖，或通过提高机体免疫力而促进消灭病毒感染细胞的综合措施，简述如下。

（一）抗病毒化学制剂

凡能抑制病毒复制的药物均能治疗病毒性疾病，但至今仅发现少数几种，且具有一定的毒副作用，使其应用受到限制。

1. 核苷类药物　通过抑制病毒核酸链的延伸、病毒 DNA 或 RNA 聚合酶、病毒反转录酶等作用，从而抑制病毒的生物合成，是最早用于临床的抗病毒药物。常见的核苷类药物有以下几种。

（1）碘苷（5- 碘 -2- 脱氧尿嘧啶核苷）：又名疱疹净（idoxuridine，IDU），1959 年由 Prusoff 合成，一直用于病毒性疱疹性角膜炎及其他疱疹性眼病的治疗，被誉为抗病毒发展史上的里程碑。

（2）阿昔洛韦（acyclovir，ACV）：又称无环鸟苷，毒副作用小，广泛用于疱疹病毒感染引起的单纯疱疹、生殖器疱疹及带状疱疹等的治疗，是目前最有效的抗疱疹病毒药物之一。

（3）阿糖腺苷（adenine arabinoside，Ara-A）：本品对多种 DNA 病毒引起的感染有较显著的作用，常用于 HSV、VZV、CMV、HBV 感染及 HSV 引起的角膜炎的治疗。

（4）拉米夫定（lamivudine）：商品名贺普丁，临床上最早用于 AIDS 的抗病毒治疗，近年来，主要用于治疗慢性乙型肝炎。拉米夫定作为一种新的核苷类药物广泛被医患接受，是目前临床应用中疗效较好的、具代表性的核苷类似物。

（5）利巴韦林（ribavirin，3- 氮唑核苷）：又称病毒唑（virozole），体外试验表明对多种 DNA 和 RNA 病毒有抑制作用，临床上主要用于流感病毒、呼吸道合胞病毒等 RNA 病毒感染的治疗。

2. 其他类型抗病毒药物　金刚烷胺（amantadine）是一种合成胺，具有抑制病毒穿入与脱壳的作用，对甲型流感病毒的感染有预防和治疗作用。

（二）中草药

已发现有 200 多种中草药有抗病毒作用，常见的有板蓝根、穿心莲、大青叶、金银花、黄芩、贯众等。中草药抗病毒机制可能是直接抑制病毒增殖，或通过增强机体适应性和固有免疫力，还有待进一步的研究。

（三）干扰素和干扰素诱生剂

1. 干扰素　干扰素具有广谱抗病毒作用，且毒副作用较小，主要用于慢性乙型肝炎、慢性丙型肝炎、疱疹病毒性角膜炎、生殖器疱疹等的治疗（详见第十八章）。

2. IFN 诱生剂　聚肌胞（polyI：C）价格低廉、作用时间较长，为目前最受重视的 IFN 诱生剂，但因对肝脏具有较大毒性，不能广泛用于病毒性疾病的治疗。

（四）基因治疗

基因治疗是指通过基因转移或基因修饰的方法，将具有表达功能的基因导入相关细胞和组织中，使转录和翻译的产物发挥治疗作用的一种治疗方法。抗病毒基因治疗剂主要有反义寡核苷酸、干扰 RNA 和核酶，目前均处于研究阶段，尚未应用于人体，其安全性问题等有待解决，但其发展前景毋庸置疑。

（五）治疗性疫苗

治疗性疫苗是一种以治疗疾病为目的的新型疫苗，接种对象是持续感染患者。目前已被应用的有 HIV、HPV、HBV 等治疗性疫苗。治疗性疫苗与预防性疫苗合用可真正实现疫苗对人类健康的全面、有效的保护作用。

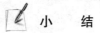 小 结

病毒感染的检查方法主要包括病毒分离与鉴定、病毒核酸与蛋白质抗原的检测及病毒特异性抗体的检测等，其中病毒分离与鉴定是病毒学诊断的金标准。临床检查一般多采用快速诊断，其包括形态学检查、核酸与蛋白质抗原的检测及特异性早期抗体（IgM）的检测等。病毒感染的预防方法有人工主动免疫和人工被动免疫。人工主动免疫常用的生物制品有活疫苗、灭活疫苗、亚单位疫苗、基因工程疫苗、DNA 疫苗和新型多价联合疫苗；人工被动免疫常用的生物制品有免疫球蛋白、细胞因子等。病毒感染的治疗可采用抗病毒化学制剂、中草药、干扰素和干扰素诱生剂、基因治疗及治疗性疫苗等方法。

复习思考题

一、名词解释
1. PFU
2. TCID50

二、简答题
1. 采集病毒标本时应注意哪些事项？
2. 病毒的分离培养方法有哪些？
3. 简述病毒性疾病特异性预防措施及生物制品。

（蒋朋飞）

数字课程学习

▶▶ 微视频　　⤓ 教学 PPT　　▣ 自测题　　◆ 拓展阅读

第二十章
呼吸道感染病毒

呼吸道感染病毒（viruses associated with respiratory infection）是指主要以呼吸道为传播途径，首先在呼吸道黏膜上皮细胞中增殖，引起呼吸道局部或全身感染，造成呼吸道及呼吸道以外组织器官损害的病毒的总称。人类急性呼吸道感染中有 90% ~ 95% 是由病毒引起，主要的呼吸道感染病毒包括正黏病毒科的流行性感冒病毒，副黏病毒科的副流感病毒、麻疹病毒、腮腺炎病毒、呼吸道合胞病毒、亨德拉病毒、尼帕病毒和人偏肺病毒，披膜病毒科的风疹病毒，小 RNA 病毒科的鼻病毒，冠状病毒科的冠状病毒、SARS 冠状病毒、2019 新型冠状病毒，以及其他病毒科的病毒（表 20-1）。

表 20-1　常见呼吸道感染病毒及其所致疾病

科	种	所致主要疾病
正黏病毒	甲、乙、丙型流行性感冒病毒	流行性感冒
副黏病毒	副流感病毒 1，2，3，4，5 型	普通感冒，小儿支气管炎
	麻疹病毒	麻疹
	呼吸道合胞病毒	婴儿支气管炎、支气管肺炎
	腮腺炎病毒	流行性腮腺炎
披膜病毒	风疹病毒	风疹、先天性风疹综合征
小 RNA 病毒	鼻病毒	普通感冒，急性上呼吸道感染
冠状病毒	冠状病毒	急性上呼吸道感染及普通感冒
	SARS 冠状病毒	严重急性呼吸综合征（SARS）
	2019 新型冠状病毒	2019 新型冠状病毒病
腺病毒	腺病毒	支气管炎、肺炎、结膜炎、扁桃腺炎

第一节　流行性感冒病毒

流行性感冒病毒属于正黏病毒科。黏病毒是指对人或某些动物红细胞表面的黏蛋白具有亲和性的病毒，正黏病毒的核酸由分节段的 RNA 组成，而副黏病毒的核酸不分节段，因此可以区分。正黏病毒科只有流行性感冒病毒（influenza virus）一个种，人流行性感冒病毒分为甲、乙、丙三型。

流行性感冒病毒简称流感病毒，是引起流行性感冒（流感）的病原体。流感是一种上呼吸道急性传染病，它传染性强，传播快，潜伏期短，发病率高，且由于病毒的抗原性容易发生变异而易引起世界性大流行，如 1918—1919 年的世界大流行，死亡人数就达 2 500 万以上，对人类的生命健康危害极大。

一、生物学性状

（一）形态与结构

流感病毒具有多形态，有的呈丝状、有的呈杆状，但一般为球形，病毒直径为 80 ~ 120 nm。流感病毒的结构主要包括内部的核心、衣壳和病毒包膜（图 20-1）。

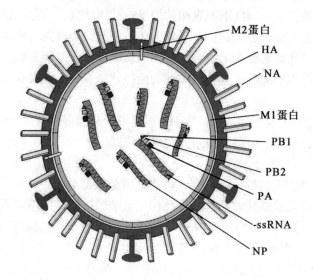

图 20-1　流感病毒结构模式图

PB2、PB1、PA：RNA 聚合酶蛋白；NP：核蛋白；–ssRNA：单负链 RNA；HA：血凝素；
NA：神经氨酸酶；M2 蛋白：膜蛋白；M1 蛋白：包膜内层基质蛋白

1. **核心**　流感病毒的核酸为 –ssRNA，甲、乙型流感病毒为 8 个 RNA 节段，丙型为 7 个 RNA 节段，1 ~ 6 节段分别编码 RNA 聚合酶蛋白、血凝素（hemagglutinin，HA）、核蛋白（nucleoprotein，NP）、神经氨酸酶（neuraminidase，NA）；第 7 基因节段编码基质蛋白，包括包膜内层基质蛋白（M1）和膜蛋白（M2）2 个蛋白；第 8 基因节段编码非结构蛋白 NS1 和 NS2。丙型流感病毒第 6 个 RNA 节段、第 4 个 RNA 节段编码的蛋白具有 HA 和 NA 功能。流感病毒各基因节段复制后，组装进入子代病毒体中，但在组装过程中极易发生基因重组而导致新病毒株的出现，这是流感病毒容易发生变异而出现流感大流行的主要原因。

2. **衣壳**　流感病毒衣壳呈螺旋对称结构，核蛋白是流感病毒的主要结构蛋白，构成病毒衣壳，与病毒 RNA 形成核糖核蛋白（ribonucleoprotein，RNP），即为核衣壳，与 RNA 的转录有关。核蛋白抗原结构稳定，很少发生变异，具有型特异性。根据核蛋白抗原性的不同，可把感染人的流感病毒分为甲、乙、丙三型。

3. 包膜 流感病毒包膜由两层组成，内层为基质蛋白（matrix protein，MP），包围病毒核心，是病毒的主要结构成分，在维持病毒形状与完整性上起重要作用；M2 为镶嵌其中的膜蛋白，形成膜通道，有利于病毒脱壳及 HA 的生成。外层为脂蛋白层，它来自宿主细胞膜或核膜。

流感病毒包膜上镶嵌的两种糖蛋白向外突出形成刺突，一种是神经氨酸酶（NA），一种是血凝素（HA）。HA 含量高于 NA，约是 NA 的 4 ~ 5 倍。

NA 约占病毒蛋白的 5%，可水解宿主细胞表面糖蛋白末端的 $N-$ 乙酰神经氨酸，有利于成熟病毒的释放（抗神经氨酸酶抗体能抑制病毒从细胞释放，但没有中和作用）；同时通过破坏病毒与细胞膜上病毒特异性受体的结合，促进病毒扩散；NA 具有抗原性，但抗原结构较易发生变异，是流感病毒亚型的划分依据之一。

HA 是与宿主细胞的结合部位，与病毒吸附相关，约占病毒蛋白的 25%。HA 能与多种动物（如鸡、豚鼠）和人的红细胞表面的糖蛋白受体结合，引起红细胞凝集，称为血凝现象。若在病毒与细胞混合前先加抗血凝素抗体，使该抗体首先与病毒血凝素结合，当再加入红细胞时，由于病毒血凝素上结合的抗体的阻断作用，血凝素就不能再与红细胞上的受体结合，红细胞凝集被抑制，这种现象称为血凝抑制现象。血凝和血凝抑制是病毒学研究常用的检测指标。

HA 是流感病毒的主要中和抗原，抗 HA 抗体可中和病毒，为保护性抗体。HA 的抗原结构最易发生变异，是流感病毒亚型划分的另一依据。

（二）分型、变异与流行

根据核蛋白和基质蛋白抗原的不同，可将人流感病毒分为甲（A）、乙（B）和丙（C）三型。各型流感病毒又根据其表面血凝素及神经氨酸酶抗原性的不同再分为若干亚型，目前已发现 16 个 HA 亚型（H_1—H_{16}）、9 个 NA 亚型（N_1—N_9）。人间流行的亚型主要是 H_1、H_2、H_3 和 N_1、N_2。从世界上过去流感流行的资料分析，认为乙型和丙型流感病毒抗原性比较稳定，甲型的表面抗原 HA、NA 最易变异，两者可同时变异，也可分别发生。自 1934 年分离出甲型流感病毒以来，已发生多次世界性的大流行（表 20-2），以及大流行间期的小流行。其流行规模的大小，主要取决于病毒表面抗原变异幅度大小。乙型流感病毒对人类致病性较低，丙型流感病毒只引起人类不明显的或轻微的上呼吸道感染，很少造成流行。

表 20-2 甲型流感病毒抗原变异情况

流行年代	病毒亚型	病毒株名[*]	H 抗原	N 抗原
1934—1946	甲型（原甲型）	A/PR/8/34（H_0N_1）	H_0	H_1
1946—1957	甲 1 型（亚甲型）	A/FM/1/47（H_1N_1）	H_1	N_1
1957—1968	甲 2 型（亚洲甲型）	A/Singapore/1/57（H_2N_2）	H_2	N_2
1968—1997	甲 3 型（香港甲型）	A/Hong Kong/1/68（H_3N_2）	H_2	N_1
1977—	甲 1 型（亚甲型）	A/USSR/90/77（H_1N_1）	H_1	N_1
1997—	新甲型	A/California/7/2009（H_1N_1）	H_1	N_1

[*] 病毒株名：型别 / 病毒分离地点 / 毒株序号 / 分离年代（亚型）

如：A/Hong Kong/1/68（H^3N^2）甲型 / 香港 /1/1968 年（甲 3 型）

流感病毒表面抗原 HA 和 NA 的变异主要有两种形式。变异幅度小，属于量变的称抗原性漂移（antigenic drift），是核酸序列的点突变，属于亚型内变异，易引起中小规模流行；若变异幅度大，即新毒株的 HA 和（或）NA 完全与前次流行株不同，形成新的亚型，属于质变的称为抗原性转变（antigenic shift），是由核酸序列不断的突变积累或外来基因片断重组所致。这种抗原性的转变使人群原有的特异性免疫力失效，因此可以引起大规模甚至世界性的流感流行。

（三）培养特性

流感病毒在鸡胚和细胞中生长良好，通常选择鸡胚的羊膜腔和尿囊腔部位接种病毒，病毒在鸡胚中并不引起明显病变，用血凝试验可判断羊水或尿囊液中有无病毒增殖。组织细胞培养一般用猴肾、狗肾传代细胞、原代人胚肾细胞分离培养。易感动物为雪貂，表现类似于人类流感。

（四）抵抗力

流感病毒抵抗力较弱，不耐热，56℃、30 min 即被灭活，室温下其感染性很快消失；对干燥、日光、紫外线及乙醚、甲醛等敏感；酸性条件下更易灭活；在 –70℃或冷冻干燥后活性可长期存活。

二、致病性与免疫性

（一）致病性

流感病毒的传染源主要是患者，其次是隐性感染者，被感染的动物也可作为一种传染源。病毒传染性极强，由飞沫、气溶胶通过呼吸道在个体间直接传播。

病毒侵入呼吸道，首先通过其表面结构 HA 吸附于呼吸道黏膜上皮细胞膜上的 HA 受体，然后侵入这些细胞中进行增殖，使黏膜上皮细胞变性，坏死脱落，黏膜充血水肿，腺体分泌增加。流感病毒很少入血，但可释放内毒素样物质入血，引起全身中毒症状。

人群普遍易感，潜伏期长短取决于侵入的病毒量和机体的免疫状态，一般为 1～4 天。发病后患者往往出现流感症状，如打喷嚏、鼻塞、咳嗽，继而发热、头痛、全身酸痛、疲乏无力、白细胞数下降等。体温高达 38～40℃，持续 1～3 天。流感发病率高，但病死率低，病毒感染后一般在数日内自愈，但幼儿或年老体弱患者易继发细菌感染，如合并肺炎等病死率高。

（二）免疫性

流感病毒感染后，能产生病毒特异性的体液免疫和细胞免疫，主要为局部的 SIgA、血清中的抗 HA 抗体和抗 NA 抗体。局部抗体 SIgA 能阻止局部的病毒感染，但持续时间短，仅存留几个月；血清抗 HA 抗体为中和抗体，为 IgM、IgG，该抗体能阻止病毒侵入易感细胞，在抗感染中起重要作用；抗 NA 抗体无中和作用，但能减少细胞排毒和病毒扩散。特异性 CTL 可杀伤病毒感染靶细胞，在促进受染机体的康复方面起重要作用。

三、微生物学检查

1. 病毒的分离培养与鉴定　采取发病初期（发病 3 天）患者鼻咽洗液或咽拭子，经青霉素、链霉素处理后，接种于 9～11 日龄的鸡胚羊膜腔及尿囊腔中，35℃孵育 2～4 日，取羊水、尿囊液进行血凝试验，检查有无病毒增殖。若试验为阴性，需在鸡胚中盲传 3 次以上。若血凝试验为阳性，可用已知流感病毒各型特异性抗体进行血凝抑制试验，鉴定型别。

2. 血清学试验　取患者急性期（发病 5 日内）和恢复期（发病 2~4 周）双份血清，与流感病毒进行血凝抑制试验。若恢复期血清的抗体效价是急性期的 4 倍或以上，具有诊断意义。

3. 快速诊断　免疫荧光技术直接检测鼻分泌物中病毒抗原或采用 PCR、核酸杂交或序列分析等方法检测流感病毒核酸，均可达到快速诊断的目的。

四、防治原则

预防流感的一般措施是，流行期间应尽量避免人群聚集，公共场所如剧院、宿舍应常通风换气，必要时进行空气消毒可在一定程度上预防流感的发生。

因流感病毒抗原容易发生变异，因此应加强流感病毒变异的检测，掌握变异动态及选育毒株，以便进行有针对性的疫苗接种。目前流感疫苗有全病毒灭活疫苗、裂解疫苗和亚单位疫苗。

流感尚无特效治疗方法，主要是对症治疗及预防细菌的继发感染。金刚烷胺对甲型流感病毒的穿入和脱壳有抑制作用，在预防和早期治疗上有一定效果。干扰素是一种可以抑制病毒复制的细胞因子，奥司他韦可以抑制神经氨酸酶活性，阻止成熟的病毒离开宿主细胞。金银花、板蓝根、大青叶等中药在减轻症状、缩短病程方面有一定效果。

附：禽流感病毒

引起禽类流感的禽流感病毒 A 型属于正黏病毒科流感病毒属，该病毒表面抗原有血凝素（HA）和神经氨酸酶（NA），容易变异，是特异性抗原。现已知道 HA 抗原有 15 种亚型（H_1–H_{15}），NA 抗原有 9 种型（N_1–N_9），它们之间可以相互构成若干血清亚型，亚型之间无交叉保护作用。在各地分离到的禽流感病毒毒株存在不同血清亚型，而且毒力也有很大差异，一般认为 H7、H5 毒株为高致病性，我国已分离的禽流感病毒株血清亚型有 H9N3、H5N1、N9N2、H7N1、H4N6，高、低、无致病性毒株均存在。本病以空气传播为主，随着病鸡的流动，污染空气通过呼吸道而感染，因此传播很迅速，一旦感染上在全群鸡可引起暴发，导致大面积死亡，对家禽养殖业危害较大。禽流感病毒可感染多种禽类，包括鸟、家禽、野禽，水禽和野生水禽、迁徙鸟等，偶尔感染人类。

第二节　副黏病毒

副黏病毒是一群核酸不分节段的黏病毒，主要包括麻疹病毒、呼吸道合胞病毒、腮腺炎病毒、副流感病毒等。副黏病毒与正黏病毒具有相似的形态及血凝作用，但具有不同的基因结构、致病性、抗原性等。

一、麻疹病毒

麻疹病毒（measles virus）是引起麻疹的病原体。麻疹是儿童常见的一种传染性极强的急性呼吸道传染病。临床上以发热、上呼吸道炎症、结膜炎、口腔黏膜斑及全身丘疹为特征。麻疹病毒与亚急性硬化性全脑炎（subacute sclerosing panencephalitis，SSPE）的发生有关。

（一）生物学性状

1. 形态与结构　麻疹病毒的形态为球形、丝状等多种形态，直径为 140~180 nm，长者可达 270 nm。由核衣壳和包膜组成，核酸为 -ssRNA，不分节段，不易发生重组（图20-2）；衣壳呈管状螺旋对称结构；最外层为包膜结构，表面有两种糖蛋白刺突，一种称为 H 蛋白，能凝集猴、狒狒等动物的红细胞，另一种称为 F 蛋白，具有溶解红细胞及引起细胞融合的活性，可引起多核巨细胞病变。麻疹病毒无神经氨酸酶，该病毒只有一个血清型。

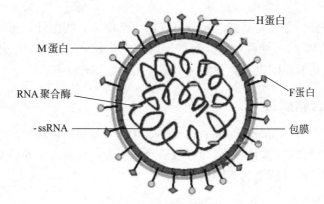

图 20-2　麻疹病毒结构

2. 培养特性　除灵长类动物外，一般动物都不易感。在人胚肾、人羊膜细胞及 Hela、Vero 等多种传代细胞中可增殖，出现细胞病变，形成多核巨细胞。病毒在感染细胞的细胞质和细胞核形成嗜酸性包涵体。

3. 抵抗力　麻疹病毒对理化因素的抵抗力较弱，加热 56℃、30 min 和一般消毒剂均易将病毒灭活。

（二）致病性与免疫性

传染源是麻疹急性期患者。病毒存在于鼻咽和眼分泌物中，通过用具、玩具、飞沫等传播，其传染性强，患者从潜伏期到出疹期均有传染性。易感者接触后 90% 以上都发生麻疹，儿童初次感染几乎都为显性感染，潜伏期 9~12 天（平均 10 天）。

麻疹病毒经呼吸道进入后，首先与呼吸道上皮细胞受体结合并在其中增殖，然后进入血流，形成第一次病毒血症。病毒随血流到达单核巨噬细胞系统内增殖，3~5 天后再次释放入血，形成第二次病毒血症。患者出现发热、咳嗽、结膜充血等症状，口腔黏膜出现中心灰白、周围红色的 Koplik 斑。随着病程的发展，病毒进一步播散至全身皮肤黏膜的毛细血管周围增殖（有时可达中枢神经系统），损伤血管内皮，全身相继出现红疹。若无并发症，数天后红疹消退，麻疹自然痊愈。年幼体弱的患儿易伴发细菌感染，引起支气管炎，肺炎和中耳炎等。极少数麻疹患者可出现亚急性硬化性全脑炎，表现为精神异常，最后痉挛、昏迷而死亡。在患者脑神经细胞及胶质细胞中可检测到麻疹病毒核酸和抗原，电镜下可看到核衣壳及包涵体。

麻疹病毒感染后获得牢固免疫力，主要包括体液免疫和细胞免疫。6 个月内的婴儿可通过自然被动免疫从母体获得 IgG 抗体，故不易感染，但随着年龄增长，抗体逐渐消失，易感性也随之增加。因此，麻疹患者多为 6 个月至 5 岁的婴幼儿。

（三）微生物学检查

麻疹临床症状典型，一般无需作微生物学检查即可作出诊断。不典型病例，可取鼻咽部脱落细胞或血液，接种于人胚肾、人羊膜细胞及 HeLa、Vero 细胞中进行病毒分离培养。培养后用免疫荧光技术检测麻疹病毒抗原；采取患者急性期和恢复期双份血清，进行血凝抑制试验，观察抗体滴度是否增长 4 倍或 4 倍以上；采用核酸杂交技术及 RT-PCR 技术检测病毒核酸可达到快速诊断麻疹病毒的目的。

（四）防治原则

预防麻疹的特异性方法是易感者接种麻疹减毒活疫苗。我国计划免疫将初次免疫定在 8 月龄，1 年后及学龄前再加强免疫。有接触麻疹患儿病史的体弱易感儿，应注射丙种球蛋白或麻疹恢复期患者血清以紧急预防，可防止发病或减轻症状。

二、呼吸道合胞病毒

呼吸道合胞病毒（respiratory syncytial virus，RSV）是根据该病毒在组织培养中出现细胞融合而形成多核巨细胞的特征命名为呼吸道合胞病毒。该病毒主要经空气飞沫和密切接触传播，是婴幼儿呼吸道感染的重要病原体。

（一）生物学性状

病毒颗粒呈球形，直径为 120～200 nm，核酸为单负链 RNA，有包膜，包膜表面有 2 种糖蛋白刺突，一种为 G 蛋白，它能使 RSV 吸附于宿主细胞上导致感染开始；另一种为 F 蛋白，能引起病毒包膜与宿主细胞膜融合，有利于病毒穿入细胞。RSV 只有一个血清型，根据 F、G 抗原性的不同，将 RSV 分成 A、B 两个亚型。G 蛋白的抗原变异性较 F 蛋白为大，即使在同一亚型内的不同毒株间相互也有差异。

RSV 对理化因素抵抗力较低，对热、酸、胆汁敏感，冻融易被灭活。

（二）致病性与免疫性

RSV 感染极广，可经飞沫或直接接触传播，病毒主要在鼻咽上皮细胞中增殖。潜伏期 3～7 天。RSV 引起的细支气管炎多发生在 2～6 个月的婴儿，大约占婴儿细支气管炎的 60%，其中尤以 2 月龄婴儿发病率最高，6 个月以内婴儿感染 RSV 易发生重度下呼吸道疾患，可有高热、鼻炎、咽炎及喉炎，之后表现为细支气管炎及肺炎，甚至窒息死亡。RSV 的致病机理与免疫病理损伤有关，可引起 I 型超敏反应。一般 6 月龄以上儿童病变较轻，成人多为再次感染，症状较轻，如同感冒。

病毒感染后，可刺激机体产生体液免疫应答和细胞免疫应答，但特异抗体和细胞免疫对防止再感染无作用，抗体和细胞免疫可能还参与了 RSV 的致病过程，用 RSV 灭活疫苗接种婴儿的试验结果发现，免疫接种过的婴儿比未免疫者感染 RSV 时症状更严重。防止 RSV 再感染的主要因素可能是呼吸道 SIgA。

（三）微生物学检查与防治原则

病毒分离为 RSV 感染最重要的诊断方法，RSV 未发现带毒者，分离出病毒即可确诊。

用直接或间接免疫荧光法、免疫酶法检测鼻咽分泌物中病毒抗原或 RT-PCR 检测病毒核酸可作快速诊断。治疗以支持和对症疗法为主，对 RSV 的预防，应注意隔离，控制继发细菌或其他病毒感染，目前仍缺乏有效的特异性疫苗。

三、副流感病毒

副流感病毒（parainfluenza virus）呈球形，具有副黏病毒的典型形态和性状，其生物学性状见表 20-3，有 5 个血清型，其中 1、2 和 3 型副流感病毒为人类感染的主要型别，主要通过飞沫或直接接触传播。病毒仅在呼吸道黏膜上皮细胞增殖，潜伏期是 3~7 天，引起普通感冒、支气管炎、细支气管炎和肺炎等感染，病毒一般不进入血流，无病毒血症，与流感一样属于自限性疾病，一般 6~7 天自愈。副流感病毒感染可发生于任何年龄，但以婴幼儿症状为重，常发生严重哮喘（多由 1、2 型引起），造成呼吸道闭塞，甚至窒息死亡。感染后产生的 SIgA 对再感染有预防作用，但维持时间较短，再感染多见。

表 20-3　几种副黏病毒的主要生物学性状

病毒	HA	NA	溶血素	融细胞作用	血清型	靶器官
麻疹病毒	有	无	有	有	1	全身
腮腺炎病毒	有	有	有	有	1	腮腺
呼吸道合胞病毒	无	无	无	有	1	呼吸道上皮细胞
副流感病毒	有	有	有	有	5	呼吸道上皮细胞

四、腮腺炎病毒

腮腺炎病毒（mumps virus）主要引起流行性腮腺炎，是儿童和青少年中常见的呼吸道传染病，成人中也有发病。病毒的生物学性状见表 20-3。病毒传染性强，经飞沫传播，潜伏期较长（18~21 天）。病毒先在呼吸道上皮细胞内增殖，随后通过引流的淋巴结入血，引起病毒血症，经血流侵犯靶器官，引起两侧腮腺发炎、肿胀，一般经 7~10 天消肿而痊愈。如侵犯胰腺、睾丸、卵巢等，引起相应症状。有时还可引起无菌性脑膜炎。腮腺炎病毒只有一种血清型，病后可获得牢固的免疫力。接种减毒活疫苗有较好的预防效果。丙种球蛋白及胎盘球蛋白有防止发病或减轻症状的作用。

第三节　腺　病　毒

腺病毒（adenovirus）由 Rowe 等人于 1953 年首次分离到，1962 年正式命名为腺病毒，该病毒是一群分布十分广泛的 DNA 病毒，也是引起人类呼吸道、胃肠道、泌尿系统及眼的疾病的常见病原体。

一、生物学性状

腺病毒颗粒呈球形，直径 70~90 nm，核心为线性双链 DNA，没有包膜。核衣壳为二十面体对称（图 20-3）。腺病毒分为哺乳动物腺病毒属和禽类腺病毒属，分别感染哺乳动物和鸟类。人类腺病毒根据生物学性状分为A—G等7个组，每一组包括若干血清型，共42型。

人类腺病毒在人胚肾原代细胞、HeLa细胞等培养最敏感，能引起细胞肿胀、变圆、聚集成葡萄串状的典型细胞病变。

腺病毒对理化因素抵抗力较强，对脂溶剂和酶类有抵抗作用。对酸及温度的耐受范围较大，36℃、7天病毒感染力无明显下降，但56℃、30 min或紫外线照射30 min可将其灭活。

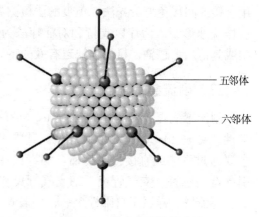

图20-3 腺病毒结构模式图

五邻体

六邻体

二、致病性与免疫性

腺病毒可通过呼吸道、消化道或污染物品传播，引起多种疾病。人腺病毒约1/3的已知血清型通常与人类疾病相关，一种血清型可引起不同的临床疾患；不同血清型也可引起同一种疾患。幼儿急性上呼吸道感染约5%由腺病毒引起，成人感染很少发生于呼吸道。通过呼吸道感染引起急性发热性咽喉炎、咽结膜炎、急性呼吸道感染、肺炎等疾病；通过眼部感染引起滤泡性结膜炎和急性结膜炎等疾病；通过消化道感染可引起小儿胃肠炎、婴幼儿肠套叠及艾滋病患者的病毒性腹泻；某些型别的腺病毒能引起儿童急性出血性膀胱炎、宫颈炎、男性尿道炎、病毒性肝炎等疾病。

疾病一般为自限性，腺病毒感染后可获得对同型的牢固免疫力，中和抗体起重要的作用。被动免疫来自母亲的抗体能保护婴儿免除严重的腺病毒呼吸道感染。

三、微生物学检查与防治原则

1. 病毒分离与鉴定　发病早期采集患者咽喉、眼分泌物，粪便和尿液等，加抗生素处理后，接种于敏感细胞，37℃孵育后可观察到典型细胞病变效应，即细胞变圆、团聚、病变细胞聚在呈葡萄串状。免疫荧光技术、血凝抑制试验或中和试验检测属和组特异性抗原，并鉴定病毒的血清型。

2. 血清学检查　采取患者急性期和恢复期双份血清进行检测，若恢复期血清抗体效价比急性期增长4倍或以上，即有诊断意义。中和试验和血凝抑制试验可定型别。

3. 核酸检测　用DNA杂交技术或PCR技术检测病毒DNA可用于腺病毒感染的诊断。目前尚无理想的疫苗，也无治疗腺病毒的特效药。

第四节　风　疹　病　毒

风疹病毒（rubella virus）是风疹的病原体，可引起儿童和成人普通风疹，亦可通过垂直传播，引起胎儿先天性感染，危害极大。

一、生物学性状

风疹病毒直径在50～70 nm之间，核心为+ssRNA，核衣壳呈二十面体对称。衣壳外有包膜，包膜上刺突具有血凝性。该病毒能在多种细胞内增殖，但不出现 CPE。风疹病毒只有一个血清型。

二、致病性与免疫性

风疹病毒的唯一自然宿主是人，经呼吸道传播，主要易感者是儿童。潜伏期 10～21 天，症状为发热、麻疹样皮疹，并伴耳后和枕下淋巴结肿大。成人感染则症状较重，除出疹外，还有关节炎和疼痛、血小板减少、疹后脑炎等，但疾病大多预后良好。风疹病毒可通过胎盘垂直传播，导致胎儿发生先天性风疹综合征（congenital rubella syndrome，CRS），引起胎儿畸形，主要表现为先天性心脏病、白内障和耳聋三大主症，也可致胎儿宫内死亡、流产或产后死亡。垂直传播以 3 个月内早期妊娠为主，感染率与妊娠月份有关，月份越小，其感染危险性越大。风疹病毒自然感染和疫苗接种后可获得持久免疫力。孕妇血清中的抗体可保护胎儿免受风疹病毒的感染。

三、微生物学检查与防治原则

孕妇感染风疹病毒早期诊断很重要，可减少畸形儿的出生。检查方法包括用免疫学方法检测孕妇血中风疹病毒的特异性 IgM 抗体或胎儿绒毛膜中风疹病毒的特异性抗原，也可取羊水或绒毛膜进行病毒分离鉴定，或用核酸分子杂交技术、PCR 技术检测风疹病毒核酸。

风疹病毒感染缺乏特异性的治疗方法，预防风疹的有效措施是接种风疹减毒活疫苗，通常使用腮腺炎病毒、麻疹病毒和风疹病毒组成的三联疫苗进行预防，免疫保护持续时间长。计划免疫对优生优育更有意义。

第五节　冠　状　病　毒

冠状病毒（coronavirus）在分类上属于冠状病毒科冠状病毒属。1967 年 Almeida 等从急性上呼吸道感染患者鼻咽洗漱液中分离到该病毒，病毒包膜上有向四周伸出的突起，外观像日冕（solar corona），故将其命名为 coronavirus，译为冠状病毒。人普通冠状病毒通常引起普通感冒，症状较轻，也可引起腹泻或胃肠炎。2002 年 11 月至 2003 年 6 月期间，引起世界范围内流行的严重急性呼吸综合征（severe acute respiratory syndrome，SARS）的病原体是一种新的冠状病毒，被称为 SARS 冠状病毒（SARS-CoV）。2019 新型冠状病毒是引起 2019 新型冠状病毒病（COVID-19）的病原体。COVID-19 在 200 多个国家流行，2020 年 1 月，WHO 发布 COVID-19 疫情为国际关注的突发公共卫生事件。

一、人普通冠状病毒

人普通冠状病毒多呈球形，直径为 120～160 nm，核酸为 +ssRNA，不分节段。核衣壳呈螺旋对称，有包膜，包膜上有排列间隔较宽的突起，使整个病毒颗粒外形如日冕或冠状。

人普通冠状病毒根据中和试验至少有 3 个血清型，并与鼠肝炎病毒具有共同抗原。病毒可在人胚肾或肺原代细胞中生长，初期 CPE 不明显，经传代后可有明显的细胞病变效应。

病毒的抵抗力较弱，对理化因素敏感，37℃数小时即失去感染性；对乙醚、三氯甲烷等脂溶剂敏感；对紫外线敏感。

10%～30%的普通感冒由人普通冠状病毒引起，仅次于鼻病毒，居第二位，各年龄组均可发病，以婴幼儿为主。冬季为流行高峰，通过飞沫传播。病毒仅侵犯上呼吸道，引起轻型感染，但可使原有呼吸道感染急性加重，甚至引起肺炎，与人类腹泻和胃肠炎有关。病后可产生血清抗体，但免疫力不强，仍可发生再次感染。

一般用鼻分泌物、咽漱液混合标本进行病毒分离培养，阳性率较高。取双份血清做中和试验、补体结合试验、血凝抑制试验进行血清学诊断。免疫荧光技术、酶免疫技术和RT-PCR技术检测病毒抗原或核酸可用于快速诊断。目前尚无疫苗预防，也无特效药物治疗。

二、SARS 冠状病毒

SARS 冠状病毒曾于 2002 年 11 月至 2003 年 6 月期间，在全世界近 30 个国家和地区发生流行。中国大陆和香港患者数达 7 000 多人。平均病死率为 11%，对人类危害性较大。

（一）生物学性状

1. 形态与结构　形态与冠状病毒相似，呈球形，直径为 60～220 nm，核酸为 +ssRNA，主要编码 RNA 聚合酶，以及 N、S、M、E 等结构蛋白。衣壳 N 蛋白结合于 RNA 上，组成核衣壳呈螺旋对称，N 蛋白在病毒转录、复制和成熟中起作用。核衣壳外有包膜，包膜有 E 蛋白，包膜表面有两种糖蛋白 S 和 M。S 蛋白是病毒主要抗原，能与宿主细胞受体结合，是病毒感染过程中吸附与穿入细胞的关键蛋白。S 蛋白也会引起宿主的免疫反应，是疫苗的理想靶位。其排列间隔较宽使整个病毒颗粒外形如花冠状。M 蛋白为跨膜蛋白，参与包膜的形成（图 20-4）。

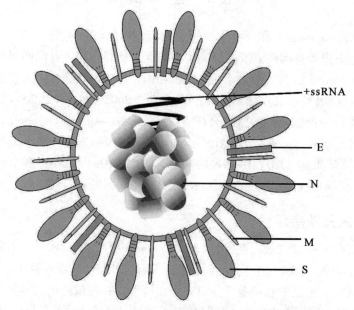

图 20-4　SARS 冠状病毒结构模式图

+ssRNA：正链单链 RNA；E：包膜蛋白；S：刺突糖蛋白；M：跨膜蛋白；N：核蛋白

2. 培养　SARS 冠状病毒在 Vero-E6 细胞、FRhK-4 细胞等细胞内增殖并引起细胞病变。

3. 抵抗力　在 24℃条件下，在痰、尿液和粪便中存活约 5 天，血液中可存活 15 天。在室内条件下，土壤、金属、塑料、玻璃等表面可存活 3 天。4℃条件下活性下降 10%，56℃加热 30 min 能够灭活。耐低温，液氮中可长期保存病毒。对脂溶剂敏感，如 0.2% ~ 0.5% 过氧乙酸、氯消毒剂、丙酮、75% 乙醇、10% 甲醛等在 5 min 内可以杀死粪便和尿液中的病毒。紫外线照射 30 min 可杀灭病毒。

（二）致病性与免疫性

1. 传染源和传播途径　传染源主要为患者。SARS 病毒主要以近距离飞沫传播为主，也可通过手接触患者呼吸道分泌物经口、鼻、眼传播，另有研究发现存在粪 - 口传播的可能。人类对 SARS 冠状病毒无天然免疫力，普遍易感，但患者家庭成员和医护人员等密切接触者是本病高危人群。

2. 临床特征　SARS 的临床特征大致分为 4 期：潜伏期，前驱期，发病期和恢复期。SARS 潜伏期为 2 ~ 7 天，患者几乎全部有高热，并以发热（高于 38℃）为首发症状，全身酸痛，乏力，干咳，胸闷，气短等，实验室检查白细胞和淋巴细胞数量减少，血小板减少，严重者肺部病变进展很快，出现多叶病变，X 线胸片 48 h 内病灶达 50% 以上。SARS 的基本病理改变以散在和弥散的急性肺实变为特征，一旦出现呼吸困难，往往很快发展为急性呼吸窘迫综合征，患者常伴有过敏性血管炎，出现休克、DIC、心律失常等，此种患者传染性极强且很难抢救，病死率很高。影像学检查双侧肺部呈絮状或片状阴影，此为 SARS 特有。SARS 的诊断主要依靠流行病学史和临床表现。

3. 免疫性　机体感染 SARS 冠状病毒后，机体可产生特异性有中和作用的抗体；产生细胞免疫应答；同时产生免疫病理损伤，导致 T、B 细胞迅速凋亡，引起免疫功能极度低下。

（三）微生物学检查

1. 检测病毒及抗原　目前分离培养病毒只能在 P3 实验室内进行，不能作为常规检查。将鼻咽拭子、痰液、呼吸道分泌物等标本，接种于 Vero-E6 细胞、FRhK-4 细胞中分离培养病毒，并用电镜形态观察、病毒抗原和核酸序列检测等来确诊。

2. 检测病毒核酸　是目前快速诊断 SARS 冠状病毒的最好方法。采集标本（血、尿、粪便、呼吸道分泌物等）提取病毒 RNA，进行 RT-PCR 或巢式 PCR 检测病毒核酸。实时定量 PCR 可以检测病毒复制数。

3. 检测病毒抗体　应用免疫荧光技术、酶联免疫吸附试验及胶体金免疫分析等方法检测血清中抗 SARS 冠状病毒的特异性抗体，包括 IgM、IgG。通常在患病后 12 天检出率较高，故不能作为早期诊断。

（四）防治原则

与其他传染病一样，SARS 的预防措施主要是隔离患者、切断传播途径和提高机体免疫力。故对 SARS 患者及疑似病例要进行及时严格的隔离和治疗，防止 SARS 在人群中传播。保持个人良好卫生习惯，坚持户外锻炼，增强抵抗力。对 SARS 患者的治疗主要采用支持疗法。SARS 疫苗已研制成功，但应用于人群的预防接种还需要一定的时间。

三、2019 新型冠状病毒

2019 新型冠状病毒是引起 2019 新型冠状病毒病（corona virus disease 2019，COVID-19）的病原体，该病毒传染性强，感染后临床表现形式多样，以发热、干咳、乏力、呼吸困难为主，严重者并发急性呼吸窘迫综合征。

（一）生物学性状

2019 新型冠状病毒呈圆形或椭圆形，直径 60～140 nm，有包膜，包膜上有蘑菇状蛋白刺突，使病毒体形如皇冠状（图 20-5）；基因组为 +ssRNA，主要编码 S 蛋白、M 蛋白、E 蛋白、N 蛋白及 RNA 聚合酶等。S 蛋白与宿主细胞受体结合，与病毒吸附有关，E 蛋白与病毒聚合和释放有关。由于 RNA 聚合酶缺少校正功能，病毒复制过程中易发生突变。

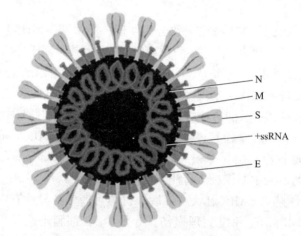

图 20-5　2019 新型冠状病毒结构模式图
（引自 ACS Nano 2020，14，4，3822-3835）

2019 新型冠状病毒可用人呼吸道上皮细胞、Huh-7 和 Vero-E6 培养，培养温度为 35～36℃，感染病毒 4～6 天后细胞出现圆缩、折光性下降、脱落等病变。该病毒抵抗力弱，56℃加热 30 min、75% 乙醇、含氯消毒剂、过氧乙酸均可有效灭活病毒，病毒对紫外线、乙醚和氯仿等脂溶剂敏感。

（二）致病性与免疫性

人群对 2019 新型冠状病毒普遍易感，传染源主要是 COVID-19 患者和无症状感染者，主要通过呼吸道飞沫和密切接触传播，由于在粪便和尿液中可分离到 2019 新型冠状病毒，因此应注意粪便和尿液对环境污染造成气溶胶或接触传播。

2019 新型冠状病毒的受体是细胞血管紧张素转化酶 2（ACE2），主要侵犯肺泡上皮细胞。当 2019 新型冠状病毒感染进入细胞后触发局部免疫反应，招募巨噬细胞和单核细胞并释放等多种细胞因子，包括 TNF-α、IL-6、MCP-1、MIP-1α 等，炎症因子释放过度导致细胞因子风暴，引起严重的肺部和其他器官的免疫损伤；同时 2019 新型冠状病毒感染可通过影响 T 细胞亚群导致免疫失调，诱导异常的细胞因子和趋化因子反应，进一步加重组织损伤；肺部大量浸润的炎症细胞亦可通过分泌蛋白酶和活性氧，引起弥漫性肺泡损伤，从而限制肺内气体交换效率，导致呼吸困难和血氧水平降低。

COVID-19 潜伏期为 1 ~ 14 天，一般为 3 ~ 7 天。患者典型的临床表现为发热、乏力、干咳，少数患者伴有鼻塞、流涕、咽痛、肌痛、腹泻等。重症患者多在发病 1 周后出现呼吸困难，严重者可快速进展为急性呼吸窘迫综合征、代谢性酸中毒和出凝血功能障碍、多器官衰竭等，而且病程中可为中低热，甚至无明显发热；多数患者预后良好，少数患者，如老年人和有慢性基础性疾病者感染后病情较重，儿童病例病情相对较轻。

2019 新型冠状病毒感染机体后，机体可产生特异性细胞免疫应答和体液免疫应答，抗病毒免疫以细胞免疫为主，特异性的 CD4$^+$ T 细胞通过表达 IFN-γ、IL-2 促进细胞免疫，CD8$^+$T 细胞可直接清除病毒感染细胞。2019 新型冠状病毒感染后，机体可出现特异性 N 蛋白抗体、S 蛋白抗体。多数患者可产生特异性中和抗体，该抗体可抑制病毒进入宿主细胞，因此恢复期血清可用于 COVID-19 的治疗。

（三）微生物学检查方法

1. 病毒分离与培养　病毒分离是实验室诊断 2019 新型冠状病毒感染的"金标准"。将 COVID-19 患者支气管肺泡灌洗液、咽拭子等标本接种于人气管上皮细胞可分离培养病毒，该方法准确性高，但耗时较长，对实验室条件要求高，不适合用于临床患者的早期诊断。

2. 病毒核酸检测　采集鼻咽拭子、痰、下呼吸道分泌物、血液、粪便等标本，实时荧光定量 RT-PCR 检测标本中 2019 新型冠状病毒核酸，核酸检测阳性或基因测序与 2019 新型冠状病毒基因高度同源，均可作为临床疑似病例的确诊标准。

3. 血清学检测　采取患者急性期和恢复期双份血清进行检测，若恢复期抗体效价较急性期有 4 倍及以上升高有诊断意义。ELISA、化学发光法、胶体金技术等方法可用于血清中抗体的检测。

（四）防治原则

由于 2019 新型冠状病毒传染性强，因此有疫区暴露史、接触新冠肺炎疑似和确诊患者或疫区人员无症状或症状轻微者须隔离观察 14 天，在 COVID-19 流行期间应采取必要的个人防护措施，尤其是居家不外出或少外出、尽量不去人群聚集和空气流通不畅的场所、外出必须戴口罩、勤洗手等措施。由于老年人及有糖尿病、高血压等基础性疾病者感染后病情较重且病死率较高，应特别注意基础性疾病控制并采取更为严格的防范措施。

目前尚无特异性抗 2019 新型冠状病毒药物，患者主要是对症治疗，抗病毒治疗可选用 α- 干扰素、利巴韦林、磷酸氯喹等药物；中药对 COVID-19 有一定的治疗作用。目前我国全球首个新冠灭活疫苗经过 I／II 期临床研究，发现所有受试者均产生高滴度抗体，疫苗接种后安全、有效，初步显示该疫苗具有良好的安全性和免疫原性。

✏ 小　　结

主要以呼吸道为传播途径，在呼吸道黏膜上皮细胞中增殖，引起呼吸道局部或呼吸道以外组织器官损害的病毒称为呼吸道感染病毒。急性呼吸道感染有 90%～95% 由病毒引起，主要的呼吸道感染病毒包括正黏病毒科的流感病毒，副黏病毒科的副流感病毒、麻疹病毒、腮腺炎病毒、呼吸道合胞病毒，小 RNA 病毒科的鼻病毒，冠状病毒科的人普通冠状病毒、SARS 冠状病毒（SARS–CoV）、2019 新型冠状病毒，以及其他病毒科的病毒。流感病毒是引起流行性感冒（流感）的病原体。流感传染性强，传播快，潜伏期短，发病率高。流感病毒 HA、NA 的抗原性容易发生抗原性漂移和抗原性转变两种类型的变异；麻疹病毒是引起麻疹的病原体。临床上以发热、上呼吸道炎症、结膜炎、口腔黏膜斑及全身丘疹为特征；呼吸道合胞病毒是 5 岁以内儿童病毒性肺炎的最主要病原体，也是婴儿猝死的病因之一；风疹病毒可引起儿童和成人普通风疹，亦可引起胎儿先天性风疹综合征；腮腺炎病毒主要引起流行性腮腺炎；SARS–CoV 是引起 SARS 的病原体，SARS 的基本病理改变以散在和弥散的急性肺实变为特征，一旦出现呼吸困难，往往很快发展为急性呼吸窘迫综合征；2019 新型冠状病毒是引起 COVID–19 的病原体，传染性强，人群对 2019 新型冠状病毒普遍易感。

复习思考题

1. 何谓抗原性漂移、抗原性转变、SARS 冠状病毒？
2. 简述流感病毒的结构及其特点。
3. 流感病毒 HA 与 NA 的生物学特性有哪些不同？
4. 试述流感病毒抗原性漂移与抗原性转变的原因及流感流行的关系。
5. 简述流感病毒常用的分离培养、鉴定方法及结果判定。

（李忠王）

数字课程学习

▶ 微视频　⬇ 教学 PPT　✍ 自测题　◆ 拓展阅读

第二十一章
肠道感染病毒

肠道感染病毒是指经过粪－口传播途径感染，引起消化道或消化道外传染病的病毒。包括小 RNA 病毒科中的肠道病毒属、呼肠病毒科中的轮状病毒、腺病毒科的肠道腺病毒、杯状病毒科的杯状病毒及星状病毒等。肠道感染病毒可以引起人类的多种疾病，如麻痹、无菌性脑膜炎、流行性胸痛、心肌炎、皮疹等，但多见为亚临床感染。

第一节 肠 道 病 毒

一、概述

肠道病毒（enterovirus）是一群生物学性状相似的 +ssRNA 病毒，属于小 RNA 病毒科（*Picornaviridae*）。肠道病毒通过消化道感染后，在人类消化道细胞中繁殖，然后通过血液侵犯其他器官，引起各种临床病症。与人类致病有关的鼻病毒和甲型肝炎病毒也属于小 RNA 病毒科。

1. 肠道病毒分型　肠道病毒根据抗原性不同分为 100 多种血清型。

（1）脊髓灰质炎病毒（poliovirus）：Ⅰ—Ⅲ型。

（2）柯萨奇病毒（coxsackievirus）：分 A、B 两组，A 组有 23 型，B 组有 6 型。

（3）人肠道致细胞病变孤儿病毒（enteric cytopathogenic human orphan virus，ECHO）：简称埃可病毒，经重新分类确认有 31 型。

（4）新肠道病毒（new enterovirus）：为 1969 年后陆续分离到的，包括 68、69、70 和 71 型。

2. 肠道病毒的共同特性

（1）形态结构：单正链的 RNA 病毒，呈球形，直径 20～30 nm，衣壳呈二十面体对称，无包膜。

（2）抗原性：肠道病毒的抗原型别目前共有 100 多种血清型，分型的主要依据为交叉中和试验。某些血清型别之间存在着共同抗原。

（3）培养特性：肠道病毒在灵长类上皮样细胞中生长最好。常用的有猴肾、人胚肾、人胚肺、人羊膜和 HeLa 细胞等。病毒在胞质内复制，迅速产生细胞病变效应，致使感染细胞变圆、坏死、脱落。

（4）抵抗力：肠道病毒对理化因素有较强的抵抗力。对胃酸、蛋白酶和胆汁有抵抗力；对消毒剂如 70% 乙醇、5% 甲酚溶液等有抵抗作用；对氧化剂如 1% 高锰酸钾、1% H_2O_2 和含氯消毒剂较敏感；对高温、干燥、紫外线等敏感，56℃可迅速灭活病毒。有机物可保护病毒，病毒在粪便和污水中可存活数月。

5. 免疫性　肠道病毒感染后，患者对同型病毒可获得牢固的免疫力。以体液免疫为主，肠道局部可出现特异性 SIgA，特异性 SIgA 能清除肠道内的病毒，在阻止病毒进入血流中起重要作用。

二、脊髓灰质炎病毒

脊髓灰质炎病毒是引起脊髓灰质炎的病原体，人受脊髓灰质炎病毒感染后大多无症状，常为亚临床感染。极少数感染者病毒侵犯中枢神经系统，损害脊髓前角运动神经细胞，导致肢体松弛性麻痹，多见于儿童，故脊髓灰质炎又名小儿麻痹症。

（一）病毒型别与抗原性

脊髓灰质炎病毒有三个血清型，病毒基因组为 +ssRNA，长约 7.4 kb。编码含 2 200 个氨基酸的大分子前体蛋白，经酶切后形成病毒结构蛋白 VP1 ~ VP4 和功能性蛋白等。结构蛋白 VP1、VP2 和 VP3 位于壳粒表面，是病毒的中和抗原，VP1 还与病毒吸附有关。VP4 在衣壳内部与 RNA 相连接，与病毒基因组脱壳穿入和关闭宿主细胞蛋白合成有关。虽然三型脊髓灰质炎病毒的核苷酸有 71% 左右的同源性，但编码区内的核苷酸序列都不同，因此三型病毒间中和试验无交叉反应。

病毒有两种抗原，一种称为 D（致密）抗原，另一种称为 C（无核心）抗原。前者存在于成熟的、有感染性的病毒颗粒中，是该病毒的中和抗原，具有型特异性。C 抗原存在于经过 56℃灭活，或者未成熟的空心病毒颗粒中，是一种耐热的抗原成分，与三型病毒的免疫血清均呈补体结合反应阳性。

（二）致病性与免疫性

本病一年四季均可发生，但夏、秋季为主要流行季节，一般以散发为多，带毒粪便污染水源可引起暴发流行，引起流行的病毒型别以 I 型居多。潜伏期通常为 7 ~ 14 天，最短 2 天，最长 35 天。在临床症状出现前后患者均具有传染性。

人是脊髓灰质炎病毒的唯一天然宿主，病毒进入消化道后，首先在口咽部淋巴组织和肠道集合淋巴结中增殖，释放入血形成病毒血症，进而扩散至易感的肝、脾等单核巨噬细胞组织中增殖，再次进入血流形成第二次病毒血症。极少数感染者，病毒侵入中枢神经系统，主要侵犯脊髓前角运动细胞、运动神经元、骨骼肌细胞和淋巴细胞等。受病毒感染后，绝大多数人（90% ~ 95%）呈隐性感染，而显性感染者也多为轻症感染（4% ~ 8%），只有少数患者（1% ~ 2%）发生神经系统感染，引起严重的症状和后果。脊髓灰质炎病毒为杀细胞型病毒，导致感染的细胞变性坏死。

根据显性感染患者的临床表现可分为三种类型：①轻型，病症似流感，有发热、乏力、头痛、肌痛，有时伴有咽炎、扁桃腺炎及胃肠炎症状。症状持续 4 ~ 5 天后即消退。②非麻痹型（又称无菌性脑膜炎型），患者具有典型的无菌性脑膜炎症状，下肢疼痛，颈或背痛，可查出有轻度颈项强直及脑膜刺激症状，脑脊液中淋巴细胞增多。③麻痹型，病毒经血液侵入中枢神经系统，当累及脊髓腰膨大部前角运动神经细胞时，造成肌群松弛、萎缩，最终发展为松弛性瘫痪，0.1%～2%患者产生永久性肢体弛缓性瘫痪。在极个别患者，病毒可累及颅下神经及脊髓颈区前角神经细胞，造成咽、软腭、声带麻痹，患者常因呼吸、循环衰竭而死亡。上述临床表现的严重程度取决于多种因素，如毒株的毒力、感染病毒的相对数量、机体免疫功能状态等。过度疲劳、创伤、妊娠、扁桃腺切除等易促使麻痹发生。

机体对脊髓灰质炎病毒的免疫以体液免疫为主。病毒感染后可产生中和抗体和SIgA。SIgA具有重要的局部抗感染作用，可以阻止病毒在咽喉部、肠道内的吸附和增殖。血清中的中和抗体可阻断病毒的吸附和扩散。中和抗体在感染后2～6周达高峰，能持续多年，甚至终身，对同型病毒感染具有牢固的免疫力。

三、柯萨奇病毒、埃可病毒和新肠道病毒

柯萨奇病毒、埃可病毒及新肠道病毒生物学性状相似。依病毒亚群和血清型的不同或对不同组织的嗜性不同（受体的差异），可引起各种不同的疾病，但很少引起肠道疾病。

（一）病毒型别与抗原性

1. 柯萨奇病毒　对乳鼠的敏感性很高，根据病毒对乳鼠的致病特点，可以分为A、B两组。A组病毒感染乳鼠能引起广泛的骨骼肌炎，导致弛缓性瘫痪；B组病毒则产生心肌炎，脑炎和较典型的坏死性脂肪炎。有些株在乳鼠和成年鼠中也产生胰腺炎、心肌炎、心内膜炎和肝炎。

2. 埃可病毒　最早在脊髓灰质炎流行期间从人的粪便中分离，当时不知与人类何种病毒相关，故称为人类肠道致细胞病变孤儿病毒。在埃可病毒31个型中，有12个型具有凝集人类O型红细胞的能力，血凝素是毒性的主要部分。

3. 新肠道病毒　包括68—71型。70型引起的急性出血性结膜炎于1969—1971年期间曾在非洲和东南亚暴发流行；71型是1969年从美国加利福尼亚一个患脑炎的婴儿粪便中分离到的，后来在世界各地均有71型病毒的流行，1998年我国台湾省也发生大流行，感染者达数十万人。

（二）致病性与免疫性

柯萨奇病毒、埃可病毒、新肠道病毒的流行病学特点和致病机制与脊髓灰质炎病毒相似，但各自攻击的靶器官不同。脊髓灰质炎病毒往往侵犯脊髓前角运动细胞，而柯萨奇病毒、埃可病毒和新肠道病毒更容易感染脑膜、肌肉和黏膜等部位。人体受感染后，约60%呈隐性感染。出现临床症状时，由于侵犯的器官组织不同而表现各异（表21-1）。

表21-1　柯萨奇病毒、埃可病毒、新肠道病毒引起的临床症状及相关的病毒型别

临床症状	柯萨奇病毒		埃可病毒	新肠道病毒
	A组	B组		
无菌性脑膜炎	2、4、7、9、10	1—6	1—11、13—23、25、27、28、30、31	70、71
肌无力和麻痹	7、9	2—5	2、4、6、9、11、31	70、71
皮疹	4—6、9、16	5	2、4、6、9、11、16、18	—

续表

临床症状	柯萨奇病毒		埃可病毒	新肠道病毒
	A 组	B 组		
心包炎、心肌炎	4、16	1～5	1、6、9、19	—
流行性胸痛	9	1～5	1、6、9	—
感冒、肺炎	9、16、21、24	4、5	4、9、11、20、25	68
急性出血性结膜炎	24			70
新生儿感染	—	1～5	3、4、6、9、17、19	—
疱疹性咽峡炎	2、6、8、10			—

柯萨奇病毒、埃可病毒、新肠道病毒引起的一些重要临床病症概述如下。

1. 无菌性脑膜炎 是肠道病毒感染中极为常见的一种综合病症。在夏季流行时，不易与轻型的流行性乙型脑炎相区别。临床症状为短暂的发热，类似感冒，相继出现头痛、咽痛、恶心、呕吐和腹痛。进一步发展可出现脑膜刺激征，嗜睡，脑脊液细胞数和蛋白质含量增加，病程 1～2 周。

2. 麻痹 在上述无菌性脑膜炎的基础上，部分病例可进入麻痹期，临床表现为特有的脊神经支配的肌群或部分肌群麻痹。

3. 疱疹性咽峡炎 是一种发生于儿童的急性传染病，主要由柯萨奇 A 组病毒引起，常流行于春末和夏初。临床症状为发热、咽痛厌食、吞咽困难。在腭垂、扁桃腺及软腭边缘出现散在性小疱疹、破溃后形成小溃疡。

4. 心肌炎和心包炎 主要由柯萨奇 B 组病毒引起，散发于成人和儿童，在儿童和成人表现为呼吸道感染症状，心动过速、心电图表现异常等，预后不良。新生儿感染后后果较严重，表现为发热、皮肤青紫、呼吸困难，不明原因的心力衰竭，病死率高。在婴儿室可引起暴发流行。

5. 肌痛或肌无力 患者常有发热、头痛和肌肉酸痛。有的病例表现为肌无力。恢复后疼痛消失，预后良好。

6. 急性出血性结膜炎 主要由新肠道病毒 70 型引起，常发生于成年人，俗称"红眼病"。潜伏期短，起病急、侵犯双眼，引起眼睑水肿、眼球压痛、结膜下严重出血。人群对此病毒普遍易感，发病率高，但预后良好。肠道病毒血清型别众多，不同型别病毒可以引起相同的病症，而同样型别的病毒在不同条件下也可引起不同的临床病症。

7. 手足口病 主要由柯萨奇病毒 A16、新肠道病毒 71 引起。特征为口和咽溃疡、手掌和足底的水疱疹，多发生在夏秋季节，好发于 5 岁以下儿童，近年来发病率有所上升。

柯萨奇病毒、埃可病毒和新肠道病毒感染后，主要产生以中和抗体为主的体液免疫，中和抗体能阻止病毒向靶组织扩散和随后引起的疾病。局部产生的 SIgA 可以阻止病毒在咽喉部和肠道的吸附和增殖。病后患者可获得牢固的免疫力，对同型病毒感染具保护作用。

(三) 微生物学检查法

1. 病毒分离培养与鉴定 收集患者咽拭子、直肠拭子或粪便标本，经抗生素处理后接种人胚肾、猴肾、Vero 等细胞，37℃培养 3～6 天，若出现细胞病变，应用型特异性血

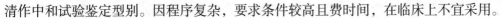

清作中和试验鉴定型别。因程序复杂，要求条件较高且费时间，在临床上不宜采用。

2. 血清学检测　取急性期和恢复期双份血清进行中和试验测定抗体效价，若恢复期较急性期抗体高 4 倍或以上，则有诊断意义。

3. 核酸检测　应用 RNA 探针进行核酸杂交试验及 RT-PCR 等方法检测病毒的 RNA。

（四）防治原则

目前，用来预防肠道病毒感染的疫苗主要是脊髓灰质炎病毒疫苗，在我国是婴幼儿计划免疫的主要疫苗之一。接种或口服脊髓灰质炎疫苗是预防脊髓灰质炎病毒感染唯一有效的方法，被动免疫仅用于个别情况。

1. 主动免疫　WHO 曾提出于 2000 年在全球范围内消灭脊髓灰质炎病毒，但在一些非发达国家仍有野毒株的存在。自 20 世纪 50 年代中期以来，一直采用 Salk 灭活疫苗及 Sabin 减毒活疫苗，免疫效果良好，极大地降低了脊髓灰质炎的发病率。Salk 疫苗由三型病毒经甲醛灭活后混合制成，肌内注射，可诱导机体产生中和抗体。其优点是便于保存及运输，无减毒株返祖现象，可用于免疫缺陷或免疫抑制的个体。缺点是不能产生肠道局部免疫，故也就不能阻止野生病毒的感染；接种剂量大、次数多、费用高等。Sabin 疫苗是用减毒变异株制成，采用口服，方法简便，不但可使机体产生血清抗体，还能刺激肠壁浆细胞产生 SIgA，阻止野毒株的感染，因而，Sabin 疫苗的免疫效果更好。另外，减毒活疫苗病毒排出体外，使接触者受到感染而获得免疫。但减毒活疫苗不耐热，保存及运输均需冷藏，而且有恢复毒力的危险，在免疫缺陷人体内易致麻痹。

目前世界上大多数国家（包括我国）已将单价脊髓灰质炎活疫苗免疫改为三价活疫苗免疫法，即免疫对象口服 3 次三价活疫苗糖丸，每次间隔 6~8 周。机体免疫后均可产生脊髓灰质炎 Ⅰ、Ⅱ、Ⅲ型的抗体，获得抗三个型别的免疫力。

2. 被动免疫　人免疫球蛋白往往含有三型病毒的抗体，及时给予可中和血液中的病毒，阻止病毒感染从而保护易感者。被动免疫仅用于做过扁桃腺切除的儿童、未经过免疫接种而又必须接触脊髓灰质患者的医务人员和亲属，以及未接受免疫接种的孕妇等。免疫效果保持 3~5 周。

对肠道病毒感染目前尚缺乏特效治疗药物。

第二节　轮 状 病 毒

轮状病毒（rotavirus）归类于呼肠病毒科（*Reoviridae*）轮状病毒属，A 组轮状病毒是世界范围内婴幼儿腹泻的最重要的病原体，是婴幼儿死亡的主要原因之一。据统计，全世界因急性胃肠炎而住院的儿童中，有 40%~50% 为轮状病毒引起。B 组轮状病毒主要引起成人腹泻。

一、生物学性状

1. 形态结构　病毒颗粒呈球形，直径 60~75 nm。有双层衣壳，呈二十面体对称，无包膜结构，核心为双链 RNA，由 11 个不连续的基因节段组成。每个片断含一个开放读框，分别编码 6 个结构蛋白（VP1~VP4、VP6、VP7）和 5 个非结构蛋白（NSP1~NSP5）。VP4 和 VP7 位于轮状病毒外层衣壳，VP7 是糖蛋白，VP4 是病毒血凝素，与病毒的吸附有关，VP4 和 VP7 为中和抗原，能刺激机体产生中和抗体；VP6 位于病毒内层衣壳上；VP1 ~ VP3 位于核心；非结构蛋白为病毒酶或调节蛋白，在病毒的复制中起着重要作用。因衣壳壳粒沿着病毒体边缘呈放射状排列，形同车轮，故名（图 21-1）。

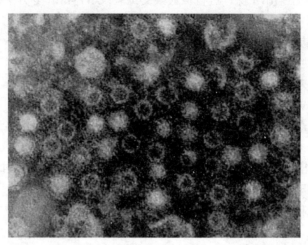

图 21-1 轮状病毒

2. 抗原与分型　轮状病毒外层衣壳糖蛋白 VP7 为型特异性抗原，VP6 为组和亚组特异性抗原。根据病毒 VP6 的抗原性，轮状病毒分为 7 个组（A ~ G），A 组病毒根据 VP6 的差异又分为 4 个亚组（Ⅰ、Ⅱ、Ⅰ + Ⅱ、非Ⅰ非Ⅱ）。A 组轮状病毒根据 VP7 和 VP4 抗原的不同分为 14 个 G 血清型和 19 个 P 血清型。

3. 抵抗力　轮状病毒对理化因素的作用有较强的抵抗力。病毒经乙醚、三氯甲烷、反复冻融、超声、37℃ 1 h 或室温 24 h 等处理，仍具有感染性。该病毒耐酸、碱，在 pH 3.5 ~ 10.0 都具有感染性。56℃ 加热 30 min 可灭活病毒。经胰蛋白酶作用后感染性增强。

二、致病性与免疫性

轮状病毒呈世界性分布，主要在冬季流行，A—C 组轮状病毒引起人和动物腹泻，D—G 组病毒只引起动物腹泻。A 组轮状病毒最为常见，是引起 6 个月至 2 岁的婴幼儿严重胃肠炎的主要病原体，占病毒性胃肠炎的 80% 以上，是导致婴幼儿死亡的主要原因之一。

传染源是患者和无症状带毒者，主要通过粪 - 口途径传播，还可能通过呼吸道传播。病毒侵犯小肠黏膜的绒毛细胞，病毒在胞质内增殖，受损细胞可脱落至肠腔而释放大量病毒，并随粪便排出，患者每克粪便中可排出病毒体 10^{10} 个。潜伏期 1 ~ 3 天，突然发病、发热、水样腹泻，腹泻每天可达 5 ~ 10 次。患者腹泻的原因是：病毒感染导致微绒毛萎缩、脱落和细胞溶解死亡，使肠道吸收功能受损；病毒感染刺激腺窝细胞增生，使分泌功能增强，水和电解质分泌增加，重吸收减少；非结构蛋白 P4（NSP4）具肠有毒素样作用，通过影响钙离子通道而影响水的吸收。一般病例病程 3 ~ 5 天，为自限性，可完全恢复。严重病例可导致脱水和电解质平衡紊乱，如不及时治疗，可能危及生命。

B 组轮状病毒是引起成人腹泻的病原体。通过污染的水源经粪 - 口途径传播。临床症状为腹泻、腹胀、恶心、呕吐，病死率低，常为自限性，可完全恢复。

C 组轮状病毒对人的致病性与 A 组相似，在儿童腹泻中常为散发，偶见暴发流行，发病率低。

机体感染轮状病毒后会产生型特异性 IgM、IgG 抗体，肠道局部出现 SIgA，均可中和病毒，对同型病毒感染有保护作用。隐性感染同样产生特异性抗体。由于婴幼儿免疫系统发育尚不完善，SIgA 含量低，加上轮状病毒型别众多，所以病愈后还可重复感染。

三、微生物学检查

1. 病毒或病毒抗原检测　取腹泻粪便液直接作电镜或免疫电镜检查，由于轮状病毒有特殊的形态结构，应用直接电镜检查，诊断率达 90%～95%，但耗时较长，且由于设备上的限制，较难普遍应用。世界卫生组织现已将 ELISA 双抗体夹心法（检测病毒抗原）列为诊断轮状病毒感染的标准方法，目前国内外均有相应试剂盒出售，该方法简便、灵敏、快速。

2. 病毒核酸检测　提取病毒核酸，进行聚丙烯酰胺凝胶电泳分析，根据该病毒基因片段特殊分布图形进行分析判断，在诊断和分子流行病学研究中发挥重要作用。分子核酸杂交已渐成常规技术，RT-PCR 不仅灵敏度高。且可利用引物设计技术进行 G、P 分型。

3. 分离培养　应用原代猴肾细胞或传代 MA-104 细胞可分离轮状病毒，但因程序复杂，要求条件较高且费时间，一般很少采用。

四、防治原则

控制传染源，切断传播途径，并注意防止医源性传播，医院内应严格做好婴儿病区及产房的婴儿室消毒工作。目前尚无特异有效的治疗药物，主要是输液、补充血容量，纠正机体电解质平衡等支持疗法，以降低疾病的病死率。轮状病毒减毒活疫苗包括轮状病毒牛株和猴株、轮状病毒新生儿株等已进入临床试验阶段，可刺激机体产生特异性抗体，获得一定的保护效果。

第三节　其他肠道感染病毒

一、肠道腺病毒

肠道腺病毒（entericadenovirus，Ead）40、41、42 型是引起婴儿病毒性腹泻的第 2 位病原体。该病毒归属于人类腺病毒 F 组，其形态结构、基因组成、复制特点、致病性和免疫性与其他腺病毒基本一致。

肠道腺病毒主要经粪-口传播，四季均可发病，以夏季多见。主要侵犯 5 岁以下儿童，特别是 2 岁以下婴幼儿。患儿以腹泻为主要表现，可伴有鼻炎、咽炎、气管炎等呼吸道感染症状。

采集患儿粪便，用电镜或免疫电镜检查病毒颗粒，用 ELISA 法或间接免疫荧光法检查病毒抗原或检测抗体、核酸进行微生物学诊断。目前缺乏有效的疫苗及抗病毒治疗，主要采取以支持、对症治疗为主。

二、杯状病毒

杯状病毒（calicivirus）是一类 +ssRNA 病毒，球形，直径 27 ～ 38 nm，衣壳呈二十面体对称，无包膜。引起人类胃肠炎的人杯状病毒（human calicivirus，HuCV）主要包括诺如病毒（norovirus，NV）和沙波病毒（sapovirus，SV）。

诺如病毒的原型病毒为诺瓦克病毒（Norwalk virus），诺瓦克病毒是 1972 年由美国科学家通过对 1968 年美国诺瓦克（Norwalk）地区一所学校胃肠炎暴发疫情中病人的粪便检测而得名。该病毒是世界上引起非细菌性胃肠炎暴发流行最重要的病原体之一。流行季节为冬季，可累及任何年龄组。患者、隐性感染者、健康带毒者为传染源。粪 – 口为主要传播途径，其次为呼吸道。传染性强，人群普遍易感。潜伏期约 24 h，突然发病，恶心、呕吐、腹痛和轻度腹泻，呈自限性。感染后可产生相应抗体，但抗体保护作用不明确。

沙波病毒原称为典型杯状病毒，是 1977 年日本学者从札幌某托儿所腹泻小儿粪便中发现，故也称札幌病毒。主要引起 5 岁以下儿童腹泻，但发病率低。预防主要为切断粪 – 口传播途径和彻底清除污染环境，目前尚无有效疫苗。

三、星状病毒

星状病毒属是一类 +ssRNA 病毒，包括人、哺乳动物和鸟类星状病毒。人星状病毒于 1975 年从腹泻婴儿粪便中分离得到，球形，28 ~ 30 nm，无包膜，电镜下表面结构呈星状，有 5 ~ 6 个角。

星状病毒呈世界性分布，粪 – 口途径传播，易感者为 5 岁以下婴幼儿，是医院内感染的主要病原体。在温带地区，冬季为流行季节，但发病率只占病毒性腹泻的 2.8% 左右。潜伏期 3 ~ 4 天，症状包括发热、头痛、恶心、腹泻，后者可持续 2 ~ 3 天，甚至更长。感染后可产生抗体，抗体有保护作用，免疫力较牢固。目前缺乏有效疫苗。

小　结

肠道感染病毒是指经过粪 – 口途径感染，引起消化道或消化道外传染病的病毒。包括小 RNA 病毒科中的肠道病毒属、呼肠病毒科中的轮状病毒属、腺病毒科的肠道腺病毒等。肠道病毒主要包括脊髓灰质炎病毒Ⅰ—Ⅲ型，柯萨奇病毒 A 组 1—22、24 型、B 组的 1—6 型，埃可病毒的 31 个型，新肠道病毒的 68、69、70 和 71 型。脊髓灰质炎病毒引起脊髓灰质炎。脊髓灰质炎是一种急性传染病，病毒常侵犯中枢神经系统，损害脊髓前角运动神经细胞，导致肢体松弛性瘫痪，多见于儿童。柯萨奇病毒、埃可病毒及新肠道病毒可引起无菌性脑膜炎、疱疹性咽峡炎、流行性胸痛、心肌炎或心包炎、肾炎、肌炎和急性出血性结膜炎等多种临床疾病。肠道病毒感染后均可获得对同型病毒的牢固免疫力。预防疫苗主要是脊髓灰质炎病毒疫苗。

人类轮状病毒 A 组是引起 6 个月—2 岁的婴幼儿严重胃肠炎的主要病原体，占病毒性胃肠炎的 80% 以上，是导致婴幼儿死亡的主要原因之一。全世界因急性胃肠炎而住院的儿童中，有 40%~50% 为轮状病毒引起。B 组轮状病毒是引起成人腹泻的病原体；C 组轮状病毒在儿童腹泻中常为散发，偶见暴发流行，发病率低。轮状病毒感染后产生型特异性 IgM、IgG 抗体，肠道局部出现 SIgA，均可中和病毒，对同型病毒感染有保护作用。

肠道腺病毒、杯状病毒、星状病毒是病毒性胃肠炎的病原体，所引起的胃肠炎临床表现相似，主要为腹泻与呕吐，但流行方式不同，目前均无有效疫苗。

复习思考题

1. 何谓肠道病毒、Salk 疫苗、Sabin 疫苗？
2. 肠道感染病毒的种类有哪些？试述肠道病毒的共同特点。
3. 脊髓灰质炎病毒的致病性与免疫性有何特点？
4. 柯萨奇病毒、埃可病毒和新型肠道病毒引起的疾病类型主要有哪些？
5. 试述肠道病毒与轮状病毒的区别。

（李忠玉）

数字课程学习

▶▶ 微视频　📥 教学 PPT　📝 自测题　◆ 拓展阅读

第二十二章
肝 炎 病 毒

肝炎病毒是引起病毒性肝炎的病原体。病毒性肝炎是当前危害人类健康最严重的疾病之一。目前公认的人类肝炎病毒至少分为 5 种类型，即甲型、乙型、丙型、丁型和戊型肝炎病毒。这些病毒的生物学分类和特性不完全相同（表 22-1），但它们均能引起病毒性肝炎，并有较强的传染性。其中甲型与戊型肝炎病毒由消化道传播，引起急性肝炎。乙型和丙型肝炎病毒属非消化道传播，主要由输血、血制品或注射器污染等途径传播，部分病毒除引起急性肝炎外，还可引起慢性肝炎，并与肝硬化及肝癌发病相关。丁型肝炎病毒为一种缺陷病毒，必须在嗜肝 DNA 病毒等辅助下方能复制，其传播途径与乙型肝炎病毒相似。近年来还发现一些新的与人类肝炎相关的病毒，如庚型肝炎病毒和输血传播病毒（transfusion transmitted virus，TTV），这些病毒是否成为新型人类肝炎病毒尚需进一步证实。此外，还有一些病毒，如黄热病病毒、巨细胞病毒、EB 病毒、疱疹病毒等感染人体后也可伴发肝炎，但不列入肝炎病毒范畴。

表 22-1　五型肝炎病毒生物学特性和致病性比较

病毒	甲型	乙型	丙型	丁型	戊型
病毒分类	小 RNA 病毒	嗜肝 DNA 病毒	黄病毒	缺陷病毒	杯状病毒？
病毒大小	27 nm，二十面体	42 nm，球形	30～60 nm，球形	40 nm，球形	27～34 nm，二十面体
基因	ssRNA 7.5 kb	dsDNA 3.2 kb	ssRNA 9.4 kb	ssRNA 1.7 kb	ssRNA 7.6 kb
抗原	HAVAg	HBsAg HBcAg HBeAg	HCVAg	HDVAg	HEVAg
传播途径	肠道传播	肠道外传播	多数肠道外传播	多数肠道外传播	肠道传播
流行性	高	高	中等	低	低
慢性化	无	3%～10%	40%～70%	2%～70%	无
与肝癌相关性	无	有	有	？	无

第一节　甲型肝炎病毒

甲型肝炎病毒（hepatitis A virus，HAV）是引起甲型肝炎的病原体。1973 年 Feinstone

用免疫电镜技术首先在急性期肝炎患者的粪便中发现。HAV 对人类的感染率很高，我国人群 HAV 感染率为 70%～80%，大多表现为亚临床或隐性感染，仅少数人表现为急性甲型肝炎。一般可完全恢复，不转为慢性肝炎及长期病毒携带者。

一、生物学性状

1. 形态与结构　HAV 归属于小 RNA 病毒科，嗜肝病毒属。病毒体呈球形，二十面体对称结构，直径约为 27 nm，无包膜（图 22-1）。HAV 的核酸类型为 +ssRNA，含 7 500 余个核苷酸，除决定病毒的遗传特性外，兼具信使 RNA 的功能，并有传染性。RNA 基因组编码病毒衣壳蛋白，衣壳蛋白包围并保护核酸，具有特异性抗原（HAVAg），可诱导机体产生抗体。HAV 仅有一个抗原型，与其他肝炎病毒无抗原交叉反应。

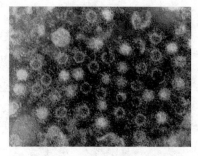

图 22-1　甲型肝炎病毒（电镜）

2. 病毒感染模型与培养　黑猩猩、狨猴和猕猴对 HAV 易感，经口或静脉注射可使动物发生肝炎，并能在肝细胞胞质中检出 HAV 颗粒，在血清中可检出 HAV 的相应抗体。在潜伏期末和急性期的早期，HAV 可随粪便排出。恢复期血清中能检出 HAV 的相应抗体。HAV 在猴肝细胞等组织培养细胞中可以增殖，但增殖十分缓慢，且不引起细胞裂解，自细胞内释放也十分缓慢。应用免疫荧光试验可检出组织细胞中的 HAV。

3. 抵抗力　HAV 对理化因素的抵抗力较强。相对耐热，60℃、1 h 处理仍可存活。在淡水、海水及在毛蚶等贝类生物中可存活数天至数月。对 20% 乙醚、酸（pH 3）处理均有抵抗力。但 100℃ 煮沸可使之灭活。常用过氧乙酸、甲醛消毒剂消除其传染性。

二、致病性与免疫性

（一）传染源与传播途径

HAV 传染源多为患者和隐性感染者。儿童和青少年感染后大多表现为隐性感染，但粪便中可排出病毒，是重要的传染源。甲型肝炎的潜伏期为 15～45 天，常在患者转氨酶升高前的 5～6 天，就有大量病毒从感染者的粪便中排出。发病 2～3 周后，随着血清及粪便中特异性抗体的产生，粪便中不再排出病毒。HAV 主要通过粪 - 口途径传播。HAV 通过污染水源、食物、海产品、食具等可造成散发性流行或暴发流行。1988 年，上海发生因生食被 HAV 污染的毛蚶导致的甲型肝炎暴发流行，患病人数达 30 多万。HAV 在感染者血液中持续时间较短，临床上通过血液传播的甲型肝炎罕见。

（二）致病机制与免疫性

甲型肝炎患者临床表现多从发热、疲乏和食欲减退开始。继而出现肝大、压痛和肝功能损害，部分患者可出现黄疸。HAV 经口侵入人体后，先在肠黏膜和局部淋巴结中大量增殖，继而进入血流形成病毒血症，最终侵入靶器官肝，在肝细胞内增殖。由于在组织培养细胞中增殖缓慢并不直接引起细胞损害，因此，其致病机制主要与机体的免疫病理反应有关。实验动物猕猴经大剂量病毒感染后 1 周，肝组织呈轻度炎症反应和有小量的局灶性坏死现象。此时感染动物虽然肝功能异常，但病情并不严重。当动物血清中出现特异性抗体时，动物病情反而加重，肝组织出现明显的炎症和门静脉周围细胞坏死。研究表明，在感染早期，主要是 NK 细胞引起受感染的肝细胞损伤，当机体产生特异性免疫应答后，主要由杀伤性 T 细胞杀伤肝细胞。

在甲型肝炎的显性感染或隐性感染过程中，机体都可产生抗 HAV 的 IgM 和 IgG 抗体。IgM 抗体在感染早期出现，发病 1 周后达高峰，维持 2 个月左右逐渐下降。IgG 抗体在急性期后期出现，并可维持多年，对 HAV 的再感染有免疫力（图 22-2）。甲型肝炎一般为自限性疾病，预后较好。

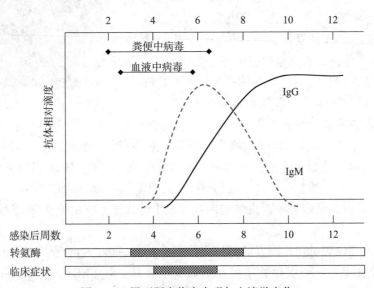

图 22-2　甲型肝炎临床表现与血清学变化

三、微生物学检查

目前对甲型肝炎的微生物学检查，以检测 HAV 的抗体为主，对感染的患者主要是利用酶联免疫吸附试验（ELISA）检测血清 HAV IgM 抗体。抗 HAV IgM 具有出现早、短期达高峰与消失快的特点，因此，HAV IgM 升高是诊断急性甲型肝炎的重要指标。血清 HAV IgG 抗体的检测主要用于流行病学调查。也可检测 HAV 抗原，或用聚合酶链反应（PCR）和核酸杂交法检测 HAV RNA，但临床上不常用。

四、防治原则

目前，已有减毒活疫苗和灭活疫苗用于甲型肝炎的特异性预防。我国研制的 HAV 减毒活疫苗有 H2 株和 L-A-1 株，通过试用，表明效果良好。国外研制的灭活疫苗可诱导机体产生良好的抗体反应，免疫保护效果较好，并具有很好的安全性。目前基因工程疫苗研制亦已成功。对接触过甲型肝炎患者的个体，注射丙种球蛋白及胎盘球蛋白，应急预防甲型肝炎有效果。

HAV 主要通过粪便污染食品和水源经口传播，对甲型肝炎的预防应包括做好卫生宣教工作，搞好饮食卫生，保护水源，加强粪便管理等各个环节。对患者排泄物、餐具、床单衣物等要认真消毒处理。

第二节 乙型肝炎病毒

乙型肝炎病毒（hepatitis B virus，HBV）是引起乙型肝炎的病原体。对 HBV 的认识是通过对其表面抗原的发现而逐步明朗的。1963 年 Blumberg 发现澳大利亚土著人血清中有一种异常抗原，后来经过研究表明这种抗原与肝炎有关，曾称肝炎相关抗原（hepatitis associated antigen，HAA）或澳大利亚抗原。1970 年在电子显微镜下首次观察到 HBV 颗粒的形态，1986 年将其列入嗜肝 DNA 病毒科，正嗜肝 DNA 病毒属。HBV 感染是全世界的公共卫生问题，估计全球 HBV 携带者高达 3.7 亿，我国 HBV 的感染率约为 7.18%。HBV 感染后临床表现呈多样性，易发展成为慢性肝炎，部分可演变为肝硬化或原发性肝癌。因此，乙型肝炎的危害性比甲型肝炎大。

一、生物学性状

（一）形态与结构

乙型肝炎患者血清中存在 3 种与 HBV 有关的不同形态的颗粒（图 22-3）。

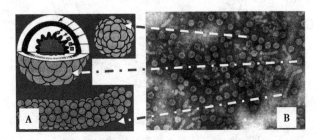

图 22-3　HBV 3 种颗粒模式图（A）及在透视电镜下形态（B）

1. 大球形颗粒　由 Dane 于 1970 年首先在乙型肝炎患者血清中发现，故亦称 Dane 颗粒。这是完整的 HBV 病毒颗粒，具有感染性。呈球形，直径约 42 nm。电镜下呈双层结构，外层相当于病毒的包膜，包膜蛋白含有 HBV 表面抗原（hepatitis B surface antigen，HBsAg）、前 S1（Pre S1）抗原和前 S2（Pre S2）抗原。内层相当于病毒的核衣壳，直径为 27 nm，呈二十面体对称结构，其表面衣壳蛋白为 HBV 核心抗原（hepatitis B core antigen，HBcAg）。其内部为双股未闭合的 DNA 和 DNA 聚合酶。血中大球形颗粒浓度以急性肝炎潜伏期后期为最高，在疾病起始后则迅速下降。

2. 小球形颗粒　直径约 22 nm，是 HBV 感染者血液中最多见的一种颗粒。小球形颗粒不是 HBV，是 HBV 感染肝细胞过程中合成过剩而释放于血清中的包膜，因此，不含 DNA 和 DNA 聚合酶，其化学成分与包膜相似，为脂蛋白，不具有传染性。

3. 管形颗粒　直径约 22 nm，长度可在 100～700 nm 之间。管形颗粒实际上是一串聚合起来的小球形颗粒，其化学成分与小球形颗粒相同，不是 HBV，不具有传染性。

（二）基因结构

HBV DNA 的结构特殊，为双链环状 DNA，但其中有一段仅为单链。病毒 DNA 的长链为负链，而较短的链为正链。两链 DNA 的 5' 端有长达 250～300 对互补的碱基，通过碱基配对构成环状 DNA 结构。HBV 基因组较小，约含 3 200 个核苷酸。负链 DNA 有 4 个区，分别称为 S、C、P 和 X 区。S 区中有 *S* 基因、前 *S1* 和前 *S2* 基因，分别编码 HBV 外层结构的表面抗原（S 蛋白，HBsAg）、Pre S1 蛋白与 Pre S2 蛋白。C 区中有 *C* 基因及前 *C*（*Pre-c*）基因，*C* 基因编码 HBcAg，*Pre-C* 基因和 *C* 基因一起编码 PreC 蛋白，PreC 蛋白经切割后形成 HBeAg。P 区最长，约占基因组 75% 以上，编码 DNA 聚合酶等。X 区可编码有 154 个氨基酸的碱性多肽，可反式激活细胞内的某些癌基因及病毒基因，可能与肝癌的发生与发展有关（图 22-4）。

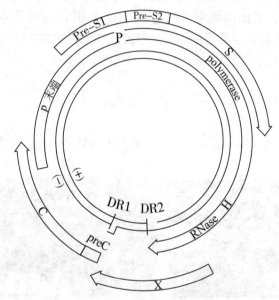

图 22-4　乙型肝炎病毒基因结构模式图

S：表面抗原基因；*Pre S1*，*Pre S2*：前表面抗原 1、2 基因；*C*：核心抗原基因；*Pre-C*：前核心抗原基因；

X：X 基因；*P*：*P* 基因；polymerase：聚合酶基因；RNase H：RNA 酶 H 基因；DR1、DR2：直接重复序列 1、2

（三）抗原组成

1. 表面抗原（HBsAg）　存在于 3 种形态颗粒的外表，在感染者血液中尤其以小球形颗粒的形式存在最多见。化学成分主要为糖基化的病毒蛋白 gP27，22 nm 的小球形颗粒大约由 100 个 HBsAg 单体分子以二硫键形式相连而成。HBsAg 能刺激机体产生相应抗体（抗 -HBS），它是 HBV 的中和抗体，具有免疫保护作用，因此，HBsAg 也是制备疫苗的最主要成分。HBsAg 的检出是 HBV 感染的标志之一。HBsAg 具有几种特异性抗原组分，包括各亚型共同的抗原决定族 a，以及两组互相排斥的亚型决定簇 d/y 和 w/r。HBsAg 的基本亚型有 adr、adw、ayr 及 ayw 4 种，其分布有明显的地区差异，我国汉族以 adr 居多，少数民族以 ayw 为主。因有共同的 a 抗原表位，各亚型间有交叉免疫保护作用。

Pre S1 抗原和 Pre S2 抗原均与病毒的活动性复制有关，患者血清中检出这些抗原，可作为病毒复制的指标。Pre S1 和 Pre S2 具有较强的免疫原性，能刺激机体产生相应抗体，抗 -Pre S1 在血清中维持时间较长；抗 -Pre S2 出现于急性感染期，维持时间较短，仅为 2～3 个月。两种抗体具有中和病毒作用，因此，抗 -Pre S1 和抗 -Pre S2 的检出可作为机体康复的指标之一。

2. **核心抗原（HBcAg）** HBcAg存在于Dane颗粒的核心结构的表面，为衣壳蛋白成分，其外被HBsAg覆盖，故不易在血液中检出。小球形颗粒和管形颗粒无核心结构，因此不存在HBcAg。HBcAg免疫原性强，可刺激机体产生抗体（抗-HBc），但抗HBc对病毒无中和作用，体内检出高效价的抗-HBc，提示HBV在肝内复制。

3. **e抗原（HBeAg）** HBeAg由*Pre-C*基因编码的Pre C蛋白经切割加工后形成，可游离于血清中。HBeAg与DNA聚合酶在血液中的消长基本一致，故HBeAg的存在可作为体内有HBV复制及血清具有传染性的一个指标。HBeAg可刺激机体产生抗-HBe，对HBV感染有一定的保护作用，但抗-HBe阳性不排除有感染性。

（四）组织培养与动物模型

HBV的组织培养尚未成功。目前采用的是HBV DNA转染的细胞培养系统，病毒DNA导入细胞株后可整合于宿主细胞基因组，在宿主细胞中复制并分泌出病毒抗原，有些细胞株还可产生Dane颗粒。HBV DNA基因转染细胞培养系统为筛选抗病毒药物和研制疫苗开辟了新途径。黑猩猩是HBV的易感动物，可用来研究HBV的发病机制，HBV疫苗的免疫效果及其安全性评价。此外，嗜肝DNA病毒科的鸭乙型肝炎病毒、土拨鼠肝炎病毒和地松鼠肝炎病毒也可在相应的宿主建立病毒感染动物模型，被用于HBV致病机制以及药物治疗的研究。

（五）抵抗力

HBV对外界环境的抵抗力强。对低温、干燥、紫外线和一般化学消毒剂均耐受。不被75%乙醇灭活，因此乙醇不适用于HBV的消毒处理。100℃加热10 min可使HBV灭活。HBV对0.5%过氧乙酸、5%次氯酸钠和3%含氯石灰敏感，常用于HBV的消毒处理。

二、致病性与免疫性

（一）传染源与传播途径

1. **传染源** 乙型肝炎患者和HBV抗原携带者为主要传染源。不论在潜伏期、急性期或慢性活动期，患者血清均有传染性。无症状的HBsAg携带者不易被觉察，作为传染源的危害性要比患者更大。

2. **传播途径** HBV的传播途径主要有3种。

（1）经血液和血制品传播：HBV的传染性很强，极微量的污染血液可使人发生感染。输入血液或血制品、注射、医疗手术、针刺等均可传播。此外使用公用剃刀，修脚刀等物品亦可导致皮肤黏膜微小损伤而传染。医院内污染的器械，如内镜、牙科或妇产科器械等也可引起医院内感染。

（2）垂直传播：HBV携带者的母体可经胎盘血感染胎儿，或分娩时新生儿通过产道被感染。HBsAg和HBeAg双阳性的母亲，胎内传播率约为10%，新生儿出生时已出现HBsAg阳性；分娩时新生儿经产道感染，婴儿1年内HBsAg阳转率可达64%。

（3）性传播及密切接触传播：在乙型肝炎患者和HBsAg携带者的精液、阴道分泌物中可检出HBV，通过流行病学研究表明HBV可经性接触传播。在我国性传播不是HBV主要传播方式，而在西方国家，HBV感染主要发生在性乱者和静脉药瘾者，因此，将乙型肝炎列为性传播疾病。

（二）致病机制与免疫性

人体感染 HBV 后临床表现多样，可表现为急性肝炎、慢性活动性肝炎、慢性迁延性肝炎、重症肝炎，也可成为无症状 HBsAg 携带者。研究表明，HBV 致病机制主要是通过机体对病毒的免疫病理反应而引起肝细胞损伤。HBV 引起的免疫应答，一方面表现为免疫保护作用，另一方面可造成机体免疫损伤，因此，两者相互依赖又相互制约而导致了多样的临床表现和转归。当免疫应答功能正常，受病毒感染的肝细胞不多时，乙型肝炎病毒可被特异性细胞免疫与体液免疫协同作用予以清除，由细胞免疫所造成的急性肝细胞损伤可完全恢复，临床表现为一般的急性肝炎。如免疫应答功能低下，或由于病毒变异而发生免疫逃逸，特异性 CTL 不足以完全破坏被病毒感染的肝细胞，又不能产生有效的抗体中和病毒，病毒可在肝细胞内持续存在，并引起免疫病理反应而导致慢性持续性肝炎。慢性肝炎造成的肝细胞病变可促进成纤维细胞增生，引起肝硬化。如果受病毒感染的肝细胞很多，免疫应答过于剧烈，则可引起大量肝细胞坏死，临床上表现为重症肝炎。如果机体特异性细胞免疫和体液免疫应答处于较低水平或完全缺失，既不能有效地清除病毒，也不导致免疫病理反应，形成免疫耐受状态，结果成为无症状的 HBsAg 携带者。对 HBV 的免疫耐受可发生在垂直感染和成年人感染过程中。婴幼儿因免疫系统尚未发育成熟，因此，感染 HBV 后易形成免疫耐受，成为无症状的 HBsAg 携带者。

1. 体液免疫与免疫复合物的损伤作用　人体感染 HBV 后可产生抗 –HBs、抗 –HBc 和及抗 –HBe 等特异性抗体，其中抗 –HBs 在抗病毒免疫和清除病毒过程中具有重要作用，同时引起Ⅱ型超敏反应损伤肝细胞。但在乙型肝炎患者血循环中常可测出 HBsAg 与抗 –HBs 的免疫复合物。免疫复合物可沉积于肾小球基膜、关节滑液囊等部位，引起局部Ⅲ型变态反应，因此患者可伴发关节炎和肾小球肾炎等肝外损害。如大量免疫复合物沉积于肝内，致毛细血管栓塞，局部炎症加剧，则可能引起急性重型肝炎而导致死亡。

2. 细胞免疫与免疫病理反应　细胞免疫可通过特异性 CTL 直接杀伤被病毒感染的肝细胞，或通过特异性 T 细胞分泌多种细胞因子，或 CTL 诱导肝细胞凋亡等方式而发挥抗病毒效应，因此，CTL 在清除 HBV 感染中起重要作用。但细胞免疫的效应具有双重性，既可清除病毒，同时也可造成肝细胞损伤。

3. 自身免疫反应引起的病理损伤　HBV 感染肝细胞后，一方面可引起肝细胞表面抗原的改变，暴露出肝特异性蛋白抗原（liver specific protein, LSP），另一方面宿主肝细胞可含有病毒特异的抗原，从而诱导机体产生对肝细胞膜抗原成分的自身免疫应答。通过 ADCC 作用、CTL 的杀伤作用或 TD 细胞介导的Ⅳ型变态反应损伤肝细胞，临床上主要表现为慢性活动性肝炎。

4. HBV 与原发性肝癌　研究表明 HBV 感染与原发性肝癌的发生密切相关。一是流行病学调查显示 HBV 感染者的肝癌发病率远高于正常人群，肝癌患者有 HBV 感染者也比正常人群高；二是通过实验动物模型证实感染土拨鼠肝炎病毒的土拨鼠能发生肝癌；三是已从肝癌细胞染色体中检出整合的 HBV DNA 片段，HBV 的致癌机制与激活宿主细胞内原癌基因有关。

三、微生物学检查

（一）HBV 抗原与抗体检测

检测血清 HBsAg 、抗 –HBs、HBeAg、抗 –HBe 及抗 –HBc（俗称"两对半"），是判断 HBV 感染的重要手段。其实际用途包括：乙型肝炎患者或携带者的特异性诊断、乙型肝炎患者预后判断、筛选供血员，以及流行病学调查等。因 HBcAg 仅存在于肝细胞内，用常规方法不易检出。目前可以用放射免疫、酶联免疫及间接血凝等血清学方法，尤其以酶联免疫法最常用。乙型肝炎的临床经过与免疫应答的关系见图 22-5。

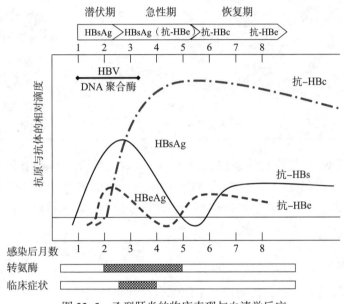

图 22-5　乙型肝炎的临床表现与血清学反应

（二）HBV 抗原抗体检出的临床判断

1. HBsAg　HBV 感染者血清中最先检出的是 HBsAg，见于急性乙型肝炎、慢性肝炎及无症状携带者。急性肝炎恢复后，一般在 1~4 个月内 HBsAg 消失，如果持续 6 个月以上则认为已向慢性肝炎转化。无症状 HBV 携带者肝功能正常，但可长期 HBsAg 阳性。HBsAg 阴性者并不能完全排除 HBV 感染，由于病毒 *S* 基因突变或低水平表达，HBsAg 可使常规方法难以检出。HBsAg 是感染者的指标之一，也是筛选供血员的必要指标。

2. 抗 –HBs　是一种中和抗体，阳性者表示曾感染过 HBV 或接种过 HBV 疫苗。HBV 感染者不论临床上有无肝炎症状表现，均已得到恢复，并且对 HBV 有一定的免疫力。

3. HBeAg　与 HBV DNA 聚合酶的消长基本一致，阳性提示 HBV 在体内复制增殖，患者血液有较强传染性。如转为阴性，表示病毒停止复制；如持续阳性则提示有发展成慢性肝炎的可能性。

4. 抗 –HBe　阳性表示机体已获得一定的免疫力，HBV 复制能力减弱，传染性降低。由于病毒 *Pre-C* 基因发生变异时，病毒可获得免疫逃逸能力，即使抗 –HBe 存在，病毒仍可复制，因此，抗 –HBe 阳性并不说明 HBV 已停止复制。

5. 抗 –HBc   几乎所有急性期病例均可检出。抗 –HBc IgM 阳性表示病毒在体内复制，患者血液有很强传染性。抗 –HBc IgG 在血中持续时间较长，是感染过 HBV 的标志，检出低滴度的抗 –HBc IgG 提示既往感染，高滴度提示急性感染。

HBV 抗原抗体系统与临床关系较为复杂，必须对几项指标同时分析，方能做出正确诊断，结果分析见表 22-2。

表 22-2   HBV 抗原、抗体检测结果的临床分析

HBsAg	HBeAg	抗 –HBs	抗 –HBe	抗 –HBc IgM	抗 –HBc IgG	结果分析
+	–	–	–	–	–	HBV 感染或无症状携带者
+	+	–	–	+	–	急性乙型肝炎（传染性强）
+	+	–	–	+	+	慢性乙型肝炎（传染性强）
+	–	–	+	–	+	急性感染趋向恢复
–	–	+	–	–	+	既往感染恢复期
–	–	–	–	–	+	既往感染
–	–	+	–	–	–	既往感染或接种过疫苗

除 HBV "两对半" 抗原抗体系统检测外，必要时也可检测 Pre S1 和 Pre S2 抗原及其抗体。此外，还可应用核酸杂交技术、PCR 技术进行血清 HBV DNA 检测和血清 DNA 聚合酶检测。这些方法特异性强、敏感性高，因此已被应用于临床诊断、药物效果评价和流行病学调查。

四、防治原则

乙型肝炎的预防应针对其传播途径采取综合性预防措施。要加强对供血员的筛选，以减少输血后肝炎的发病率。对肝炎患者的分泌物和排泄物等可用含氯石灰等消毒剂消毒；用过的餐具、注射器及手术器械等可用煮沸消毒、高压灭菌处理，也可用 5% 过氧乙酸、0.2% 苯扎溴铵等消毒剂浸泡消毒。对有高度感染危险的人群、HBV 阳性母亲的婴儿应采取特异性的预防。

1. 被动免疫   含高效价抗 –HBs 的人血清免疫球蛋白（HBIg）可作为应急预防。注射量为 0.08 mg/kg，接触 HBV 后 8 天内均有效，2 个月后应重复注射 1 次。

2. 主动免疫   目前可用乙型肝炎疫苗特异性预防。主要用于新生婴儿，可有效地阻断垂直传播；也可用于与肝炎患者密切接触的高危人群。第一代疫苗为 HBsAg 血源疫苗，由人血中提纯 HBsAg（小球形颗粒）经甲醛灭活而成。新生儿应用这种疫苗免疫 3 次可获得 90% 以上的抗 –HBs 中和抗体。第二代为基因工程疫苗，将编码 HBsAg 的基因在酵母菌或牛痘病毒等载体中高效表达，然后纯化制备 HBsAg 疫苗。基因工程疫苗已大规模投入应用并取得可喜的结果。第三代为 HBsAg 多肽疫苗或 HBV DNA 核酸疫苗，目前还在研究中。

乙型肝炎的治疗至今尚无特效方法，干扰素以及板蓝根等清热解毒类中草药对部分患者有一定的疗效。

第三节　丙型肝炎病毒

丙型肝炎病毒（hepatitis C virus，HCV）是丙型肝炎的病原体。1974 年 Golafield 首先报道输血后非甲非乙型肝炎，这种病毒曾被称为非甲非乙型肝炎病毒。1989 年 Choo 等应用分子克隆技术获得本病毒基因克隆，并命名为丙型肝炎病毒。由于 HCV 基因组在结构和表型特征上与人类黄病毒相类似，因此，1991 年将 HCV 归属于黄病毒科丙型肝炎病毒属。

HCV 感染呈全球性分布，主要经血或血制品传播。HCV 感染的特征是易于慢性化，急性期后易于发展成慢性肝炎，部分患者可进一步发展为肝硬化或肝癌。

一、生物学性状

HCV 呈球形，有包膜，直径约 50 nm，为 +ssRNA 病毒。对三氯甲烷、甲醛和乙醚等有机溶剂敏感，煮沸可使之失活。HCV 体外培养尚未找到敏感有效的细胞培养系统，但对黑猩猩敏感，可在其体内连续传代，并引起慢性肝炎。

HCV RNA 长度约 9.5 kb，由 9 个基因区组成，基因组某些区域具有高度变易性，导致病毒胞膜蛋白的抗原性改变而不被原有的抗胞膜蛋白抗体识别，病毒得以持续存在，这是 HCV 易引起慢性丙型肝炎的主要原因，也是 HCV 疫苗研制的一大障碍。

根据 HCV 基因序列的差异，可将 HCV 分为 6 个不同的基因型，11 个亚型。不同型 HCV 具有一定的地区和人群分布特征，欧美及亚洲国家流行株多为 I 型和 II 型，III 型次之。

二、致病性与免疫性

丙型肝炎的传染源主要为患者和无症状的病毒携带者。一般患者发病前 12 天，其血液即有感染性，直至发病后第 10 周仍有传染性，并可带毒数年。传播途径主要是通过血源传播，国外报道 30%～90% 输血后肝炎为丙型肝炎，我国输血后肝炎中丙型肝炎约占 1/3。此外还可通过垂直传播和性接触传播。

输入含 HCV 或 HCV RNA 的血液或血液制品，一般经 6～7 周潜伏期后急性发病。多数 HCV 感染者可不出现急性临床症状，发病时已呈慢性过程，其临床症状轻重不一。小部分患者可发展为肝硬化甚至肝癌。丙型肝炎发病机制与乙型肝炎有相似之处，与病毒的直接致病作用和免疫病理损伤有关。当 HCV 在肝细胞内复制时，可引起肝细胞结构和功能改变或干扰肝细胞蛋白合成，造成肝细胞变性坏死，表明 HCV 直接损害肝细胞而致病。另外，异常的细胞免疫反应也是重要的致病机制。

机体感染 HCV 后虽可产生 IgM 和 IgG 型抗体，但保护性免疫力差。黑猩猩实验感染 HCV 诱发肝炎恢复后，再感染同一毒株的 HCV，几乎无免疫保护力。HCV 感染后不能诱导有效的免疫保护反应，可能与 HCV 感染后呈低水平复制，病毒血症水平较低，不易诱导高水平的免疫应答有关；也可能与 HCV 基因易发生变异，从而逃避免疫清除作用有关系。

三、微生物学检查

目前常利用酶联免疫试验检测血清抗 HCV 抗体，可用于诊断丙型肝炎患者、筛选献血员和流行病学调查。此外，还可检测 HCV RNA 作为诊断手段。目前用常规或套式 RT-PCR 法，能检测血清中极微量的 HCV RNA 作为丙型肝炎的早期诊断和献血员的筛查，也可作为丙型肝炎预后的一个指标。

四、防治原则

丙型肝炎的防治原则基本上与乙型肝炎相同。目前，我国预防丙型肝炎的重点应放在加强对献血员的管理、加强消毒隔离制度、防止医源性传播等几个方面。国外报告，对献血员进行抗 HCV 筛查，可排除 85% 具有 HCV 传染性的献血员，从而明显降低输血后丙型肝炎的发病率。丙型肝炎疫苗正在研制中。干扰素治疗丙型肝炎，可缓解病情，防止约 1/2 急性丙型肝炎向慢性发展。

第四节　丁型肝炎病毒

丁型肝炎病毒是 1977 年意大利学者 Rizzetto 在慢性乙型肝炎患者的肝细胞核内发现的一种新的肝炎病毒。该病毒是一种缺陷病毒，必须在 HBV 或其他嗜肝 DNA 病毒的辅助下才能复制增殖，曾称为 δ 因子，现已正式命名为丁型肝炎病毒（hepatitis D virus，HDV）。

一、生物学性状

HDV 为球形病毒，直径 35～37 nm，有包膜，但包膜是由同时感染宿主细胞的 HBV 产生，是 HBV 的 HBsAg 成分。病毒核心由 RNA 和与之结合的抗原（HDVAg）组成。HDV RNA 为环状 –ssRNA，长度仅为 1.7 kb，是已知动物病毒中最小的基因组。HDV RNA 的基因组很小，决定了 HDV 的缺陷性，使它不能独立复制增殖，只能在 HBV 或其他嗜肝 DNA 病毒辅助下才能复制（图 22-6）。黑猩猩、土拨鼠和北京鸭对 HDV 敏感，可作为 HDV 研究的动物模型。

二、致病性与免疫性

HDV 的感染有两种方式：一种是联合（协同）感染（coinfection），即 HDV 与 HBV 或其他嗜肝 DNA 病毒同时感染；另一种为重叠感染（superinfection），即在 HBV 先感染基础上再发生 HDV 感染。HDV 感染常可导致 HBV 感染者的症状加重与病情恶化，故在暴发型肝炎的发生中起着重要的作用。在 HDV 感染黑猩猩的动物实验中，HDV

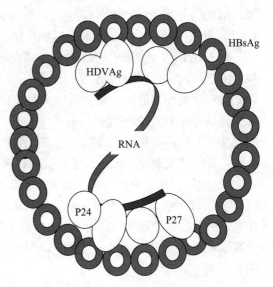

图 22-6　HDV 结构模式图

RNA 的消长与肝损害的程度相关。HDAg 主要存在于肝细胞核内，在血液中出现较早，但维持时间短，故不易检测到。HDV 的致病机制也可能与病毒对肝细胞的直接损伤和免疫病理反应有关。HDAg 可刺激机体产生特异的抗 HDV 抗体，但这种抗体无免疫保护作用。

流行病学调查表明，HDV 感染呈世界性分布，但主要分布于意大利、中东、西非和南美等地区，我国以四川等西南地区较多见。其传播方式与 HBV 相似，主要通过输血或使用血制品传播，也可通过密切接触及垂直感染等方式传播，因此，丁型肝炎的一般性预防和治疗原则同乙型肝炎。

三、微生物学检查

HDAg 检测是诊断 HDV 感染的直接证据，但由于血液中持续时间短，滴度低，故不易检出。目前可用放射免疫和酶联免疫试验检测血清中 HDV 抗体作为临床诊断依据。HDV IgM 型抗体在感染后 2 周产生，1 个月达高峰，随之迅速下降。因此，检出 HDV IgM 型抗体可做早期诊断。IgG 型抗体产生较迟，在恢复期才出现。如 HDV 抗体持续高效价，可作为慢性 HDV 感染的指标。

第五节　戊型肝炎病毒

戊型肝炎病毒曾称为经消化道传播的非甲非乙型肝炎病毒。由该病毒引起的肝炎于 1955 年首次在印度暴发流行，1986 年我国新疆也发生了较大流行，约 12 万人发病。1989 年美国学者成功地克隆了戊型肝炎病毒基因组，并正式命名为戊型肝炎病毒（hepatitis E virus，HEV）。曾归类于杯状病毒科，HEV 的分类尚未最后确定。目前，戊型肝炎在我国流行较为常见。

一、生物学性状

HEV 是球形 RNA 病毒，直径 27 ~ 34 nm，无包膜，核衣壳呈二十面体对称（图 22-7）。HEV 基因组为 +ssRNA。已知 HEV 有 8 个基因型，其中 I 型和 II 型的代表株分别为缅甸株（HEV-B）和墨西哥株（HEV-M）。在我国流行的 HEV 主要为 I 型和 IV 型。目前尚不能在体外组织细胞进行大量培养，但黑猩猩、恒河猴、非洲绿猴、猕猴等对 HEV 敏感，可用于分离病毒。HEV 在碱性环境中较稳定，对三氯甲烷等敏感，煮沸可将其灭活。

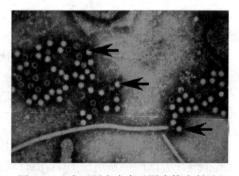

图 22-7　戊型肝炎病毒（图中箭头所示）

二、致病性与免疫性

戊型肝炎的传染源主要为患者，潜伏期末和急性期初的患者粪便排毒量最大，传染性最强。HEV 主要经粪 - 口途径传播，潜伏期为 2 ~ 10 周，平均 6 周。病毒随患者粪便排出，通过日常生活接触传播，并可经污染食物、水源引起散发或暴发流行。HEV 通过对肝细胞的直接损伤和免疫病理作用引起肝细胞的炎症病变。临床上可表现为急性肝炎、重症肝炎及胆汁淤滞性肝炎。多数患者为自限性感染，不发展为慢性。HEV 主要侵犯青壮年，成人感染以临床型多见，而儿童以隐性感染多见。成人病死率高于甲型肝炎，尤其是孕妇患戊型肝炎病情严重，在妊娠 6~9 个月发生感染病死率达 10%~20%。HEV 感染后可产生免疫保护作用，可防止同株甚至不同株 HEV 再感染。

三、微生物学检查

目前常用酶联免疫试验检查血清中 HEV IgM 和 IgG 抗体作 HEV 感染的实验室诊断，如 HEV IgM 抗体阳性，则可确诊患者受 HEV 感染；如 IgG 抗体阳性，则不能排除 HEV 既往感染。

戊型肝炎一般性的防治原则与甲型肝炎相同，HEV 的特异性疫苗尚在研究中。

第六节　其他肝炎相关病毒

一、庚型肝炎病毒

1995 年，美国两个实验室分别从非甲—戊型肝炎患者中发现了新型肝炎致病因子的基因组序列，称为 HGV 和 GBV-C，后来研究表明两者的核苷酸和氨基酸同源性分别为 85% 和 95%，认为是同种病毒的不同分离株。动物实验表明该病毒可引起非甲—戊型肝炎，由于其命名未正式明确，现一般将其称为庚型肝炎病毒（hepatitis G virus，HGV）。

现认为 HGV 属黄病毒科，形态结构与 HCV 相似，基因组为 +ssRNA。根据基因组差异可将 HGV 至少分为 5 种基因型，其中 I 型多在西非人群中发现，II 型来源于南美和欧洲，III 型在亚洲人群中多见。

HGV 的传播途径与 HCV 和 HBV 相似，主要经输血、血制品等非肠道途径传播，也存在垂直传播。HGV 可引起急性和慢性肝炎。HGV 单独感染时，肝脏损害程度较轻，临床症状不是很明显，发展成慢性肝炎者较丙型肝炎少。HGV 常与 HCV 或 HBV 联合感染，因此有人认为 HGV 可能是一种辅助病毒。HGV 感染病毒血症时间较长，也有 HGV 慢性携带者。HGV 在黑猩猩、猕猴等动物中感染已获成功。关于 HGV 的致病性仍有许多问题尚未明了。

HGV 感染可通过检测患者血清 HGV 抗体，或用 RT-PCR 法检测病毒 RNA 来确诊。据报道在美国的供血员中 HGV 流行较 HCV 严重。鉴于 HGV RNA 在人群中有较高的阳性率，对 HGV 的传播、致病、变异及检测等研究已引起重视。

二、输血传播病毒

输血传播病毒（transfusion transmitted virus，TTV）也称为 TT 型肝炎病毒，是 1997 年首先从一例日本输血后非甲—庚型肝炎患者的血清中发现的一种新型的肝炎相关病毒。后经分子流行病学研究证实，该病毒与输血后肝炎有相关性。

TTV 为 -ssDNA 病毒，病毒体呈球形，直径为 30~50 nm，无包膜，生物学归类尚未确定。黑猩猩感染已获得成功。

TTV 主要通过血液或血制品传播，因为在患者的粪便中可检测到 TTV DNA，因此，也存在消化道传播途径。TTV DNA 在各型肝炎患者血液中具有较高的检出率，在转氨酶正常和异常的献血员中的阳性率也分别达 16.8% 和 34.0%。TTV 可在黑猩猩体内传代，但不引起血清生化或肝组织病理学改变。目前，对 TTV 是否为嗜肝病毒，其致病性和致病机制等问题也需进一步研究确定。

小　　结

肝炎病毒主要有 5 型，即甲型、乙型、丙型、丁型和戊型，此外，还有较晚发现的庚型和输血传播（TT）型肝炎病毒。各型肝炎病毒的生物学分类和性状不尽相同，致病特点也有差异，其中以甲型肝炎和乙型肝炎病毒最具有代表性。除乙型和 TT 型肝炎病毒是 DNA 病毒，其他各型均为 RNA 病毒。甲型、戊型和 TT 型肝炎病毒无包膜，其他 4 型有包膜。各型病毒均有特异性抗原，其中乙型肝炎病毒具有 3 种抗原，即 HBsAg、HBcAg 和 HBeAg，这些抗原均可刺激机体产生相应的抗体。肝炎病毒均不易组织细胞培养，易感的动物模型主要是黑猩猩、猕猴等灵长类动物。肝炎病毒的抵抗力较强，尤其是乙型肝炎病毒。肝炎病毒隐性感染者比较多见，患者和无症状病毒携带者是主要传染源。甲型与戊型肝炎病毒由消化道传播，主要引起急性肝炎，预后较好；其他各型病毒主要通过输血、注射器污染、性接触和垂直感染等非消化道途径传播，感染者易发展为慢性肝炎，预后较差。丁型肝炎病毒是一种缺陷病毒，必须在乙型肝炎病毒或其他嗜肝 DNA 病毒辅助下才能生长，因此，常与乙型肝炎病毒联合感染。各型肝炎病毒的致病机制为病毒直接造成肝细胞损伤和机体的免疫病理应答损伤。乙型肝炎病毒感染导致的细胞免疫病理应答与临床类型及疾病归转密切相关。乙型肝炎病毒感染与肝癌的发生有关。检测病毒抗原抗体系统对判断肝炎病毒的感染及其预后具有重要意义。目前对甲型肝炎和乙型肝炎病毒均有相应的预防疫苗。

复习思考题

一、名词解释
1. HAA
2. Dane 颗粒
3. 小球型颗粒
4. 管型颗粒
5. δ 因子
6. S 蛋白

二、简答题
1. 比较甲型肝炎病毒和乙型肝炎病毒的生物学性状及致病特点的不同点。

2. 乙型肝炎病毒通过哪些传播途径致病？

3. 乙型肝炎病毒抵抗力如何？在临床上应采取哪些措施预防乙型肝炎病毒感染？

4. 简述乙型肝炎病毒的抗原抗体系统的组成及检测意义。

5. 由消化道传播和非消化道传播的肝炎病毒分别有哪些？丁型肝炎病毒为何不能单独感染？

（陈　俊）

数字课程学习

▶▶ 微视频　　⬇ 教学 PPT　　✎ 自测题　　◆ 拓展阅读

第二十三章
虫媒病毒

虫媒病毒（arbovirus）是一大类通过吸血节肢动物叮咬人、家畜及野生动物而传播疾病的病毒，又称节肢动物媒介病毒。虫媒病毒种类繁多，分属于不同病毒科、不同病毒属，对人类致病的有 100 种以上，目前在我国流行的主要有流行性乙型脑炎病毒、森林脑炎病毒、登革病毒和克里米亚 – 刚果出血热病毒（新疆出血热病毒），主要引起脑炎、脑膜炎、肾综合征出血热等疾病。

虫媒病毒的共同特征如下①形态结构：球形，直径为 40～70 nm，有包膜，包膜上有血凝素刺突，核衣壳呈二十面体对称，核心为 +ssRNA。②抵抗力弱：对紫外线、酸及脂溶剂敏感。③致病性：通过吸血节肢动物（蚊、蜱及白蛉等）叮咬传播，节肢动物既是传播媒介，又是储存宿主。病毒致病力强，临床表现多样。病毒感染具有自然疫源性疾病特征，即明显的季节性和地区性。

第一节　流行性乙型脑炎病毒

流行性乙型脑炎病毒（epidemic type B encephalitis virus）简称乙脑病毒，是流行性乙型脑炎（简称乙脑）的病原体，1935 年日本学者首先由从脑炎死亡者的脑组织中分离获得，故国际上又称日本脑炎病毒（Japanese encephalitis virus，JEV），所致疾病又称日本脑炎，我国于 1940 年从脑炎死亡患者的脑组织中亦分离出乙脑病毒，证实本病的存在，且几乎遍布全国各地，仅新疆、西藏、青海除外。乙脑病毒多侵犯 10 岁以下儿童，病死率高，幸存者常留下神经系统后遗症。随着疫苗的推广使用，我国乙脑发病率明显降低，但近年来成人及老年人患者出现增多的趋势。

一、生物学性状

1. 形态与结构　乙脑病毒属于黄病毒科的黄病毒属。乙脑病毒呈球形，直径 30～40 nm，有包膜，上有血凝素刺突，即包膜蛋白，能凝集鸡、鹅、羊等动物红细胞。核衣壳呈二十面体对称。核心核酸为 +ssRNA，全长约 11 kb，只含有一个可读框架，编码衣壳蛋白（capsid protein，C 蛋白）、膜蛋白（membrane protein，M 蛋白）、包膜蛋白（envelope protein，E 蛋白）等结构蛋白及 NS1–NS5 等非结构蛋白（图 23–1）。

2. **免疫原性** 乙脑病毒抗原性稳定，只有一种血清型，不同地区不同时期分离的病毒株之间无明显差异，因此，应用疫苗预防效果良好。E蛋白为主要的抗原物质，可诱导机体产生特异性中和抗体和血凝抑制抗体。

3. **培养特征** 乙脑病毒可利用敏感的动物和细胞进行培养。常用的敏感细胞有 BHK-21（幼仓鼠肾细胞）、白纹伊蚊细胞（C6/36）、Vero 等传代细胞及地鼠肾细胞、猪肾细胞、鸡胚成纤维细胞等原代细胞，乙脑病毒在上述敏感细胞内增殖并引起明显的细胞病变。乳鼠是最常用的敏感动物，乳鼠经脑内接种乙脑病毒 3～5 天后发病，出现兴奋性增高、肢体痉挛等神经系统症状，1 周左右因麻痹而死亡，其脑组织含大量病毒。

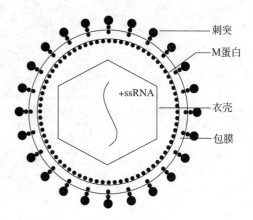

图 23-1 乙脑病毒结构示意图

4. **抵抗力** 乙脑病毒抵抗力较弱，不耐热，56℃、30 min 或 100℃、2 min 均可灭活。对蛋白酶、常用消毒剂、酸、乙醚和三氯甲烷等脂溶剂敏感。对低温和干燥的抵抗力较强，冷冻干燥后在 4℃冰箱中可保存数年。

二、流行病学特征

1. **传染源** 家畜、家禽是乙脑病毒的主要传染源，尤其是幼猪，为最重要的传染源，因其缺乏免疫力，在流行季节，感染率高达 100%，且具高滴度的病毒血症。人被乙脑病毒感染后，血中病毒滴度不高，且只有短暂的病毒血症期，故人不是主要的传染源。猪的感染高峰期比人群的发病高峰期约早 3 周，因此检测猪的感染率可预测当年在人群中的流行趋势，同时通过猪的免疫预防，可控制本病在猪及人群中的流行。

2. **传播媒介** 在我国，三带喙库蚊是乙脑病毒的主要传播媒介，此外，致乏库蚊、中华按蚊、蠛蠓等亦可能为本病毒的传播媒介。蚊虫叮咬染毒猪后，病毒在其唾液腺和肠内增殖，蚊虫可终身带毒，甚至携带乙脑病毒越冬或经卵传代。因此，蚊子既是传播媒介，又是重要的储存宿主。乙脑病毒通过蚊子作为传播媒介，在蚊→动物→蚊中不断循环，染毒蚊子若叮咬易感人群，可引起人体感染。

3. **流行特征** 东南亚和西太平洋地区是乙脑的主要流行区，我国除青海、新疆、西藏外均有乙脑流行的报告。乙脑的流行与蚊虫的密度一致，以夏、秋季为主，我国华南地区乙脑流行高峰期在 6～7 月，华北地区为 7～8 月，东北地区为 8～9 月。易感人群主要为 10 岁以下的儿童，近年来由于儿童计划免疫的实施，发病年龄有增高趋势。

三、致病性与免疫性

人群对乙脑病毒普遍易感，绝大多数感染者表现为隐性或顿挫感染，仅少数发展为具典型中枢神经系统症状的乙脑。

人被带毒雌蚊叮咬后，病毒随蚊虫唾液进入人体皮下，在毛细血管内皮细胞及局部淋巴结等处的细胞中增殖。随后，少量病毒进入血流，此即第一次病毒血症。病毒随血循环散布到肝、脾等处的细胞中继续大量增殖，4~7日后，再次侵入血流，形成第二次病毒血症，出现发热、寒战、全身不适等症状。绝大多数患者病情不再继续发展，即成为顿挫感染。少数患者由于免疫力低下，病毒可穿过血脑屏障侵入脑组织内增殖，引起脑膜及脑实质炎症，临床表现出高热、头痛、呕吐、昏睡、惊厥、抽搐等神经系统症状和体征，病死率高达10%~40%，5%~20%的幸存者留下痴呆、瘫痪、失语等后遗症。

乙脑病后或隐性感染均可获得牢固的免疫力。机体的抗乙脑病毒免疫机制包括体液免疫、细胞免疫和血脑屏障，其中中和抗体能有效地阻止病毒血症的发生及病毒的扩散，而发挥主要的抗感染作用，完整的血脑屏障能阻止病毒进入中枢神经系统，细胞免疫可及时清除感染细胞内的病毒，因此也具有重要的作用。

四、微生物学检查

（一）病毒学检查

采用免疫荧光、ELISA等方法检测乙脑发病初期患者血液及脑脊液中乙脑病毒抗原，阳性结果有早期诊断价值。RT-PCR检测标本中的乙脑病毒核酸片段，阳性结果有早期诊断价值，是乙脑早期快速诊断方法之一。

乙脑病毒的分离培养可采用细胞培养、乳鼠脑内接种法。急性期患者脑脊液、血液及尸体脑组织标本接种敏感细胞（如C6/36、BHK-21细胞系），通过观察细胞病变作用、红细胞吸附试验及免疫荧光等方法鉴定结果。待检标本也可接种1~3日龄乳鼠脑内，濒死时检测或分离脑悬液中病毒，但敏感性较细胞培养法低，较少用于临床诊断。

（二）血清学试验

1. 特异性IgM检测　乙脑病毒感染后4日产生特异性IgM，采用IgM抗体捕获的酶联免疫吸附试验检测患者血清或脑脊液，阳性率达90%以上，常用于早期快速诊断。

2. 血凝抑制试验　乙脑病毒感染后5日产生血凝抑制抗体，但特异性较低，故血凝抑制试验一般用于病毒的初步鉴定。检测患者双份血清标本，抗体效价增高4倍或以上可确诊。

3. 补体结合试验　取患者急性期和恢复期双份血清，采用补体结合试验检测特异性IgG，若恢复期血清抗体效价是急性期的4倍或以上，则有诊断意义。但因特异性抗体具有出现晚和持续久的特点，因此，一般用于流行病学调查。

4. 中和试验　中和试验特异性和敏感性都高，但因操作繁杂及周期长等缺点而受到限制，一般用于血清学流行病学调查或新分离病毒的鉴定。

五、防治原则

预防乙脑有防蚊灭蚊、疫苗接种及动物宿主管理等三大措施。防蚊灭蚊是预防乙脑的关键措施。9个月至10岁的儿童接种乙脑疫苗是预防乙脑的重要环节。乙脑疫苗有灭活疫苗和减毒活疫苗两大类，目前普遍使用灭活疫苗，保护率为66%~90%。我国学者已研制成功并生产出地鼠肾细胞乙脑病毒减毒活疫苗SA14-14-2株，该疫苗免疫一次中和抗体转阳率80%以上，1年后加强免疫一次，中和抗体转阳率达94%以上。该疫苗安全、价廉、免疫效果好，在我国将逐渐取代灭活疫苗。

幼猪是乙脑病毒主要传染源和中间宿主，乙脑流行区幼猪接种乙脑疫苗可有效防止幼猪感染，减少乙脑病毒在人群中的传播，对降低乙脑的发病率具有重要意义。

第二节 登革病毒

登革病毒（dengue virus）由伊蚊传播，引起登革热（dengue fever，DF）和登革出血热/登革休克综合征（dengue hemorrhagic fever/dengue shock syndrome，DHF/DSS）等急性传染病。登革热患者表现出发热，关节、肌肉剧痛等症状，故登革热俗称断骨热。该病广泛流行于热带、亚热带地区，特别是东南亚、西太平洋及中南美洲，我国自 1978 年于广东佛山首次发现后，在海南省及广西等地均有流行。近年来，由于气候变暖、传播媒介的扩散、人口大流动等原因，登革热的流行范围不断扩大，已经成为世界上分布最广、发病最多的虫媒病毒，例如，2014 年广东省暴发了近 20 年来最大的登革热疫情，发病人数达到 4.5 万例。

一、生物学性状

登革病毒形态结构与乙脑病毒相似，为 +ssRNA 病毒，分类上属黄病毒科黄病毒属，根据抗原性不同，分为 1、2、3、4 四个血清型，各型间存在抗原性交叉，与乙脑病毒和西尼罗病毒也有部分抗原交叉。乳鼠是登革病毒最敏感、最常用的实验动物，可脑内接种培养。白纹伊蚊传代细胞（C6/36 细胞）是最敏感、最常用的细胞，登革病毒接种后可大量增殖并产生明显的细胞病变。该病毒易在蚊体内增殖，也可用蚊体胸内接种培养。登革病毒的抵抗力不强，常用化学消毒剂、脂溶剂、56℃、加热 30 min、紫外线等均可灭活。

二、致病性与免疫性

人和灵长类动物是登革病毒的主要储存宿主，埃及伊蚊和白纹伊蚊是主要传播媒介。在城市型疫源地，患者及隐性感染者是本病的主要传染源，人群对登革病毒普遍易感，在流行区儿童发病率较高。

病毒通过蚊虫叮咬侵入机体后，先在毛细血管内皮细胞及单核巨噬细胞系统中复制增殖，然后侵入血流，引起发热、肌肉和关节疼痛等症状，约 50% 患者伴有恶心、呕吐、皮疹或淋巴结肿大，部分患者可于发热 2～4 天后病情突然恶化，发生出血和休克。登革病毒感染的临床表现分为登革热和登革出血热/登革休克综合征两种类型。前者发生于初次感染，病情较轻，一般只出现发热、肌肉和关节酸痛、淋巴结肿胀等轻微症状；后者发生于再次感染，病情较重，有出血和休克等严重症状。

有关登革出血热/登革休克综合征（DHF/DSS）的发病机制尚未完全阐明，多数学者认为免疫病理反应在该病的发展过程中起着重要作用，支持"抗体依赖的增强作用（antibody-dependent enhancement，ADE）"假说，即再次感染的登革病毒与血清中已存抗体结合，但不能被中和，而是通过抗体 Fc 段与单核细胞表面的 Fc 受体结合，病毒经吞噬进入细胞并在其中大量增殖，诱导单核细胞或活化 T 细胞释放肿瘤坏死因子、IL-2、IFN-γ、血小板活化因子、蛋白酶、凝血酶及一些血管通透因子，引起补体激活、血小板减少和血管通透性增加，导致出现出血和休克等严重症状。此外，大量登革病毒抗原与抗体在血循环中形成的免疫复合物，可激活补体系统而引起血管通透性增高，与休克的发生亦有关系。

三、微生物学检查

1. 病毒的分离培养　从临床标本中分离病毒是确诊的可靠方法。病毒分离包括乳鼠脑内接种和敏感细胞培养等，利用 C6/36 细胞分离病毒是最敏感的方法，阳性率比接种乳鼠更高。

2. 血清学检查　登革病毒感染 1 周后，依次出现血凝抑制抗体、补体结合抗体，取患者双份血清标本，做血凝抑制试验和补体结合试验，如抗体效价增高 4 倍或以上有诊断意义。近年还有用 ELISA 捕获法检测 IgM 抗体作为早期诊断指标。

利用核酸杂交法也可快速准确检测登革病毒 RNA。

四、防治原则

防蚊、灭蚊是预防该病的主要措施，无特殊治疗方法，疫苗尚未研制成功，虽然国外文献报道，在研减毒活疫苗等能诱导出中和抗体，但不排除其可能通过免疫促进作用增强病毒感染及复制，导致病情加重的可能性。

第三节　森林脑炎病毒

森林脑炎病毒（forest encephalitis virus）是中枢神经系统急性传染病森林脑炎的病原体，由蜱传播。目前该病在全世界范围内广泛分布，1934 年 5—8 月在俄罗斯东部的一些森林地带首先发现，故又称俄罗斯春夏型脑炎。在我国东北森林地带和西北的一些地区曾有流行。临床上以发热、神经症状为特征，有时出现瘫痪后遗症。

森林脑炎病毒的形态结构、培养特性及抵抗力与乙脑病毒相似，但动物感染范围较广，以小白鼠的敏感性最高，多种接种途径均能发生感染，有较强的嗜神经性，小白鼠腹腔、地鼠或豚鼠脑内接种，易发脑炎致死，若猴脑内接种，则致四肢瘫痪。来源不同的病毒株毒性差异较大，但抗原性较一致。

森林脑炎是一种中枢神经系统的急性传染病。蝙蝠、刺猬、松鼠等多种野生动物是该病的传染源，蜱是传播媒介，其中森林硬蜱的带病毒率最高，成为主要的传播媒介。由于病毒在蜱体内不仅能增殖、越冬，而且可经卵传代，因此，蜱既是传播媒介又是储存宿主。在自然情况下，病毒主要通过蜱叮咬在蝙蝠及哺乳动物（刺猬、松鼠、野兔等）等多种野生动物中间循环，形成自然疫源地。易感人群进入疫源地被带毒蜱叮咬而感染。牛、马、狗、羊等家畜在自然疫源被感染，同时携带蜱至居民区，引起人群感染。森林脑炎病毒亦可通过胃肠道和呼吸道传播。感染本病毒的山羊乳汁中含有病毒，故饮用生羊奶可引起感染，意外吸入受病毒污染的气溶胶也可引起感染。多数人感染病毒后，表现为隐性感染，少数人感染病毒 7~14 天后突然发病，出现高热，头痛，肌肉麻痹、萎缩，昏迷等症状，病死率高达 30%，痊愈者常遗留肌肉麻痹后遗症。感染后无论发病与否均获得持久牢固免疫力。

微生物学检查方法同乙型脑炎。防蜱、灭蜱是预防本病的主要措施，特异性预防方法是对有关工作人员接种疫苗。目前，我国林区使用的疫苗是地鼠肾细胞培养的灭活疫苗，安全有效。

小 结

　　虫媒病毒通过蚊、蜱等吸血节肢动物叮咬传播疾病，常见疾病有脑炎、脑膜炎、肝炎、出血热等，且具有明显的季节性和地区性等特征。目前在我国流行的虫媒病毒主要有流行性乙型脑炎病毒、登革病毒、森林脑炎病毒等。乙脑病毒的主要传染源是家畜（尤其幼猪）、家禽，主要传播媒介为三带喙库蚊，绝大多数感染者表现为隐性或顿挫感染，少数出现高热、头痛、呕吐、昏睡、惊厥、抽搐等典型中枢神经系统症状，部分幸存者留下严重后遗症，乙脑病毒感染后可获牢固免疫力。登革病毒的传播媒介是伊蚊，引起登革热（DF）和登革出血热/登革休克综合征（DHF/DSS）等急性传染病。森林脑炎病毒由蜱传播，多数感染者无明显临床症状，少数感染者出现以中枢神经系统为主要表现的森林脑炎，感染后无论发病与否均可获持久的免疫力。

复习思考题

一、名词解释
虫媒病毒

二、简答题
1. 虫媒病毒有哪些共同特征？
2. 如何预防流行性乙型脑炎？

（陈　俊）

数字课程学习

▶▶ 微视频　　⬇ 教学 PPT　　📝 自测题　　◆ 拓展阅读

第二十四章
出血热病毒

出血热病毒由节肢动物或啮齿类动物等传播致病，所致疾病以发热、出血、肾损害等为主要特征。出血热病毒种类较多，在我国发现的主要有汉坦病毒和克里米亚–刚果出血热病毒。近年来在非洲由埃博拉病毒引起的出血热，因发病快、病死率高而引起全球广泛关注。

第一节　汉　坦　病　毒

汉坦病毒（hantavirus）是肾综合征出血热（hemorrhagic fever with renal syndrome，HFRS）的病原体。根据其抗原性及基因结构特征的不同，可分为 14 个型别，其中 6 个型别与人类疾病关系密切。在我国流行的主要是 I 型（汉滩病毒）和 II 型（汉城病毒）。汉坦病毒引起的 HFRS 习惯称为流行性出血热，其发病严重，病死率较高。

一、生物学性状

1. 形态与结构　汉坦病毒呈圆形或卵圆形，直径约 120 nm，有包膜。核酸类型为 –ssRNA，分为 L、M、S 三个片段，分别编码依赖 RNA 的 RNA 聚合酶（L）、包膜糖蛋白（G1、G2）和核蛋白（N）。G1 和 G2 构成包膜表面刺突，具有血凝素活性，可凝集鹅红细胞，并具有抗原性，能诱导机体产生中和抗体（图 24-1）。

2. 培养特性　多种传代、原代及二倍体细胞均对汉坦病毒敏感，实验室常用非洲绿猴肾细胞（Vero-E6）等细胞株来分离培养该病毒。病毒在细胞内增殖一般不引起明显的细胞病变，通常需采用免疫学方法进行鉴定。易感动物有多种，如黑线姬鼠、长爪沙鼠、小白鼠、大白鼠等，感染后鼠肺、肾等组织可检出大量病毒。

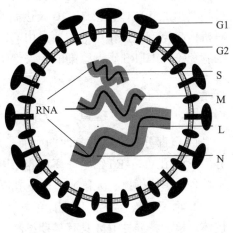

图 24-1　汉坦病毒结构示意图

3. 抵抗力　病毒抵抗力不强，56～60℃、60 min 即可灭活。对酸（pH 3.0）和丙酮、三氯甲烷、乙醚等脂溶剂敏感。一般消毒剂如甲酚溶液、苯扎溴铵等也能灭活病毒。

二、流行病学特征

1. 传染源和动物宿主　汉坦病毒的主要宿主和传染源为啮齿类动物，在我国以黑线姬鼠和褐家鼠为主。因此，HFRS 的发生与流行跟鼠类的分布和活动相关，具有明显的地区性和季节性。本病主要分布于亚洲和欧洲。我国是 HFRS 疫情最严重的国家，大多数省、自治区、直辖市均有病例报告。

2. 传播途径　汉坦病毒有多种传播途径，归纳为 3 类 5 种，即动物源性传播（包括通过呼吸道、消化道和伤口）、虫媒（螨类）传播和胎盘垂直传播。其中动物源性传播是主要的传播途径，即携带病毒的动物通过唾液、尿、粪便排出病毒污染环境，人或动物通过呼吸道、消化道摄入或直接接触感染动物受到传染。虽然能够从患者尿液中分离到病毒，但在人群中的水平传播尚未证实。人群对汉坦病毒普遍易感，其中农民和野外作业者接触传染源的机会较多，是主要的易感人群。

三、致病性与免疫性

1. 致病性　HFRS 潜伏期一般为 2 周左右，起病急，发展快。HFRS 的发病机制较为复杂，目前认为是病毒直接作用及免疫病理共同损伤而致病。汉坦病毒对毛细血管内皮细胞及免疫细胞有较强的亲嗜性和侵袭力，可直接损伤全身毛细血管和小血管。同时，病毒抗原与相应抗体形成的免疫复合物，在血管壁、肾小球及肾小管上沉积，可引起Ⅱ型和Ⅲ型的超敏反应免疫病理损伤。此外，在患者早期血液中 IgE 和组胺都明显增高，提示Ⅰ型超敏反应亦参与致病作用。HFRS 患者可出现高热、寒战、乏力、全身酸痛，以及皮肤和黏膜出现出血点或瘀斑等症状和体征。肾损害者可出现血尿、蛋白尿，电解质紊乱。典型病例具有三大主症：即发热、出血和肾损害。临床经过分为发热期、低血压期、少尿期、多尿期和恢复期 5 个阶段。

2. 免疫性　HFRS 病后可获对同型病毒持久免疫力。感染后抗体出现早，发病 2 天即可检测出 IgM 抗体，第 7～10 天达高峰。IgG 抗体在第 3、4 天出现，第 14～20 天达高峰。对机体起免疫保护作用的主要是由 G1 和 G2 糖蛋白刺激产生的中和抗体和血凝抑制抗体，细胞免疫在 HFRS 病毒感染的免疫保护中也起重要作用。HFRS 病后可获稳定而持久的免疫力。

四、微生物学检查

1. 病毒分离　患者急性期血液、尸检组织及感染动物的肺、肾等组织均可用于病毒分离。可用 Vero-E6 细胞分离培养，以免疫荧光染色法检查细胞内病毒。另外，也可将标本接种于黑线姬鼠、大鼠或小白鼠乳鼠等易感动物来分离病毒。

2. 血清学检查　常用间接免疫荧光染色或 ELISA 法检测患者血清中特异性 IgM 和 IgG 抗体。检测特异性 IgM 具有早期诊断价值，阳性率达 95% 以上。IgG 抗体出现也较早，维持时间很长，恢复期血清抗体滴度比急性期升高 4 倍以上可确诊。检测特异性 IgG 抗体可用于血清流行病学调查。

五、防治原则

对 HFRS 的一般性预防包括灭鼠、防鼠、灭虫、消毒和个人防护等措施。近年来，国内外已成功研制出纯化乳鼠脑灭活疫苗、细胞培养灭活单价疫苗和双价疫苗。我国研制的细胞培养灭活疫苗在不同疫区进行大量人群接种，结果显示血清抗体转阳率达 92%，保护率达 93%~97%。目前对 HFRS 治疗尚无特效疗法。

第二节 克里米亚－刚果出血热病毒

1965 年，我国新疆部分地区发生了一种以急性发热伴严重出血为特征的急性传染病，并从患者的血液、尸体内脏及动物宿主中分离出病毒，命名为新疆出血热病毒。后来经过研究证实，该病毒与已知的是克里米亚－刚果出血热病毒相同。因此，新疆出血热实际上是克里米亚－刚果出血热病毒在我国新疆地区的传播流行。

克里米亚－刚果出血热病毒形态结构和抵抗力等与汉坦病毒相似，病毒体呈球形，有包膜，基因组为单负链 RNA，但抗原性、传播方式和致病性等均与汉坦病毒不同。

克里米亚－刚果出血热是一种自然疫源疾病，主要通过蜱叮咬传播。硬蜱尤其是亚洲璃眼蜱，既是该病毒的传播媒介，也因病毒在蜱体内可经卵传递而成为储存宿主。因此，该病主要分布在有硬蜱活动的荒漠和牧场。牛、羊、马、骆驼等家畜及野兔、刺猬和狐狸等野生动物是主要的储存宿主。克里米亚－刚果出血热有明显的季节性，每年 4、5 月为流行高峰期，与蜱在自然界的消长情况及牧区活动的繁忙季节相符合。

该病潜伏期为 7 天左右，起病急骤，以发热、出血和全身中毒症状为主要临床特征。严重患者有鼻出血、呕血、血尿，甚至休克等，但一般无明显的肾功能损害。发病机制可能与 HFRS 相似。病后可获持久免疫力。

我国研制的疫苗系采用感染乳鼠脑组织后精制而成，在牧区试用的初步结果表明安全有效。

第三节 埃博拉病毒

埃博拉病毒（Ebola virus）是一种能引起人类和其他灵长类动物产生埃博拉出血热的烈性传染病病毒，是迄今为止所发现的致死率最高的病毒之一，其疾病的临床表现为高热、全身疼痛、广泛性出血、多器官功能障碍和休克。埃博拉出血热主要流行于非洲，2013 年 12 月至 2014 年 11 月暴发于西非一些国家的出血热，是有史以来规模最大的一起埃博拉出血热疫情。

埃博拉病毒是 −ssRNA 病毒，有包膜，病毒颗粒多为丝状，直径 80 nm，长度一般约800 nm，最长可达数千纳米。根据埃博拉病毒抗原的不同，可以分为若干型别，其中扎伊尔型和苏丹型对人的致病性很强，多次引起暴发流行。多种细胞可以培养埃博拉病毒，如：Vero 细胞、MA-104、SW-13 及人脐静脉内皮细胞等，病毒在细胞内增殖，以出芽方式释放。病毒抵抗力不强，常温下较稳定，对紫外线、脂溶剂、β- 丙内酯、化学药品、酚类、次氯酸等敏感；60℃、30 min，或紫外线照射 2 min 可灭活病毒，但室温（20℃）下病毒可稳定地保持其感染性，4℃下存放 5 周感染性不变，−70℃条件下长期保存。

　　埃博拉病毒的自然储存宿主尚不清楚。人类和灵长类动物是终末宿主，病毒经被感染的人和灵长类动物血液和体液传播，传播途径以密切接触和注射传播为主。埃博拉病毒主要在猴群中传播，通过猴传播给人，在人群间传播和流行。疾病的潜伏期为 2 ~ 21 天，但通常只有 5 ~ 10 天，发病急，病程进展迅速，患者因腹泻、呕吐和出血所排出的体液具有高度的生物危险性。

　　埃博拉病毒的微生物检查必须在高等级生物安全实验室（4 级）中进行，全程操作严格执行安全防御措施。检查方法有分离病毒、检测血清特异性抗体、检测病毒 RNA。埃博拉出血热尚无安全有效的疫苗，采取综合性预防措施。治疗也很困难，尚无特效药物，主要采取强化支持疗法。

小　　结

　　出血热病毒由节肢动物或啮齿类动物等传播致病，所致疾病以发热、出血、肾损害等为主要特征。汉坦病毒是一类球形有包膜的 RNA 病毒，是引起肾综合征出血热（HFRS）的病原体，黑线姬鼠和褐家鼠是该病毒的主要宿主动物和传染源。传播途径包括动物源性传播（通过呼吸道、消化道和伤口）、虫媒（螨类）传播和胎盘垂直传播。发病机制与病毒直接作用及免疫病理损伤有关。HFRS 病后可获得对同型病毒持久免疫力。克里米亚－刚果出血热病毒引起的疾病是一种自然疫源疾病。家畜及野生动物是主要的储存宿主，主要通过蜱叮咬传播。发病机制和临床特征与 HFRS 相似，也称新疆出血热。埃博拉病毒引起高致死性出血热，主要流行于非洲，病毒经感染的人和灵长类动物传播，发病急，病程进展迅速。埃博拉病毒的微生物检测必须在高等级生物安全实验室中进行，埃博拉出血热尚无安全有效的疫苗，治疗也困难，主要采取强化支持疗法。

复习思考题

1. 简述汉坦病毒的形态结构特征。
2. 简述汉坦病毒、克里米亚－刚果出血热病毒的传染源（动物宿主）与传播途径。
3. 简述汉坦病毒引起肾综合征出血热（HFRS）的致病机制。

（王　洪　李文姝）

数字课程学习

▣ 微视频　　⬇ 教学 PPT　　✑ 自测题　　◆ 拓展阅读

第二十五章
疱疹病毒

疱疹病毒科（*Herpesviridae*）是一大群中等大小、有包膜的 DNA 病毒。现已发现 114 种，根据生物学特性，可分为 α、β、γ 3 个亚科，与人致病有关的疱疹病毒称人类疱疹病毒（human herpes viruses，HHV）分属于 3 个亚科：α 疱疹病毒包括单纯疱疹病毒、水痘 - 带状疱疹病毒，能感染上皮细胞，多潜伏在感觉神经节内；β 疱疹病毒包括巨细胞病毒、人疱疹病毒 6 型和 7 型，能感染和潜伏于多种组织细胞中，可使受感染细胞变大形成巨细胞；γ 疱疹病毒包括 EB 病毒、人疱疹病毒 8 型，主要感染 B 淋巴细胞并长期潜伏。

疱疹病毒生物学特性和致病性特点如下。

1. 有包膜的球形 DNA 病毒　病毒体颗粒直径 120～300 nm。核衣壳呈二十面体对称，基因组为线状 dsDNA。核衣壳周围有一层厚薄不等的非对称性包膜，包膜上有糖蛋白刺突（图 25-1）。

2. 被感染的细胞病变明显，常形成多核巨细胞　疱疹病毒一般能在二倍体细胞核内

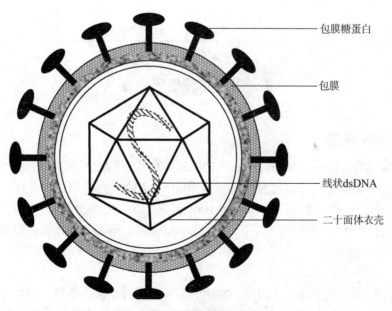

包膜糖蛋白

包膜

线状dsDNA

二十面体衣壳

图 25-1　疱疹病毒结构模式图

复制（除 EB 病毒，疱疹病毒 6 型、7 型外），产生明显的细胞病变，细胞核内出现嗜酸性包涵体。感染细胞可与邻近未感染的细胞融合，形成多核巨细胞。

3. 感染类型　可表现为增殖性感染或潜伏性感染。增殖性感染可引起细胞破坏；潜伏性感染时病毒 DNA 稳定存在于细胞核内，基因表达受到抑制，二十面体衣壳在某些刺激因素作用下，病毒基因组可被激活而又转为增殖性感染。

4. 具有潜在致癌性　某些疱疹病毒的基因组可整合于宿主的 DNA 中，导致细胞转化，这种作用与某些疱疹病毒的致癌机制有密切关系。

5. 可引起先天性感染　如巨细胞病毒可通过胎盘感染胎儿，引起胎儿先天性畸形。各种疱疹病毒引起的疾病见表 25-1。

表 25-1　常见人类疱疹病毒感染导致的疾病

感染病毒种类	所致疾病	
	儿童	成人
单纯疱疹病毒 1 型	少见：单纯疱疹病毒性口炎、脑炎	常见：黏膜与皮肤损伤（咽炎、唇疱疹、角膜结膜炎）
		少见：疱疹性脑炎、脑膜炎
单纯疱疹病毒 2 型		生殖器疱疹，宫颈癌
水痘 - 带状疱疹病毒	常见：水痘	常见：带状疱疹
	少见：带状疱疹、脑炎	少见：水痘、脑炎
巨细胞病毒	常见：围生期感染	常见：视网膜炎（多见于 AIDS 患者）、移植受者
	少见：先天性感染	少见：肺炎、肠炎、巨细胞性单核细胞增多症
EB 病毒	常见：传染性单核细胞增多症	常见：鼻咽癌
	少见：淋巴组织增生性疾病	少见：淋巴组织增生性疾病
人疱疹病毒 6 型	少见：急性幼儿丘疹或婴儿玫瑰疹	
人疱疹病毒 7 型	少见：幼儿急疹	
人疱疹病毒 8 型		少见：慢性感染（Kaposi's 肉瘤患者或免疫抑制患者）

第一节　单纯疱疹病毒

一、生物学特性

单纯疱疹病毒（herpes simplex virus，HSV）具有典型的疱疹病毒科病毒的形态特征，根据包膜蛋白型特异性抗原，可分为 HSV-1 和 HSV-2 两个血清型。病毒核心由两个相互连接的长片段（L）和短片段（S）线状 dsDNA 组成，基因组至少编码 70 多种蛋白，有的蛋白能诱导机体产生中和抗体，可用于研究亚单位疫苗。病毒体最外层为脂双层包膜，包膜表面有 10~11 种糖蛋白，可与宿主细胞受体结合，与病毒吸附和穿入宿主细胞密切相关。

HSV 对动物和组织细胞广泛敏感，常用的实验动物有小鼠、豚鼠、家兔等，多种原代人胚细胞、二倍体细胞可用于 HSV 的分离培养。HSV 感染细胞后很快导致受染细胞的病变，表现为细胞肿大、变圆，可见有核内嗜酸性包涵体。

二、致病性与免疫性

人是 HSV 唯一的自然宿主，感染十分普遍，主要通过直接密切接触和性接触传播。病毒可经口腔、呼吸道、生殖道黏膜和破损皮肤等多种途径侵入机体，孕妇生殖道疱疹可在分娩时传染新生儿。血清学调查表明，HSV 抗体水平直接与年龄和社会经济状况相关。在多数发展中国家，30 岁以上人群 HSV-1 抗体的阳性率达 90%。初次感染虽多无临床症状，但常转变为潜伏性感染。两种不同血清型 HSV 的感染部位及临床表现各不相同，HSV-1 主要引起咽炎、唇疱疹、角膜结膜炎，而 HSV-2 则主要导致生殖器疱疹。

（一）感染类型与所致疾病

1. 原发感染　6 个月以上的婴幼儿易发生 HSV-1 感染，仅少数感染者出现临床症状，常表现为咽颊、口腔黏膜疱疹，疱疹破裂后形成溃疡。此外，还可引起疱疹性结膜炎、皮肤疱疹性湿疹或疱疹性脑炎。HSV-2 的原发感染主要引起生殖器疱疹，主要通过性接触传播。

2. 潜伏性感染与再发感染　原发感染后机体产生免疫力而康复，但少数病毒可长期存在于神经细胞内，形成潜伏性感染。HSV-1 主要潜伏于三叉神经节、颈上神经节和迷走神经节，HSV-2 则潜伏于骶神经节。因 HSV 在神经组织内基因组大都处于非复制状态，故并不导致细胞损伤。当机体受到各种非特异性刺激，如发热、日晒、月经来潮、情绪紧张、某些细菌或病毒感染等因素影响，病毒基因容易被激活，病毒又重新沿神经纤维轴突至末梢进入神经支配的皮肤和黏膜细胞内增殖，引起再发感染。HSV-1 再发感染常发生于口唇皮肤与黏膜交界处，初有疼痛、烧灼感，继后局部出现水疱并破溃形成溃疡，1 周左右病愈。HSV-2 再发感染主要引起外生殖器皮肤黏膜病变。

3. 先天性感染及新生儿感染　HSV-2 可通过胎盘感染胎儿，引起胎儿畸形、智力低下、流产等。也可经过产道感染胎儿，引起新生儿疱疹，严重感染可导致死亡。

4. HSV-2 与宫颈癌的关系　据研究 HSV-2 感染与宫颈癌的发生有密切关系，其依据：①患过生殖器疱疹的妇女宫颈癌的发生率高。②宫颈癌患者 HSV-2 抗体阳性率高。③宫颈癌组织细胞内可检出 HSV-2 的抗原。④细胞培养中的 HSV-2 可使地鼠细胞向癌细胞转化。⑤分子杂交试验证明宫颈癌细胞中有 HSV-2 的基因片段，并有特异性 mRNA 存在。

（二）免疫性

HSV 感染后可刺激机体产生抗 HSV 包膜糖蛋白中和抗体，这种抗体可中和游离的病毒，并限制早期 HSV 感染的播散，但不能清除潜伏于神经节中的病毒。细胞免疫作用较重要，细胞毒 T 细胞能破坏受感染的靶细胞而清除病毒，干扰素和 NK 细胞能限制原发感染的发展。

三、微生物学检查

1. 快速诊断　将宫颈黏膜、皮肤、口腔、角膜等组织细胞涂片后，用特异性抗体作间接免疫荧光或用免疫组化染色法检测病毒抗原；也可用 Wright-Giemsa 染色镜检，如发现核内包涵体及多核巨细胞，可考虑 HSV 感染。原位核酸杂交和 PCR 法可用于检测 HSV

DNA。脑脊液 PCR 扩增被认为是诊断疱疹性脑炎的最佳手段。HSV 抗体测定对临床诊断意义不大，仅用于流行病学调查。

2. 病毒分离培养　病毒分离培养可确诊 HSV 感染。水疱液、唾液、脑脊液、角膜刮取物、阴道棉拭子等标本接种人胚肾、人羊膜或兔肾等易感细胞可获较高的分离率。HSV 引起的细胞病变常在 2~3 天后出现，细胞可肿胀、变圆，形成融合细胞等。

四、防治原则

避免与患者接触或给易感人群注射特异性抗体，可减少 HSV 传播的危险。阿昔洛韦等药物能够抑制 HSV 感染，但常规抗病毒药物的作用是直接针对病毒 DNA 聚合酶的，故难以清除潜伏状态的病毒。HSV 糖蛋白亚单位疫苗正在研究中。

第二节　水痘－带状疱疹病毒

一、生物学性状

水痘－带状疱疹病毒（varicella-zoster virus，VZV）与 HSV 同属于 α 疱疹病毒亚科，其生物学性状与 HSV 相似，是有包膜的球形 DNA 病毒。仅有一个血清型。病毒可在人或猴纤维细胞中增殖，受染细胞产生较局限的细胞病变，形成典型的核内包涵体。

二、致病性与免疫性

水痘是 VZV 的一种原发性感染，是常见的儿童传染病。人是 VZV 唯一的自然宿主，传染源主要是患者。病毒经呼吸道、口咽黏膜、结膜、皮肤等处侵入机体后，在局部黏膜组织短暂复制，进入血液播散至肝、脾等组织大量增殖，病毒再次入血并向全身扩散，经 2 周潜伏期后全身皮肤出现水疱和脓疱疹，即水痘。水痘的出疹常为突发，红色皮疹或斑疹首先出现在躯干，然后离心性播散到头部和肢体，继续发展为成串水疱、脓疱，最后结痂，痂脱落后不留痕迹。病情一般较轻，但偶可并发间质性肺炎和感染后脑炎。免疫功能缺陷者易发展成为严重的、涉及多器官的 VZV 感染。

带状疱疹是 VZV 的继发感染，仅发生于过去有水痘病史的人，以成年和老年人多发。儿童时期患过水痘，病毒可潜伏在脊髓后根神经节或脑神经的感觉神经节中，当机体受到某些刺激，如外伤、发热、受冷、机械压迫、X 线照射时，可诱发 VZV 复活感染。激活的病毒经感觉神经纤维轴突下行至所支配的皮肤细胞内增殖，引起带状疱疹。带状疱疹常发生在胸部，呈单侧性，成串的疱疹集中在感觉神经支配的皮肤区，疱液含大量病毒颗粒。老年人、肿瘤患者、接受骨髓移植者等免疫功能低下者，潜伏的病毒易被激活从而发生带状疱疹。

儿童患水痘后，机体产生持久性细胞免疫和体液免疫，极少再患水痘。但体内产生的抗体不能有效地清除神经节中的病毒，故不能阻止带状疱疹的发生。

三、微生物学检查

根据临床症状和皮疹特点即可对水痘和带状疱疹做出诊断。必要时可取皮肤病损基底部的细胞涂片，染色检查细胞内包涵体和多核巨大细胞等 VZV 感染的特征性病变，也可取水疱液接种于人二倍体成纤维细胞作进一步病毒分离鉴定。

四、防治原则

减毒活疫苗已研制成功，可用于健康儿童的预防接种。在接触传染源 72～96 h 内，高滴度水痘带状疱疹免疫球蛋白（varicella-zoster immunoglobulin, VZIG）对预防感染或减轻可能发生的临床症状有一定效果，对免疫功能低下的儿童尤为必要。阿昔洛韦可以用于成人带状疱疹的治疗，也能减轻水痘患者的发热和皮损症状。

第三节　人巨细胞病毒

人巨细胞病毒（human cytomegalovirus，HCMV）引起的疾病曾称为巨细胞包涵体病，由于被感染的细胞出现肿大，并有巨大的核内包涵体而命名。

一、生物学性状

HCMV 具有典型的疱疹病毒形态结构（图 25-2A），病毒颗粒直径为 180～250 nm，有包膜。基因组（约 240 kb）在人类疱疹病毒中最大，可以表达与 HSV 相似的 IE、E 和 L 蛋白。

HCMV 是具有严格种属特异性的病毒，只能感染人，不能感染其他动物。细胞培养时也只能在人成纤维细胞中增殖。病毒在细胞培养中增殖缓慢，初次分离培养需 30～40 天才出现细胞病变，其特点是细胞肿大变圆，核变大，核内出现周围绕有一轮"晕"的大型嗜酸性包涵体（图 25-2B）。

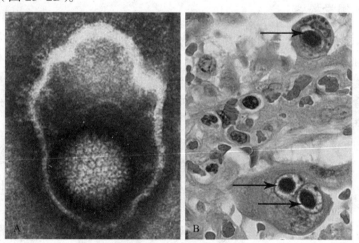

图 25-2　巨细胞病毒形态及在细胞核内形成的包涵体

二、致病性与免疫性

HCMV 在人群中的感染很普遍，初次感染大多在 2 岁以下。60%～90% 成年人 HCMV 抗体阳性，大多呈隐性感染。初次感染 HCMV 后，病毒潜伏在唾液腺、乳腺、肾、白细胞和其他腺体，可长期或间隙地排出病毒，通过口腔、生殖道、胎盘、输血或器官移植等多途径传播。其感染类型如下。

1. 先天性感染 在先天性病毒感染中最为常见。早期妊娠的母体可通过胎盘传染胎儿，引起宫内感染，可导致胎儿畸形，少数严重者造成胎儿早产、流产、死产。出生后患儿可出现黄疸，肝、脾大，血小板减少性紫癜及溶血性贫血等体征，也称巨细胞包涵体病（cytomegalic inclusion disease，CID）。存活儿童常智力低下，神经肌肉运动障碍，耳聋和有脉络膜视网膜炎等。

2. 围生期感染 隐性感染 HCMV 的孕妇，妊娠后期病毒可被激活并经泌尿生殖道排出，分娩时胎儿可经产道感染。由于孕妇特异性抗体的被动转移，多数症状轻微或无临床症状，偶有轻微呼吸障碍或肝功能损伤。HCMV 还可通过哺乳传播给婴儿，此类产后感染通常也呈良性。

3. 儿童和成人原发感染 哺乳、接吻、输血、性接触等是引起儿童或成人感染的途径。儿童和成人 HCMV 感染大多无临床症状。在成人输入大量含有 HCMV 的血液后，可引起单核细胞增生样综合征。在免疫功能低下者，如白血病、AIDS、淋巴瘤患者，或接受器官移植、长期应用免疫抑制剂治疗的患者，潜伏的病毒可以复活并导致严重的感染。接受骨髓移植的患者，HCMV 感染引起的间质性肺炎系重要的致死性病因；艾滋病患者，HCMV 常常扩散至内脏器官，引起脉络膜视网膜炎、胃肠炎、神经系统紊乱及其他器官疾病。

机体原发感染 HCMV 后能产生特异性抗体和细胞免疫。抗体有限制 HCMV 复制的能力，对相同毒株再感染有一定抵抗力，但不能抵抗潜伏病毒的活化和其他不同毒株的感染。NK 细胞和细胞毒 T 细胞对限制 HCMV 感染的发生和发展起重要作用。细胞免疫缺陷者可发生严重的 HCMV 感染。

三、微生物学检查

1. 细胞学检查 病变组织标本涂片，或标本经离心后取沉渣涂片，Giemsa 染色镜检，观察到巨大细胞及细胞核内的典型包涵体，可作初步诊断，但检测阳性率不高。

2. 病毒分离培养 HCMV 可用人成纤维细胞分离培养，但细胞病变出现较迟，通常培养 4~6 周后可观察到细胞病变，也可以玻片培养 2~4 天后，用免疫荧光或免疫酶组化技术检测病毒早期蛋白（pp65）。

3. 抗原或抗体检测 应用特异性抗体作免疫荧光，直接检测白细胞、活检组织、组织切片、支气管肺泡洗液等临床标本中的 HCMV 抗原，可作初步诊断。为了确定急性或活动性 HCMV 感染，了解机体的免疫状况及筛选献血员和器官移植供体，可作 HCMV 抗体检测。特异性 IgM 抗体检测可以帮助诊断近期 HCMV 感染，而 IgG 类抗体检测需测双份血清以作临床诊断。新生儿血清中检测出 HCMV 的 IgM 抗体，表示胎儿在宫内即有感染。

4. 病毒 DNA 检测 应用 PCR 或核酸杂交等方法检测标本中 HCMV 的 DNA 片段，其阳性检出率较高，可作有效的快速诊断。

四、防治原则

在输血或器官移植时，应避免 HCMV 传播。人抗 HCMV 免疫球蛋白已应用于改善肝、肾移植相关的 HCMV 感染症状。曾经研制出灭活疫苗和减毒活疫苗，经试用免疫效果较好，但由于可能有潜在的致癌作用而不宜推广应用。目前正在致力研究安全可靠的亚单位疫苗。

阿昔洛韦类药物能够抑制 HCMV 的复制和缓解其感染导致的视网膜炎和胃肠炎等。预防性地应用阿昔洛韦类药物可以减少器官移植和艾滋病患者发生 HCMV 感染的机会。

第四节 EB 病毒

EB 病毒（Epstein-Bar virus，EBV）系 1964 年由 Epstein 和 Bar 首先于非洲儿童恶性淋巴瘤组织中发现，是一种嗜 B 淋巴细胞的人疱疹病毒，属于 γ 疱疹病毒亚科，是引起传染性单核细胞增多症和某些淋巴细胞增生性疾病的病原体。研究表明 EBV 感染与非洲儿童恶性淋巴瘤、鼻咽癌的发生有关。

一、生物学性状

EBV 形态结构与其他疱疹病毒相似，病毒颗粒直径为 150～180 nm，有包膜。EBV 对人与某些灵长类动物 B 细胞具有专一性，只能用人或灵长类 B 淋巴细胞系培养，通常不产生 CPE，也不形成包涵体。病毒感染后，含有 EBV 基因组的细胞可在体外继续培养并被转化或永生化。人群中流行的 EBV 根据基因特异性不同可分为 2 个亚型。

EBV 基因组表达两类抗原，即①与病毒增殖性感染相关的抗原，包括 EBV 早期抗原（early antigen，EA）、EBV 衣壳抗原（virual capsid antigen，VCA）和 EBV 膜抗原（membrane antigen，MA）。EA 是病毒增殖早期诱导的非结构蛋白，可分为 EA-R（restricted）和 EA-D（diffuse），具有 DNA 聚合酶活性，出现 EA 标志着病毒增殖活跃和感染细胞进入溶解性周期。EA 抗体出现于感染的早期，鼻咽癌患者抗 EA-D 抗体阳性，非洲儿童恶性淋巴瘤患者 EA-R 抗体阳性。VCA 是病毒增殖后期合成的结构蛋白，存在于细胞质和细胞核中，与病毒 DNA 组成核衣壳；MA 属于包膜糖蛋白，存在于病毒感染的转化细胞表面，能诱导产生中和抗体。②病毒潜伏性感染时表达的抗原，包括 EBV 核抗原（EB nuclear antigen，EBNA）和潜伏膜蛋白（latent membrane protein，LMP），EBNA 存在于带 EBV 基因组的 B 细胞核内，为 DNA 结合蛋白，这种抗原的存在表明有 EBV 基因组，EBNA 抗体出现在感染的晚期。LMP 存在于潜伏性感染的 B 细胞表面。EBNA 和 LMP 参与抑制细胞凋亡，与 B 细胞转化永生有关。

二、致病性与免疫性

EBV 在人群中感染非常普遍，我国 3～5 岁儿童的抗体阳性率高达 90% 以上，大多数为隐性感染。传染源为隐性感染者和患者，主要通过唾液传播，偶尔经输血传播。感染后病毒先在口咽部上皮细胞内增殖，上皮细胞释放的 EBV 然后感染局部黏膜的 B 细胞。EBV 在 B 细胞中的感染可分为增殖性感染和非增殖性感染两种类型。

（一）病毒感染类型

1. 增殖性感染　EBV 在受感染的 B 细胞内基因组得以复制和表达，产生完整的子代病毒而释放，宿主细胞溶解死亡。病毒初次侵入宿主和潜伏病毒的复活，均可呈现增殖性感染。增殖性感染 EBV 表达与病毒增殖性感染相关的抗原。

2. 非增殖性感染　包括潜伏性感染和恶性转化：①潜伏性感染，绝大多数 EBV 感染 B 细胞后表现为潜伏性感染，病毒的基因组不能完全表达而处于潜伏状态，此时细胞只合成 EBNA 和 LMP，不能表达病毒的结构蛋白和其他晚期蛋白。这种状态下的 B 细胞在体外培养具有长期生长增殖的特性，即"永生化"。在某些因素作用下潜伏性感染细胞中的 EBV 基因组可被激活而表达，转化为增殖性感染。②恶性转化，系指少数 EBV 感染的 B 细胞在不断分裂增殖的过程中，因受某些因素的影响而发生染色体异常改变，转变为恶性肿瘤细胞。

（二）临床疾病

EBV 引起的疾病主要有传染性单核细胞增多症，并与非洲儿童恶性淋巴瘤及鼻咽癌的发生密切相关。

1. 传染性单核细胞增多症　是一种急性全身淋巴组织增生性疾病，系被感染的 B 细胞大量进入血液循环而造成全身性感染而引起。多为青春期初次感染大量 EBV 后发病。典型症状为发热、咽炎和颈淋巴结肿大。随着疾病的发展，病毒可播散至其他淋巴结。可导致肝、脾大，肝功能异常。实验室检查见有外周血单核细胞增多，并出现异型淋巴细胞。病程可持续数周，一般预后较好，但免疫功能缺陷者病死率较高。

2. 非洲儿童恶性淋巴瘤（又称 Burkitt 淋巴瘤）　主要在中非、新几内亚和南美洲温热带地区呈地方性流行，多见于 5 ~ 12 岁儿童。好发部位为颜面、腭部。经调查研究表明所有患者血清含 EBV 抗体，其中 80% 以上滴度高于正常人，并在肿瘤组织中发现 EBV 基因组，因此 EBV 与该病发生有密切关系。

3. 鼻咽癌　东南亚及我国南方是鼻咽癌高发区，多发生于 40 岁以上中老年人。研究表明 HBV 感染与鼻咽癌关系密切，主要依据包括：①所有病例的癌组织中均检测出 EBV 的核抗原（EBNA）和潜伏膜蛋白（LMP），还能检测出 EBV 基因组。②患者血清中有高效价的 EBV 抗体，抗体的升高常在肿瘤出现之前，经治疗后病情好转，抗体效价也随之下降。

（三）免疫性

人体感染 EBV 后能诱生特异性中和抗体和细胞免疫。较早出现的抗体包括 VCA 抗体、MA 抗体，其次是 EA 抗体，随着疾病的恢复，逐渐出现 EBNA 抗体。EBNA 抗体的出现表明机体已建立细胞免疫，细胞免疫对"监视"病毒活化和清除转化的 B 细胞起主要作用。抗体能阻止外源性病毒感染，却不能消灭病毒的潜伏性感染，在体内潜伏的病毒与宿主保持相对平衡状态，这种状态可维持终身。

三、微生物学检查

1. 特异性抗体检测　用免疫荧光法或免疫酶法检测病毒 VCA-IgA 抗体或 EA-IgA 抗体，抗体效价 ≥ 1：5 ~ 1：10 或持续上升者，对鼻咽癌有辅助诊断意义。

2. 非特异性抗体检测　即应用异嗜凝集试验检测患者血清中的异嗜性抗体（heherophile antibody），作为传染性单核细胞增多症的辅助诊断。异嗜性抗体存在于患者发病早期，是一种 IgM 类抗体，可非特异性凝集牛和绵羊红细胞。此类抗体效价可于发病 3 ~ 4 周达高峰，恢复期迅速降低至消失。抗体效价达 1：224 以上时有诊断意义，阳性率

60% ～ 80%。

3. 病毒核酸检测　可用核酸杂交和 PCR 法测定病变组织内的病毒 DNA 作为判断 EBV 感染的依据。

由于 EBV 培养需时长且需要特殊的培养条件，不适用于临床实验室检测。

四、防治原则

亚单位疫苗、基因工程疫苗正在研制和试用中。EBV 的 DNA 聚合酶对阿昔洛韦敏感，可降低 EBV 在组织培养和体内的增殖量。对与 EBV 相关的淋巴组织增殖性疾病的治疗，应是最大限度地改善免疫抑制状态，也可使用阿昔洛韦。

小　结

对人致病的疱疹病毒主要有单纯疱疹病毒、水痘 – 带状疱疹病毒、人巨细胞病毒和 EB 病毒。这些病毒形态结构基本相似：球形，有包膜，核衣壳呈二十面体对称，基因组为线性 dsDNA。多数病毒感染细胞可引起细胞病变，形成包涵体，并具有潜伏性感染的特点。有些病毒（EB 病毒、单纯性疱疹病毒 –2 型、人巨细胞病毒）可使宿主细胞恶性转化，具有潜在致癌性。有些病毒（人巨细胞病毒）可通过胎盘垂直传播，引起先天性感染。感染后机体可产生特异性抗体和细胞免疫，但不能清除体内潜伏性感染的病毒。实验室检查包括病变标本涂片做细胞学检查（单纯性疱疹病毒、水痘 – 带状疱疹病毒、人巨细胞病毒）及抗原检测；也可检测特异性抗体或作病毒分离培养。特异性预防疫苗正在研制和试用中。

复习思考题

一、名词解释
1. 增殖性感染与非增殖性感染
2. 传染性单核细胞增多症

二、简答题
1. 致病性疱疹病毒主要有哪些种类？具有哪些特点？
2. 哪些病毒具有潜伏性感染特性？哪些病毒具有潜在致癌性？
3. 巨细胞病毒有哪些感染类型？

（陈薪安）

数字课程学习

▶ 微视频　⬇ 教学 PPT　✎ 自测题　◆ 拓展阅读

第二十六章
反转录病毒

反转录病毒科（*Retroviridae*）是一组含有反转录酶的 RNA 病毒。对人致病的反转录病毒主要有两种：即人类免疫缺陷病毒（human immunodeficiency virus，HIV）和人类嗜 T 细胞病毒（human T lymphotropic virus，HTLV）。

反转录病毒的主要特性：①是具有包膜的球形病毒，直径为 80～120 nm。②基因组由两条相同的单正链 RNA 组成，病毒含有反转录酶和整合酶。③具有 *gag*、*pol* 和 *env* 3 个结构基因和多个调节基因。病毒基因复制通过 DNA 中间体，并与宿主细胞染色体整合。④宿主细胞受体决定病毒的组织嗜性，成熟病毒以芽生方式释放。

第一节　人类免疫缺陷病毒

人类免疫缺陷病毒是获得性免疫缺陷综合征（acquired immunodeficiency syndrome，AIDS），即艾滋病的病原体。HIV 分 HIV-1 和 HIV-2 两个型别，现在流行的 AIDS 大多由 HIV-1 引起，HIV-2 仅在西非和西欧呈地区性流行。自 1983 年分离出 HIV 以来，已发现全世界约有数千万人感染 HIV。AIDS 的迅速蔓延已成为当今最重要的公共卫生问题之一。

一、生物学性状

1. 形态与结构　HIV 是球形有包膜病毒，直径 100～120 nm。电镜下可见一致密的圆柱形核衣壳核心。病毒核衣壳由衣壳蛋白、反转录酶、整合酶和 2 条相同的 +ssRNA 等组成。病毒体外层为脂蛋白包膜，表面嵌有由 gp120 和 gp41 两种病毒糖蛋白组成的刺突（图 26-1）。gp120 与易感细胞表面的受体结合决定病毒对细胞感染的亲嗜性。包膜与圆柱形核衣壳核心之间有一层内膜蛋白（p17）。

2. 基因组及编码蛋白　HIV RNA 全长约 9.2 kb，基因组含有 *gag*、*pol* 和 *env* 3 个结构基因和 6 个调控基因。其中群特异性抗原基因 *gag* 编码前体蛋白 p55，由蛋白酶切割后形成 p17、p7 和 p24 等与核衣壳有关的结构蛋白。聚合酶基因 *pol* 编码反转录酶、整合酶和蛋白酶；包膜蛋白基因 *env* 编码 gp120 和 gp41 糖蛋白。6 个调节基因的编码产物控制着 HIV 的基因表达，在致病中起重要作用。

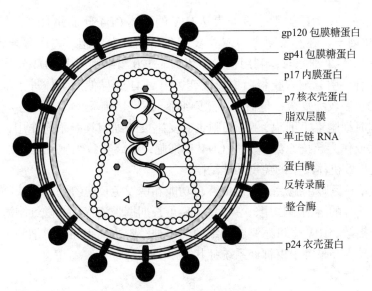

图 26-1 HIV 结构模式图

HIV 的显著特点之一是它的高度变异性。其中 *env* 基因最易发生突变，HIV 感染机体过程中，发生 *env* 基因突变导致其编码的包膜糖蛋白 gp120 抗原变异，有利于病毒逃避机体免疫清除。HIV 具有高度变异性的特点也给疫苗研制带来困难。

3. 培养特性　HIV 感染的主要靶细胞是 CD4$^+$T 细胞和单核巨噬细胞，因此，可用正常人单核细胞与患者自身单核细胞作混合培养。病毒感染后细胞出现不同程度的病变，在培养细胞中可测到病毒抗原。HIV 感染的动物宿主范围狭窄，常用黑猩猩和恒河猴作 HIV 感染的动物模型，感染后在血液和淋巴液中可持续数月分离到 HIV，在 3~5 周后可查出 HIV 特异性抗体，并继续维持一定水平。但其感染过程及产生的症状与人类不同，一般不发生疾病。

4. 抵抗力　HIV 对热敏感。56℃、30 min 灭活，但在 20~22℃室温保存 7 天，仍保持活性。对消毒剂和去污剂敏感，0.2% 次氯酸钠 0.1% 含氯石灰、70% 乙醇、35% 异丙醇、50% 乙醚、0.3% H_2O_2 或 0.5% 甲酚溶液处理 10 min，均能灭活病毒，但对紫外线、γ 射线有较强抵抗力。

二、致病性与免疫性

（一）传染源和传播途径

AIDS 的传染源是患者或无症状 HIV 携带者，从血液、精液、阴道分泌液、乳汁、唾液等均可分离到 HIV。传播途径如下。

1. 性接触传播　通过男性同性恋及异性间的性行为接触感染。

2. 血液传播　通过污染 HIV 的血液、血液制品及注射器传播。尤其是静脉药瘾者共用不经消毒的注射器和针头造成感染的情况较严重。

3. 垂直传播　包括经胎盘、产道和哺乳等方式传播。

（二）致病机制

HIV 侵入机体后，能选择性地侵犯带有 CD4 分子的细胞，主要有辅助 T 淋巴细胞、单核巨噬细胞等，因为这类细胞表面表达 HIV 的受体 CD4 分子和 HIV 的辅助受体 CCR5 与 CXCR4 趋化因子。在感染早期 HIV 主要侵犯单核巨噬细胞，以后逐渐转向 CD4$^+$ T 细胞。HIV 感染 CD4$^+$ T 细胞时，利用包膜糖蛋白 gp120 与细胞膜上 CD4 分子结合，然后再与辅助受体结合，引起细胞膜蛋白构形改变，由 gp41 介导使病毒体进入细胞。HIV 损伤 CD4$^+$ T 细胞的机制较为复杂，包括病毒感染细胞时引起细胞融合，形成多核巨细胞，导致细胞溶解，同时细胞毒 T 细胞、NK 细胞也对受感染的细胞具有杀伤作用，此外，HIV 可诱导细胞凋亡或作为超抗原激活大量 CD4$^+$ T 细胞，最终导致细胞死亡。细胞数量的减少和功能的丧失导致机体严重的免疫功能缺陷。

HIV 感染单核巨噬细胞后，可造成吞噬功能和诱发免疫应答的功能缺陷，但单核巨噬细胞具有抵抗病毒的溶细胞作用，一旦感染后可长期携带病毒，并随细胞游走，使病毒向肺和脑等组织播散。HIV 也可感染脑组织中的小神经胶质细胞和巨噬细胞，引起神经细胞损伤，临床表现为痴呆等中枢神经系统症状。

（三）致病过程

1. 急性感染期　HIV 感染人体后，即开始在受侵犯的靶细胞中大量增殖和扩散。临床上可出现发热、头痛、淋巴结肿大、皮肤斑丘疹等非特异性症状，持续 1～3 周症状自行消退。此期感染者血清中可测出 HIV 抗原 p24。

2. 无症状潜伏期　此期经历时间可长达 10 年。感染者可不表现临床症状，但 HIV 潜伏在淋巴结中以慢性感染方式持续存在，可引起无痛性淋巴结肿大。此期外周血中 HIV 抗原含量较低，但 HIV 抗体检测显示阳性。

3. AIDS 相关综合征期　随着潜伏的病毒大量增殖造成免疫系统进行性损害，感染者开始出现低热、盗汗、乏力、慢性腹泻及全身淋巴结肿大等综合征。

4. 免疫缺陷期　即典型 AIDS 期，随着外周 CD4$^+$ T 细胞明显减少，免疫系统损伤加重，最终发展为 AIDS。由于 AIDS 患者免疫功能严重缺损，易并发各种机会菌感染，常见的有细菌（鸟分枝杆菌）、原虫（卡氏肺囊虫、弓形虫）、真菌（白念珠菌、新型隐球菌）、病毒（巨细胞病毒、单纯疱疹病毒，乙型肝炎病毒）感染等。有些病例可并发 Kaposi's 肉瘤或恶性淋巴瘤。此外，许多 AIDS 患者还出现神经系统疾病，如 AIDS 痴呆综合征。多数患者于 1～3 年内死亡。

（四）免疫性

HIV 感染后可刺激机体生产特异性体液免疫和细胞免疫应答，在感染早期具有一定保护作用，能限制病毒感染，延长疾病进展，但不能完全清除体内的病毒。由于 HIV 主要攻击 CD4$^+$ T 细胞，CD4$^+$ T 细胞数量和功能的丧失也可导致细胞毒 T 细胞功能障碍，此外，HIV 也可利用抗原变异而逃避机体免疫系统的清除作用，因此，随着病程进展，机体免疫应答逐渐失去了作用，人体一旦被 HIV 感染，则长期携带病毒。

三、微生物学检查

1. 抗体检测　检测血清抗体是判断 HIV 感染最常用的手段。常用的检测方法是酶联免疫吸附试验（ELISA），由于 HIV 抗原与其他反转录病毒有交叉反应，这类试验仅适合于 HIV 抗体的初筛，阳性者必须做免疫印迹试验（Western Blot，WB 试验）进一步确诊。

2. 抗原检测 常用 ELISA 检测 HIV 的核心蛋白 p24 抗原，该抗原通常出现在 HIV 急性感染期和 AIDS 患者血清中。在潜伏期感染不易检出。由于 HIV 抗体通常在感染 4~8 周，甚至长达 6 个月后才能在血清中测出，因此，血清中检出核心蛋白 p24 抗原可作为 HIV 感染的早期辅助诊断。

3. 病毒核酸检测 用 PCR 法检测血浆中 HIV RNA，可用于 HIV 感染早期诊断及监测 HIV 感染者的病情发展和药物治疗的预后情况。

此外，也可用病毒分离培养法来判断病毒感染。

四、防治原则

1. 特异预防 研制安全、有效的 HIV 疫苗是控制 AIDS 流行传播的重要途径。目前，虽有许多学者致力于 HIV 疫苗的研究，但迄今尚无理想疫苗上市。由于 HIV 包膜蛋白具高度易变性和亚型间的差异性，以及 HIV 潜伏性感染和破坏免疫细胞的特性，使疫苗的使用受到了限制。

其他综合预防措施主要包括：①广泛地开展宣传教育，普及防治知识，认识本病传染源、传播方式及其严重危害性。杜绝吸毒和性滥交。②建立 HIV 感染的监测系统，掌握流行动态。对高危人群实行监测，严格管理艾滋患者及 HIV 感染者。③对供血者进行 HIV 抗体检测，确保输血和血液制品安全性。④ HIV 抗体阳性妇女应避免妊娠或母乳喂养。

2. 药物治疗 目前用于治疗的药物有 4 类：核苷类反转录酶抑制剂、非核苷类反转录酶抑制剂、蛋白酶抑制剂，以及以 gp41 作为靶点的融合抑制剂。为了防止耐药性的产生，常使用多种抗病毒药物联合治疗，称为抗反转录病毒高效疗法（highly active antiretroviral therapy, HAART），俗称"鸡尾酒"疗法。如由核苷类似物反转录酶抑制剂齐多夫定和拉米夫定，以及蛋白酶抑制剂茚地那韦组成的三联疗法。抗病毒药物能干扰病毒复制增殖，缓解症状，延长患者生存期，但目前尚不能有效治愈 AIDS。

第二节 人类嗜 T 细胞病毒

人类嗜 T 细胞病毒分类上归属于人类反转录病毒，分为 HTLV-Ⅰ 和 HTLV-Ⅱ 两型，HTLV-Ⅰ 是成人 T 细胞白血病和 B 细胞淋巴瘤的病原体，HTLV-Ⅱ 则引起毛细胞白血病。

一、生物学性状

HTLV 为球形病毒，大小约 100 nm，有包膜。在电子显微镜下，成熟病毒颗粒中央有一电子密度较高的核衣壳核心，核心内含 RNA 和反转录酶，外由二十面体对称的衣壳蛋白包绕，最外层为病毒包膜。包膜表面嵌有由 gp46 和 gp21 两种病毒糖蛋白组成的刺突，糖蛋白 gp46 能与宿主细胞表面的 CD4 受体结合，与病毒特异性感染细胞有关。

HTLV 基因组含有 2 条相同的单正链 RNA，基因组含有 gag、pol、env 3 个结构基因和 tax、rex 2 个调控基因。各种基因的功能和作用与 HIV 基因组相类似。HTLV-Ⅰ 和 HTLV-Ⅱ 两型基因组的同源性约为 50%。

二、致病性与免疫性

HTLV-Ⅰ可通过输血，共用注射器或性接触等方式传播，亦可经胎盘、产道或哺乳等途径将病毒传给婴儿。

HTLV 感染常为无症状感染，经长期潜伏，约有 1/20 的感染者发生急性或慢性成人 T 细胞白血病。HTLV 致细胞恶变的机制与其他 RNA 肿瘤病毒不同，目前认为，HTLV-Ⅰ 诱发 T 细胞白血病的机制与 *tax* 调节基因有关。病毒侵入 CD4$^+$ 淋巴细胞后，产生 tax 蛋白，能反式激活一些基因，进而细胞 IL-2 基因与 IL-2 受体基因异常表达，使 CD4$^+$ T 淋巴细胞过量增殖。在这些细胞增殖过程中，个别细胞染色体如发生突变而演变成白血病细胞，继而发展为白血病。

由 HTLV-Ⅰ 引起的成人 T 细胞白血病主要在日本西南部、加勒比海地区、南美洲东北部和非洲一些地区呈地方性流行。我国沿海省份亦有少数病例。HTLV-Ⅰ 除引起成人 T 细胞白血病外，还可引起热带下肢痉挛性瘫痪和 B 细胞淋巴瘤。

三、微生物学检查与防治原则

机体感染 HTLV 后可出现特异性体液和细胞免疫。HTLV 感染的实验室诊断主要依靠病毒特异性抗体的检测，也可检测病毒抗原和病毒基因组。检测方法与 HIV 检查法相似。

目前尚无有效的抗 HTLV 疫苗，用反转录酶抑制剂和 IFN-α 等药物治疗有一定效果。

✎ 小 结

反转录病毒是一组含反转录酶的 RNA 病毒，呈球形，有包膜，对人类致病的主要是人类免疫缺陷病毒（HIV）和人类嗜 T 细胞病毒（HTLV）。HIV 是艾滋病的病原体，主要通过性接触、血液及垂直传播。HIV 病毒体包膜嵌有 gp120 和 gp41 两种糖蛋白，感染时通过 gp120 与 CD4$^+$ T 细胞等表面 CD4 分子特异性结合，由 gp41 介导进入细胞内，造成细胞损害。CD4$^+$ T 细胞的损害可导致机体严重的免疫功能缺陷。根据发病过程，在临床上分急性感染期、无症状潜伏期、AIDS 相关综合征期和免疫缺陷期。免疫缺陷期的艾滋患者继发各种条件致病菌感染，有的患者可并发 Kaposi's 肉瘤或恶性淋巴瘤。HIV 感染后可刺激机体产生包膜蛋白抗体和核心蛋白抗体，也可产生特异性细胞免疫，对限制病毒感染有一定作用，但 HIV 能逃脱宿主免疫系统的清除作用，感染者可长期携带病毒。用 ELISA 等常规方法检测 HIV 抗原或抗体，阳性者可初步判断 HIV 感染，但必须做进一步确诊试验。特异性预防疫苗正在研制中。

复习思考题

一、名词解释
1. HIV

2. AIDS

3. gp120

4. HTLV

二、简答题

1. 人类致病的反转录病毒有哪些种类？简述其主要的生物学特性。

2. 简述艾滋病的传染源和传播途径。

3. 简述 HIV 的致病机制。

4. 有哪些方法可用于检测 HIV 感染者的血清抗体？

（陈薪安）

数字课程学习

▶ 微视频　　📥 教学 PPT　　📝 自测题　　◆ 拓展阅读

第二十七章
其他病毒

第一节 狂犬病毒

狂犬病毒（rabies virus）是一种嗜神经病毒，可引起犬、猫和多种野生动物的自然感染，并通过动物咬伤等途径在动物间或动物与人类之间传播，引起人和动物狂犬病。狂犬病在世界大部分地区都有流行，病死率极高，预防狂犬病的发生尤其重要。

一、生物学性状

狂犬病毒在分类上归属于弹状病毒科，其外形似子弹状，大小为（50~90）nm×（100~300）nm，有包膜（图27-1A）。病毒核衣壳由螺旋对称的蛋白衣壳包裹RNA组成，病毒包膜上嵌着与病毒感染性和毒力有关的糖蛋白（G蛋白）刺突，G蛋白刺突能与宿主细胞表面受体结合，是狂犬病病毒感染神经细胞的重要物质。病毒基因组为 –ssRNA，含有5种结构基因，分别编码核蛋白（N蛋白）、包膜糖蛋白（G蛋白）、反转录酶大蛋白（L蛋白），以及构成病毒衣壳和包膜蛋白基质成分的M1蛋白和M2蛋白。

狂犬病毒可以在多种动物中自然感染和传播，包括犬、猫及狼、狐狸、野鼠、吸血蝙蝠等野生动物。在人和易感动物的中枢神经细胞，如大脑海马回锥体细胞中增殖时，可在胞质内可形成嗜酸性包涵体，称内基小体（Negri body），检测细胞内包涵体可作为狂犬病的诊断依据（图27-1B）。

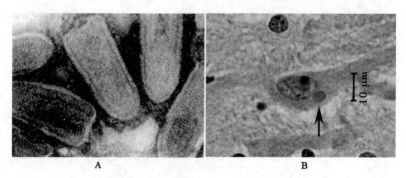

图27-1　狂犬病病毒电镜照片（A）及胞内嗜酸性包涵体（B）

狂犬病毒包膜 G 蛋白的变异可使毒力和抗原性发生改变。从自然感染动物体内分离到的病毒毒力强，称为野毒株（wild strain）或街毒株（street strain）。将野毒株在家兔脑内连续传代，对人与犬的致病力逐渐减弱，变为弱毒或无毒珠，称为固定毒株（fixed strain）。

狂犬病毒对外界的抵抗力不强，可被紫外线、有机溶剂、表面活性剂等灭活，对热敏感，56℃、30 min 或 100℃、2 min 即可灭活病毒。病毒在 -70℃ 或冷冻干燥条件下能存活数年。

二、致病性与免疫性

狂犬病是一种人畜共患病，动物间主要通过咬伤而感染传播。人患狂犬病多系狂犬或其他带毒动物咬伤，亦可因破损的皮肤黏膜密切接触含病毒物质而感染。人被狂犬咬伤后的发病率为 30%~60%。该病的潜伏期一般为 1~3 个月，长者可达数年。潜伏期长短取决于被咬伤部位与头部的远近及伤口内感染的病毒量，咬伤部位距头部越近，感染的病毒量越多，其潜伏期越短。侵入体内的病毒首先在局部肌纤维细胞中缓慢增殖，随后进入周围神经，并沿传入神经上行到达中枢神经系统。病毒在神经细胞内大量增殖，引起脑干和小脑等中枢神经系统损伤，然后病毒又经传出神经扩散至唾液腺、泪腺及其他部位，如舌、心脏、肝及肺等器官，引起迷走神经核、舌咽神经核和舌下神经核损害。狂犬病典型的临床表现为神经兴奋性增高，对声、光等刺激均高度敏感，恐水是其特有的症状。患者吞咽或饮水时喉头肌肉发生痉挛，甚至闻水声即引起痉挛发作，故又称恐水症（hydrophobia）。这种兴奋性典型症状经 3~5 天后，转入麻痹状态，患者可出现昏迷、呼吸和循环衰竭而死亡。病死率几乎达 100%。

机体感染狂犬病毒后可产生细胞免疫和体液免疫。病毒的核衣壳蛋白（N 蛋白）和胞膜糖蛋白（G 蛋白）抗原均可诱导出中和抗体及特异性细胞免疫，这些抗原结构在狂犬病疫苗的免疫机制中起重要作用。但由于狂犬病病情进展迅速，患者的保护性免疫难以及时发挥效应。

三、微生物学检查

对狂犬病患者可根据典型的临床症状和动物咬伤史做出临床诊断。对患者生前诊断可应用免疫荧光方法和免疫酶技术检测患者唾液及组织标本中的病毒抗原，也可通过 RT-PCR 检测病毒的 RNA。病毒特异性抗体仅在患者出现临床症状后方可检出，对临床诊断意义不大。分离病毒需时长、敏感性低。对死亡患者可取脑组织切片染色，观察内基小体进行确诊。

由于狂犬咬伤是人体感染狂犬病病毒的主要原因，因此，判断咬人犬是否感染狂犬病毒，对监控狂犬病的流行发生也十分重要。对发病动物也可处死取其大脑海马回部位组织，用免疫荧光法检测病毒抗原和组织切片观察内基小体作出确诊。

四、防治原则

一旦患有狂犬病则难以治愈，因此狂犬病的预防十分重要。主要预防措施是对犬的管理，包括捕杀野犬、严管家犬、给家犬注射疫苗等。人被动物咬伤后，应立即采取以下措施：

1. **伤口处理**　立即用 20% 肥皂水、0.1% 苯扎溴铵或清水反复冲洗伤口，然后用 70% 乙醇和碘酒涂搽。

2. **主动免疫**　狂犬病的潜伏期较长，因此人被动物咬伤后及时接种狂犬病疫苗可预防发病。一些有接触病毒危险的人员，如兽医、动物管理员等也应接种疫苗预防感染。目前常用人二倍体细胞制备的灭活疫苗进行全程免疫，分别于第 1、3、7、14、28 天各肌内注射 1 次，免疫效果好，副作用少。

3. **被动免疫**　在伤口严重等特殊情况下，在及时接种狂犬病疫苗的基础上，可联合使用狂犬病免疫球蛋白或抗狂犬病马血清进行被动免疫，于伤口周围浸润注射高效价狂犬病毒抗血清，也可采取肌内注射。

第二节　人乳头瘤病毒

人乳头瘤病毒（human papillomavirus，HPV）属于乳头瘤病毒科（*Papillomaviridae*）乳头瘤病毒属（*Papillomavirus*），根据病毒核苷酸序列的不同，现已发现 HPV 有 100 多型。主要引起人类皮肤黏膜的增生性病变，包括皮肤寻常疣、扁平疣和生殖器皮肤黏膜尖锐湿疣。有的型别与宫颈癌等恶性肿瘤的发生关系密切。

一、生物学性状

HPV 呈球形，直径约为 50 nm，无包膜，衣壳为二十面体对称（图 27-2）。病毒的基因组为双链环状 DNA，含有 3 个基因区，其中 L 区基因编码 2 种病毒衣壳蛋白，即主要衣壳蛋白 L1 和次要衣壳蛋白 L2；E 区基因组能编码 7 种与 HPV 复制、转录和细胞转化相关的蛋白，其中 *E5*、*E6*、*E7* 是转化基因，编码的蛋白可与宿主细胞抑癌基因 *P53* 和 *Rb* 基因产物结合，从而使正常细胞向恶性转化。

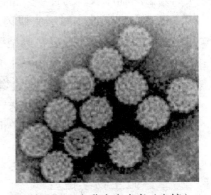

图 27-2　人乳头瘤病毒（电镜）

HPV 对皮肤和黏膜上皮细胞具有高亲嗜性。病毒在细胞内的复制和增殖受细胞分化阶段的影响。在基底层细胞病毒核酸很少，随着基底层细胞向棘层和颗粒层分化，HPV 开始活跃增殖，在上皮最上层的角质层中表达病毒衣壳抗原。病毒的感染和复制可诱导上皮棘层细胞增生，使表皮变厚，伴一定程度的表皮角质化。上皮的增生形成乳头状瘤，也称为疣。由于 HPV 复制需要依赖与细胞分化阶段密切相关的上皮细胞因子等，目前尚不能用常规的组织细胞进行培养。

二、致病性与免疫性

HPV 主要是通过与感染者病变部位直接接触或间接接触被病毒污染物品而感染。生殖器感染主要是通过性接触传播，新生儿可在通过产道时受感染。最新研究表明，HPV 也能通过血液进行传播。

不同 HPV 型别侵犯的部位和所致疾病不尽相同（表 27-1）。主要种类如下。

1. 皮肤疣　包括寻常疣、跖疣和扁平疣，一般为良性自限性感染。寻常疣和跖疣好发于手、足部，多见于青少年，主要由 HPV1、2、3 和 4 等型别引起；扁平疣多发生于青少年颜面及手背、前臂等部位，主要由 3 和 10 型所致；屠夫寻常疣以 7 型感染为主，常见于屠夫及卖肉人的手部皮肤。

2. 尖锐湿疣　是一种性传播性疾病，多发生于生殖器及其周围的皮肤黏膜，主要由 6 和 11 型引起。由于尖锐湿疣为良性病变，通常把 6 和 11 型称为低危型。

3. HPV 感染与恶性肿瘤　研究表明某些型别的 HPV 感染，尤其是 HPV16、18 等高危型感染与宫颈癌及外阴癌变的发生密切相关。目前认为 HPV 致癌机制与病毒 $E6$ 和 $E7$ 基因有关，$E6$、$E7$ 基因表达的蛋白可与宿主细胞抑癌基因 $P53$ 和 Rb 基因产物结合，导致宿主细胞转化，从而诱发癌前病变及恶性肿瘤发生。

表 27-1　HPV 的型别与相关人类疾病

HPV 型别	相关疾病
1、4	跖疣
1、2、3、27、29、54	寻常疣
3、10、28、41	扁平疣
7、10	屠夫寻常疣
5、8、9、12、14、15、19、25、36、46、47	疣状表皮增生性异常
1、2、6、11	尖锐湿疣，喉乳头瘤，口腔乳头瘤
16、18、31、33、35、39、45、51、52、56、58	宫颈上皮内瘤、宫颈癌，阴茎癌

HPV 感染后可诱导机体产生特异性免疫应答，细胞免疫是抗 HPV 感染的关键，刺激机体产生特异性抗体保护效力不确切。

三、微生物学检查

HPV 感染一般可根据典型的临床特征作出诊断。实验室检查可应用 PCR 等方法检测病毒的 DNA，该方法特异性和敏感性高，是检测 HPV 感染的理想方法。此外也可用免疫组化法检测病变组织 HPV 抗原。

四、防治原则

鉴于 HPV 与肿瘤发生的关系，HPV 预防及治疗性疫苗是全球研究的热点。目前 HPV 二价（16、18 型）、四价（6、11、16、18 型）和九价（6、11、16、18、31、33、45、52、58 型）疫苗，可预防宫颈癌及生殖器疣等。预防 HPV 感染最好的方法仍然是避免与感染组织的直接接触。尖锐湿疣等可采取冷冻、激光及药物等方法进行治疗。

第三节　朊　粒

朊粒（prion）又称传染性蛋白粒子，无病毒体结构，主要成分是蛋白酶抗性蛋白（proteinase resistant protein，PrP），不含核酸，是引起人类和动物传染性海绵状脑病，如疯牛病的病原体。朊粒首先由美国学者 Prusiner（1982）以其作为羊瘙痒病的病原体而提出，曾有朊病毒、慢发病毒及非寻常病毒等多种名称。鉴于朊粒不具有核酸等特性，不宜列入病毒范围，其分类学上的地位有待确定。

一、生物学性状

朊粒是一种由正常宿主细胞基因编码产生的构象异常的朊蛋白（PrP）。正常人和动物神经细胞等能够表达一种细胞朊蛋白（cellular prion protein，PrP^C），相对分子质量为27 000～30 000，PrP^C 对蛋白酶 K 敏感，具有一定的生理功能，无致病性。从患者及感染动物脑组织提纯出的朊粒也称为羊瘙痒病朊粒（scrapie prion protein，PrP^{SC}），PrP^{SC} 对蛋白酶 K 有抗性。研究表明，PrP^{SC} 和 PrP^C 氨基酸序列相同，但由三级结构所决定的立体构象不同。正常 PrP^C 的三维构象具有 4 个 α 螺旋，没有 β 折叠；而 PrP^{SC} 具有 2 个 α 螺旋和 4 个 β 折叠（图 27-3）。由此可见，正常 PrP^C 构型发生异常变化时便会形成具有致病作用的朊粒。

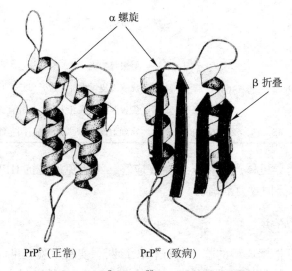

α 螺旋

β 折叠

PrP^c（正常）　　　　PrP^{SC}（致病）

图 27-3　PrP^C 与 PrP^{SC} 的三维结构示意图

朊粒对理化因素有很强的抵抗力。常规的高压蒸汽灭菌法不能破坏，对电离辐射、紫外线及常用消毒剂也有很强的抗性。灭活朊粒通常采用 134℃高压蒸汽灭菌 2 h。

二、致病性与免疫性

朊粒导致的疾病是一种人和动物中枢神经系统慢性退行性疾病。朊粒导致的疾病的共同特点为：潜伏期长，可达数年至数十年，一旦发病即呈慢性进行性发展，并最终死亡。病变部位只发生在中枢神经系统，而不累及其他器官，临床上表现为痴呆、共济失调、震颤、癫痫等精神神经症状。病理特征是脑组织似海绵样，故有海绵状脑病或白质脑病之称。

PrP^C 向 PrP^{SC} 的转变是朊粒病发生的关键，但这一过程的确切机制仍不清楚，目前多认可 Prusiner 提出的假说，即 PrP^{SC} 与细胞表面 PrP^C 结合，并以 PrP^{SC} 为模板诱导 PrP^C 变构，由此产生的 PrP^{SC} 又可作为模板，触发更多的 PrP^{SC} 产生。大量 PrP^{SC} 从细胞释放后，在脑组织中聚合成淀粉样斑块，并进一步发展为海绵状脑病。

目前已知朊粒导致的人和动物疾病有 10 种（表 27-2）。

表 27-2　人和动物的朊粒病

人类朊粒病	动物朊粒病
库鲁病	羊瘙痒病
克雅病	水貂传染性脑病
格斯特曼－斯召斯斯列综合征	鹿慢性消瘦病
致死性家族性失眠症	牛海绵状脑病（俗称疯牛病）
克雅病变种	猫海绵状脑病

人类朊粒病可分为传染性、遗传性和散发性 3 种类型。人和动物传染性海绵状脑病可通过消化道、血液、神经和医源性等多种途径传播。1986 年在英国首先报道的疯牛病，有十万余头牛因病死亡，并殃及人类，后来证实由朊粒引起。该致病因子源于羊、牛骨肉粉制作的饲料，借此途径进入牛的食物链而导致感染传播。部分人类朊粒病与遗传有关，如家族性克雅病，具有家族性常染色体的显性遗传，已证明在遗传性患者家族中均有编码 *PrP* 基因的突变。

三、微生物学检查

对可疑病例可取脑脊液和病变脑组织，经处理消除其感染性后，通过染色镜检、免疫组化和免疫印迹等方法检测 PrP^{SC}，其中采用特异性抗体的免疫组化和免疫印迹技术是目前确诊朊粒病的常用手段。另外，测定第 20 号染色体短臂上的 *PrP* 基因序列，可辅助诊断家族性朊粒病。

四、防治原则

自疯牛病暴发以来，朊粒病的防治工作已受到国际社会的极大关注，但迄今对朊粒感染性疾病尚无预防疫苗和有效的药物治疗。目前，主要针对该病的可能传播途径采取措施进行预防。包括禁止用牛、羊等反刍动物的骨肉粉作为饲料添加剂喂养牛等动物，严格限制活牛及牛制品从有疯牛病疫情的国家进入。

小　　结

狂犬病毒是弹状病毒科的一种嗜神经病毒，核酸类型为 RNA。病毒主要由狂犬或其他带毒动物咬伤而被感染，引起人急性致死性狂犬病。病毒感染后在中枢神经细胞的胞质内可形成具有特征性的嗜酸性包涵体，即内基小体（Negri body），对感染动物的判断具有重要意义。对狂犬病的特异性预防可用减毒活疫苗。

　　人乳头瘤病毒（HPV）是一种小球形无包膜 DNA 病毒，有 100 多型。不同 HPV 型别侵犯的部位和所致疾病不尽相同，可引起皮肤、黏膜的寻常疣、扁平疣和尖锐湿疣，并与宫颈癌关系密切，主要通过接触传播（包括性接触）。HPV 感染仅局限于局部皮肤黏膜，不引起病毒血症。尖锐湿疣主要由 HPV 6、11 型引起，是常见的性传播疾病。宫颈癌主要与 HPV 16、18 型感染有关。

　　朊粒无病毒体结构，是一种不含核酸和脂类的疏水性糖蛋白，其主要成分是蛋白酶抗性蛋白（PrP）。正常细胞存在的 PrP^c 与具有致病性 PrP^{SC} 氨基酸一级结构相同，但三级结构不同，PrP^c 的 2 个 α 螺旋转变成 4 个 β 折叠后即变成具有致病性的 PrP^{SC}。朊粒引起人类和动物以传染性海绵状脑病为特征的中枢神经系统的退行性疾病，如疯牛病。朊粒病可分为传染性、遗传性和散发性三种类型。传染性朊粒病可通过消化道、血液及医源性等多种途径感染传播。

复习思考题

一、名词解释
1. 内基小体（Negri body）
2. 朊粒

二、简述题
1. 简述狂犬病毒的主要生物学特性、致病特点及防治原则。
2. 简述人乳头瘤病毒的主要生物学特性、常见疾病。

（蒋朋飞）

数字课程学习

▶ 微视频　　⬇ 教学 PPT　　✎ 自测题　　◈ 拓展阅读

第三篇

真菌学

第二十八章
真 菌

真菌（fungus）为真核细胞型微生物，具备高度分化的细胞核与完整的细胞器是其主要特征。真菌细胞壁与细菌细胞壁不同，其无肽聚糖，故β-内酰胺类抗生素对真菌无效。真菌以寄生或腐生方式生存。自然界的真菌达数10万种之多，大多数真菌对人类无害，甚至有益，与医学有关的真菌仅400余种。真菌感染引起的疾病称为真菌病（mycosis），其中90%的人类真菌病仅由几十种真菌引起，可分为浅部真菌感染、机会致病性真菌感染、深部真菌感染、真菌毒素中毒和真菌性超敏反应等。近年来，由于广谱抗生素、免疫抑制剂、抗肿瘤药物的大量使用，器官移植、放射治疗和导管插管技术的开展，以及某些病毒（如HIV）感染等，真菌感染呈明显上升趋势。

第一节 概 述

一、生物学性状

（一）真菌的形态与结构

真菌可分为单细胞真菌和多细胞真菌两大类。真菌的基本细胞结构由外向内包括细胞壁、细胞膜、细胞质、细胞核。各种真菌细胞壁的结构不完全相同，主要由多聚 N-乙酰基葡萄糖构成的几丁质和葡聚糖为主，并含甘露聚糖及蛋白质，某些酵母菌还含类脂体。细胞膜含固醇。细胞质内有高度分化的典型的核结构和完整的细胞器。

1. 单细胞真菌 单细胞真菌呈圆形或卵圆形，如酵母型和类酵母型真菌。酵母型真菌不产生菌丝，菌落形态类似于一般细菌菌落，如新型隐球菌。类酵母型真菌产生的芽生孢子持续延长而不断裂、不脱离母体细胞，相互连接成藕节状较长的细胞链，并可伸入培养基内，称假菌丝（pseudohypha）。其菌落外观类似酵母菌落，但在培养基内可见由假菌丝联结形成的假菌丝体，如白念珠菌。

2. 多细胞真菌 多细胞真菌由菌丝和孢子构成，故又称为丝状菌（filamentous fungus）或霉菌（mold）。各种多细胞真菌显微镜下的菌丝和孢子形态不同，是鉴别真菌的重要标志。

（1）菌丝（hypha）：大多数多细胞真菌在适宜培养基上生长时能长出中空、细长的直径约 2 ～ 10 μm 的微管，称菌丝，菌丝又能长出许多分枝，交织成团，称菌丝体。

菌丝按有无隔膜分为两类：①无隔菌丝：菌丝中无横隔，是一种多核的单细胞，如毛霉和根霉等。②有隔菌丝：菌丝在一定的间距形成横隔，称为隔膜，它把菌丝分成一连串的细胞，隔膜中央有孔，可允许胞质通过。绝大部分的病原性丝状真菌为有隔菌丝，如皮肤癣菌、曲霉等。

菌丝按功能可分为三类：①营养菌丝：伸入培养基中吸取营养物质的菌丝。②气中（生）菌丝：能向空气中生长的菌丝。③生殖菌丝：可产生孢子的气中菌丝。

菌丝按形态可分为为螺旋状、球拍状、结节状、鹿角状、梳状和关节状等。

（2）孢子（spore）：由生殖菌丝产生，是真菌的生殖结构。一条菌丝上可长出多个孢子，在环境条件适宜时，孢子又可伸出芽管，发育成菌丝体。很多真菌可以产生多种孢子，是真菌鉴定和分类的主要依据。孢子可分为无性孢子和有性孢子两类。

1）无性孢子：是指不经过两性细胞的配合而产生的孢子，是由菌丝上的细胞分化或出芽形成，病原性真菌大多通过无性孢子繁殖。无性孢子可分为分生孢子、叶状孢子和孢子囊孢子 3 种。

2）有性孢子：是指由同一菌体或不同菌体上的 2 个细胞融合，通过减数分裂而形成的孢子，包括子囊孢子、接合孢子和担子孢子等。有性孢子绝大多数由非致病性真菌产生。

（二）真菌的繁殖与培养

1. 真菌的繁殖方式　真菌的繁殖方式包括有性生殖和无性生殖，无性生殖是其主要的繁殖方式。无性生殖包括芽生、裂殖（二分裂法）、芽管、隔殖等繁殖形式。孢子丝菌、荚膜组织胞浆菌、石膏样小孢子菌等病原性真菌既具有无性生殖阶段，又具有有性生殖阶段。

2. 真菌的培养　真菌的营养要求不高，最适宜的 pH 是 4.0 ～ 6.0，浅部感染真菌的最适温度为 22 ～ 28℃，深部感染真菌的最适温度为 37℃，需较高的湿度与氧气。沙保弱葡萄糖琼脂培养基（Sabouraud dextrose agar，SDA）是实验室培养鉴定真菌常用的培养基。

真菌的繁殖能力强，但生长速度较慢，常需 1 ～ 4 周才能形成菌落。在 SDA 上真菌形成的菌落有以下 3 种类型。

（1）酵母型菌落（yeast type colony）：是多数单细胞真菌的菌落形式。菌落光滑、湿润、边缘整齐，类似细菌菌落，但菌落体积较大而厚。显微镜下观察可见芽生孢子，如新生隐球菌。

（2）类酵母型菌落（yeastlike type colony）：也是单细胞真菌的菌落形式。菌落外观与酵母型菌落类似，但显微镜下可见伸入培养基中的假菌丝，如白念珠菌。

（3）丝状型菌落（filamentous type colony）：是多细胞真菌的菌落形式。菌落正背两面呈不同色素，较大且疏松，为絮状、绒毛状或粉末状菌落。丝状菌落的形态、结构和颜色是鉴定真菌的重要依据，如絮状表皮癣菌。

（三）真菌的变异与抵抗力

真菌易发生变异，培养基成分、培养温度、孵育时间、传代次数等的改变，均可导致真菌形态、结构、菌落及毒力等性状发生变异。

真菌不耐热，一般湿热 60℃、1 h 即被杀灭。对干燥、日光、紫外线及一般消毒剂有较强的抵抗力。对 10 ～ 30 g/L 苯酚、25 g/L 碘酊、10% 甲醛液等较敏感。制霉菌素、两性霉素 B、酮康唑、伊曲康唑等对多种真菌有抑制作用。

二、真菌的致病性与免疫性

（一）真菌的致病性

真菌具有黏附素、荚膜、酶及内毒素样致病物质等，可通过多条途径、多种机制使人体患病。真菌感染引起的疾病统称真菌病（mycoses），一些真菌毒素进入人体可导致全身或某些脏器的中毒症状，甚至致癌，部分真菌感染可能引发超敏反应。真菌主要通过下列几种形式致病。

1. 致病性真菌感染　主要由致病性强的外源性真菌感染引起，包括皮肤、皮下组织真菌感染和全身或深部真菌感染。皮肤癣菌、角层癣菌等浅部感染真菌侵犯皮肤、指甲及须发等组织，引起局部炎症和病变。深部感染真菌能在吞噬细胞中生存、繁殖，引起慢性肉芽肿或组织溃疡坏死。

2. 机会致病性真菌感染　主要是由一些内源性真菌引起的。此类感染常见于机体免疫力降低或菌群失调时，如长期应用广谱抗生素、激素、化疗和放疗的患者、艾滋病患者、糖尿病患者、手术、插管等。我国最常见的机会致病性真菌依次是白念珠菌、新生隐球菌、卡氏肺孢菌等。真菌机会性感染主要引起深部器官感染，如新生隐球菌。

3. 真菌毒素中毒　某些真菌污染粮食、饲料等后，可产生真菌毒素（mycotoxins），人和动物摄入后可能出现急性或慢性中毒。已发现 100 多种真菌毒素，主要侵害肝、肾、脑、中枢神经系统及造血组织等，如致甘蔗霉变的节菱孢菌毒素可引起抽搐、昏迷等神经系统病变症状，病死率约 20%。某些真菌毒素还与肿瘤的发生有关，已证明黄曲霉毒素有极强致癌作用，主要诱发肝癌。

4. 真菌性超敏反应　真菌孢子常散布于空气中，过敏体质者吸入或食入后，可引起各种类型超敏反应疾病，较常见的有曲霉、青霉引起的过敏性鼻炎、支气管哮喘、荨麻疹等。

（二）抗真菌免疫

1. 固有免疫　完整的皮肤黏膜屏障在阻挡真菌的入侵中发挥着重要作用。脂肪酸也有杀灭真菌的作用，如儿童头皮脂肪酸分泌量较成人少，故易患头癣。正常菌群起着拮抗作用，若长期应用广谱抗生素导致菌群失调，可引起继发性白念珠菌感染。激活的吞噬细胞释放的 H_2O_2、次氯酸、防御素，以及体液中的转铁蛋白、促癣吞噬肽等都能增强吞噬细胞对真菌的杀灭作用。

2. 适应性免疫　真菌感染可刺激机体产生适应性细胞免疫和体液免疫。抗真菌免疫以细胞免疫为主，由于 AIDS、肿瘤患者和免疫抑制剂长期使用者等的细胞免疫功能低下，易并发真菌感染，特异性抗体可促进吞噬细胞的吞噬作用并阻碍真菌吸附于宿主细胞，但不能直接杀灭真菌。浅部感染真菌未与机体免疫系统接触，一般不产生适应性免疫应答。

三、真菌感染的微生物学检查

（一）标本的采集与送检

根据病种和病程确定采集的部位和时间。浅部真菌感染可取皮屑、毛发、指（趾）甲屑等，深部真菌感染则根据病情取痰、脑脊液、血液等标本，2 h 内送检。

（二）形态学检查与分离培养

1. 直接镜检　毛发、皮屑、指（趾）甲屑等标本经 10% KOH 加温软化后镜检，若见菌丝或孢子，即可初步诊断为真菌病。若疑似白念珠菌感染，则取材涂片作革兰染色镜检，见卵圆形、大小不一、着色不匀及芽生孢子，或有假菌丝的 G^+ 菌体，即可初步诊断。若疑似新生隐球菌感染，取脑脊液标本离心沉淀物墨汁负染镜检，见有肥厚荚膜的酵母型菌体即可确诊。

2. 分离培养　直接镜检不能确诊时应做真菌培养。常用沙保弱培养基，培养温度控制在 22~28℃（浅部感染真菌）或 37℃（深部感染真菌），培养数日至数周，观察菌落、镜检菌丝和孢子特征。目前，对酵母菌的鉴定可采用自动微生物分析系统。

（三）抗原或抗体的检测

深部真菌感染可采用凝集试验、沉淀试验、免疫标记技术等检测其抗原或抗体。

四、真菌感染的防治原则

（一）真菌感染的预防

真菌感染尚无特异性预防措施。浅部真菌感染的预防主要为注意公共卫生和个人卫生等一般措施。深部感染真菌多为机会致病菌，往往由于抗生素、激素和免疫抑制剂等长期使用诱发，因此，要加强监测与控制医院内感染，尤其肿瘤、器官移植、AIDS、慢性消耗性疾病等患者，应及时进行真菌检查和监测。

（二）真菌的治疗

浅部真菌感染疾病以抗真菌霜剂或软膏外用药治疗为主。两性霉素 B 为治疗深部真菌感染疾病最有效的药物，但毒副作用性大而受到限制。氟康唑和伊曲康唑等唑类药物，对表皮癣菌与深部感染真菌均有疗效，毒副作用较低，目前使用较为广泛。

第二节　主要致病性真菌

真菌按其侵入途径和受累部位不同可引起皮肤感染、皮下组织感染、深部感染和机会致病性感染，且几种不同感染类型可以重叠出现。

一、皮肤与皮下组织感染真菌

（一）皮肤感染真菌

寄生或腐生于表皮角质层、毛发和甲板等角蛋白组织的真菌统称为皮肤感染真菌，又称为浅部真菌，主要引起体癣、手癣和足癣等多种癣病，一般不侵犯皮下等深部组织和内脏，也不引起全身性感染。皮肤感染真菌分为皮肤癣菌和角层癣菌两大类。

1. 皮肤癣菌（dermatophytes）　具有嗜角蛋白的特性，主要侵犯角化的表皮、指（趾）甲和毛发，引起皮肤真菌病，简称为癣（tinea），包括体癣、股癣、手癣、足癣和甲癣（俗称灰指甲），以手足癣最为常见。一种皮肤癣菌可引起全身多种部位的癣，一种癣也可由几种皮肤癣菌引起。皮肤癣菌分为毛癣菌（*Trichophyton*）、表皮癣菌（*Epidermophyton*）和小孢子癣菌（*Microsporum*）3 个属，约有 40 余种（表 28-1）。癣病可通过直接接触传播，也可通过毛巾、衣服、公共浴具等间接途径传播。目前尚无有效的疫苗，预防的主要措施是保持清洁、干燥、避免接触癣病患者等。

表 28-1　皮肤癣菌的种类、侵犯部位

菌属	代表菌种	侵犯部位		
		皮肤	毛发	指（趾）甲
毛癣菌属	红色毛癣菌	+	+	+
表皮癣菌属	絮状表皮癣菌	+	−	+
小孢子癣菌属	奥杜安小孢子菌	+	+	−

2. 角层癣菌　是腐生于皮肤角层及毛干表面的浅部真菌，引起角层型和毛发型病变，主要包括糠秕马拉色菌（*Malassezia furfur*）和何德毛结节菌（*Piedraia hortae*）。糠秕马拉色菌侵犯颈、胸、腹、背和上臂等部位皮肤，相应皮肤表面出现汗渍斑点状的黄褐色花斑癣，俗称汗斑。何德毛结节菌侵犯毛干浅表层，导致毛干上出现黑色砂粒状的结节。

（二）皮下组织感染真菌

引起皮下组织感染的真菌为腐生菌，一般存在于土壤和植物，人体因创伤感染，一般限于局部，也可缓慢扩展到周围组织，甚至引起深部感染。皮下组织感染真菌主要分孢子丝菌和着色真菌两大类。

1. 申克孢子丝菌（*Sporothrix schenckii*）　广泛存在于土壤、木材及植物表面等，可经微小损伤侵入皮肤，沿淋巴管播散，形成亚急性或慢性肉芽肿，使淋巴管出现链状硬结，继而坏死和溃疡，称为孢子丝菌性下疳。此菌也可经呼吸道等侵入，随血行播散至其他器官引起深部感染。申克孢子丝菌感染以农艺师最为多见。治疗可用口服饱和碘化钾奶液、伊曲康唑等，深部感染则用两性霉素 B。

2. 着色真菌　是指在分类上近似，引起的临床症状也相似、病损皮肤均发生颜色改变的真菌总称。代表菌种有卡氏枝孢霉（*Cladosporium carrionii*）、裴氏丰萨卡菌（*Fonsecaea pedrosoi*）等，广泛存在于土壤、草木中，一般经外伤感染，多发生于四肢，患处出现丘疹、结节、疣状或菜花状赘生物，呈暗红色或黑色，随病情发展，形成肢体象皮肿，免疫功能低下者可引起中枢神经系统感染。着色真菌病多发生在热带地区。

二、深部感染真菌

深部感染感染真菌是指能侵袭深部组织、内脏及全身的真菌。外源性深部感染真菌的致病性较强，感染后大多引起慢性肉芽肿样炎症、溃疡及坏死等，严重者可致死。内源性深部真菌感染常发生于菌群失调者、放化疗患者等，为机会感染，其致病性较弱，但严重者也可危及生命。本书主要介绍机会致病性真菌白念珠菌和致病性真菌新生隐球菌。

（一）白念珠菌

白念珠菌又称白假丝酵母菌（*Candida albicans*），为假丝酵母菌属（*Candida spp.*）。白念珠菌为人类正常菌群之一，是最常见的机会致病性真菌，也是引起深部真菌病最主要的病原体。

1. 生物学性状　菌体呈圆形或卵圆形，直径 3～6 μm。革兰染色阳性。SDA 37℃培养2～3 天即可形成典型的类酵母型菌落，如延长培养时间，菌落则增大、颜色变深，质地变硬或出现皱褶。白念珠菌以出芽方式增殖，组织内易形成假菌丝，若各种临床标本或活检组织标本中存在大量菌丝，具有重要的诊断价值。玉米粉培养基上能形成厚膜孢子，是本菌特征之一（图 28-1）。

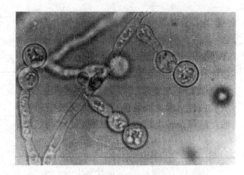

图 28-1 白念珠菌的厚膜孢子、假菌丝

2. 致病性 白念珠菌通常存在于正常人体的口腔、上呼吸道、肠道及阴道等与外界相通腔道的黏膜，机体免疫功能下降及菌群失调是其感染的主要原因。近年来，由于抗生素、皮质类固醇、免疫抑制剂、避孕药等的大量使用及艾滋病、糖尿病患者的增多，白念珠菌感染呈上升趋势，临床上血培养阳性检出率仅次于大肠埃希菌和金黄色葡萄球菌。

（1）皮肤、黏膜感染：好发于皱褶、潮湿皮肤及黏膜，引起皮肤及黏膜念珠菌病，常见的有皮肤湿疹样症、肛门周围瘙痒症、指（趾）间糜烂症、口角腐烂、阴道炎、外阴炎、鹅口疮等。鹅口疮是最为常见的黏膜念珠菌病，多见于体质虚弱的初生婴儿，尤以人工喂养者较多，但当口腔正常菌群建立后就很少见到。

（2）内脏感染：最常见者为肺炎，其次肠炎及肾盂肾炎等。偶见败血症和心内膜炎等。

（3）中枢神经系统感染：脑膜炎、脑膜脑炎、脑脓肿等。

部分白念珠菌感染者可出现变应性念珠菌疹、哮喘等症状。

3. 微生物学检查

（1）直接镜检：标本直接涂片，革兰染色后镜检。镜下同时看到革兰阳性、出芽的酵母菌与假菌丝，即确定白念珠菌感染。

（2）分离培养：将标本接种于 SDA 作分离培养，采用芽管形成试验、厚膜孢子形成试验作进一步鉴定。

（二）新型隐球菌

新型隐球菌（*Cryptococcus neoformans*）属隐球菌属（*Cryptococcus*），是致病性隐球菌，广泛分布于自然界，尤其是鸽粪中大量存在。

1. 生物学性状 新型隐球菌为圆形的酵母样真菌，直径 4～12 μm。菌体外有一层折光性强的肥厚胶质样荚膜，荚膜比菌体大 1～3 倍，菌体常以单出芽方式增殖，也不形成假菌丝（图 28-2），一般用墨汁负染后镜检。在 SDA 或血琼脂培养基上，形成酵母型菌落。新型隐球菌能分解尿素，借以与白念珠菌鉴别。

2. 致病性 新型隐球菌的荚膜多糖是其主要的致病物质。新型隐球菌一般为外源性感染，鸽是主要传染源，主要经呼吸道吸入，原发感染常发生在肺部，引起轻度炎症或隐性感染，部分患者发生血行播散而累及中枢神经系统等，引起脑

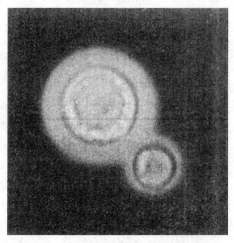

图 28-2 新型隐球菌（墨汁制片）

膜炎、脑炎等，病死率高。新型隐球菌还可侵入骨骼、肌肉、淋巴结、皮肤、黏膜等引起慢性炎症和脓肿。大约有 5%～8%的艾滋病患者伴有隐球菌性脑膜炎。

3. 微生物学检查 痰、脓液、脑脊液等标本采用墨汁负染镜检，若见圆形或卵圆形酵母型细胞，其外有一圈透明肥厚的荚膜，即可诊断。亦可用自动微生物系统、血清学试验等鉴定。

（三）曲霉

曲霉（*Aspergillus*）是自然界中分布最为广泛的腐生菌之一，其种类多达 800 种，能感染人和动物的有 20 余种，其中烟曲霉（*A. fumigatus*）最为常见，其次为黄曲霉（*A. flavus*）、黑曲霉（*A. niger*）和土曲霉（*A. terreus*）等，主要由于吸入曲霉孢子，通过直接感染、超敏反应和曲霉毒素中毒等机制引起肺部及全身性曲霉病，最多见的是肺曲霉病。有些曲霉产生的毒素可引起动物和人的急、慢性中毒，损伤肝、肾、神经等组织。某些毒素还与肿瘤相关，如黄曲霉、寄生曲霉常污染花生、玉米、大米等，其产生的黄曲霉毒素（aflatoxin，AF）具有极强的毒性和致癌性，尤其是黄曲霉毒素 B1（AFB1），主要诱发肝癌，通常以 AFB1 作为食品污染监测的指标，婴儿代乳食品则不得检出。

（四）毛霉

毛霉（*Mucor*）为腐生菌，常污染面包、水果等，形成白色、灰黑色或黑色丝状菌落。毛霉经呼吸道、消化道、医源性感染等途径感染，主要引起鼻、眼、脑、肺、消化道、血管等部位毛霉病。在重症疾病晚期，由于机体免疫力极度低下，常合并本菌感染，而且急剧恶化，病死率较高。

（五）肺孢子菌

肺孢子菌（*Pneumocystis spp.*）为单细胞真核细胞型微生物，兼具原虫与酵母菌的特点，最常见的有卡氏肺孢子菌，分布于自然界及人和多种哺乳动物肺内，主要通过空气飞沫传播，多为隐性感染。当机体免疫力低下，潜伏在肺内及新侵入的肺孢子菌可大量繁殖，引起肺孢子菌肺炎（pneumocystis pneumonia，PCP），也可致中耳炎、肝炎、结肠炎等。PCP 作为艾滋病、器官移植、肿瘤、化疗等免疫功能低下患者的并发症越来越常见，也是艾滋病患者主要的致死原因。HIV 感染者一旦发生 PCP，便可诊断为疾病进展到AIDS 期。

小 结

真菌属于真核细胞型微生物，包括单细胞真菌和多细胞真菌两大类，大多数真菌为多细胞真菌。真菌的繁殖方式包括有性生殖和无性生殖，以无性生殖为主。真菌的营养要求不高，但需较高的湿度与氧气，SDA 是实验室培养鉴定真菌常用的培养基，菌落类型有酵母型菌落、类酵母型菌落或丝状型菌落 3 种。真菌对干燥、阳光、紫外线及一般化学消毒剂有较强的抵抗力，对常用抗生素不敏感，但不耐热，菌丝与孢子 60℃、1 h 均可被杀死。

皮肤癣菌感染主要引起体癣、手癣和足癣等多种癣病。白念珠菌是最常见的机会致病性真菌，也是引起深部感染真菌病最主要的病原体，主要引起阴道炎、鹅口疮等皮肤黏膜念珠菌病，也可导致肺炎，脑膜炎及过敏性疾病。新型隐球菌主要侵犯中枢神经系统引起隐球菌性脑膜炎。曲霉引起肺部、全身性曲霉病及超敏反应。毛霉主要引起鼻、眼、脑、肺、消化道、血管等部位毛霉病。肺孢子菌引起肺孢子菌肺炎，该病也是艾滋病患者主要的致死原因。

复习思考题

一、名词解释

1. 菌丝
2. 酵母菌
3. 丝状菌

二、简答题

1. 列表比较真菌孢子与细菌芽胞的不同点。
2. 简述真菌性疾病的几种形式。

（银国利）

数字课程学习

▶ 微视频　　⬇ 教学 PPT　　✎ 自测题　　◆ 拓展阅读

参考文献

［1］ 李凡，徐志凯．医学微生物学．9 版．北京：人民卫生出版社，2018.

［2］ 周正任．病原生物学．2 版．北京：科学出版社，2004.

［3］ 陈廷，李水仙．病原生物与免疫学．4 版．北京：人民卫生出版社，2019.

［4］ 贾文祥．医学微生物学．2 版．北京：人民卫生出版社，2005.

［5］ 黄汉菊．医学微生物学．3 版．北京：高等教育出版社，2015.

［6］ 彭文伟．现代感染性疾病与传染病学．北京：科学出版社，2000.

［7］ 曾庆仁．病原生物学．2 版．北京：人民卫生出版社，2001.

［8］ 陆德源．医学微生物学．5 版．北京：人民卫生出版社，2001.

［9］ 黄敏，吴泉松．医学微生学与寄生虫学．4 版．北京：人民卫生出版社，2017.

［10］ 严杰，夏克栋．病原生物学．杭州：浙江大学出版社，2006.

［11］ 张丽芳，张立煌．医学免疫学与微生物学．北京：人民卫生出版社，2007.

［12］ 李凡，张凤民，黄敏．医学微生物学．6 版．北京：高等教育出版社，2011.

［13］ Levinson W.Medical Microbiology & Immunology.8th ed. New York：Mc Grans-Hill companies，2004.

［14］ An Jing. Medical Microbiology. 北京：高等教育出版社，2018.

［15］ Patrick R Murray. Medical Microbiology. 8th ed. Philadelphia PA：Elsevier，2016.

［16］ Stefan Riedel. Medical Microbiology. 28th ed. New York：McGraw-Hill，2019.

郑重声明

高等教育出版社依法对本书享有专有出版权。任何未经许可的复制、销售行为均违反《中华人民共和国著作权法》，其行为人将承担相应的民事责任和行政责任；构成犯罪的，将被依法追究刑事责任。为了维护市场秩序，保护读者的合法权益，避免读者误用盗版书造成不良后果，我社将配合行政执法部门和司法机关对违法犯罪的单位和个人进行严厉打击。社会各界人士如发现上述侵权行为，希望及时举报，我社将奖励举报有功人员。

反盗版举报电话　（010）58581999　58582371

反盗版举报邮箱　dd@hep.com.cn

通信地址　北京市西城区德外大街4号　高等教育出版社法律事务部

邮政编码　100120

读者意见反馈

为收集对教材的意见建议，进一步完善教材编写并做好服务工作，读者可将对本教材的意见建议通过如下渠道反馈至我社。

咨询电话　400-810-0598

反馈邮箱　gjdzfwb@pub.hep.cn

通信地址　北京市朝阳区惠新东街4号富盛大厦1座
　　　　　高等教育出版社总编辑办公室

邮政编码　100029

防伪查询说明

用户购书后刮开封底防伪涂层，使用手机微信等软件扫描二维码，会跳转至防伪查询网页，获得所购图书详细信息。

防伪客服电话　（010）58582300